Visual 栄養学テキスト

臨床栄養学
Ⅰ 総論
第2版

編集
本田佳子

監修
津田謹輔
京都大学名誉教授／前帝塚山学院大学学長

伏木 亨
甲子園大学学長・栄養学部教授

本田佳子
女子栄養大学名誉教授

中山書店

Visual栄養学テキストシリーズ

刊行にあたって

　近年，栄養学はますますその重要性を増しています．わが国は少子化と同時に超高齢社会を迎えていますが，健康で寿命をまっとうするには毎日の食事をおろそかにはできません．わたしたちの物質としての体は，おおよそ7年で細胞が総入れ替えになるといわれています．毎日食べているもので入れ替わっていくのです．まさに"You are what you eat."なのです．このような営みが，生まれた時から生涯を終えるまで続きます．

　胎児の栄養状態は，成人になってからの健康や疾病に大きな影響をもたらす─すなわちDOHaD（ドーハッド：Developmental Origin of Health and Diseases）という考え方が，最近注目されています．学童期には心身の健全な発達のため，また将来の生活習慣病予防のために，「食育」という栄養教育が始まっています．青年期から中年期にかけての生活リズムは，たとえば50年前と今とでは大きく変化しており，生活リズムの変化が栄養面に及ぼす影響は，近年の「時間栄養学」の進歩によって明らかにされつつあります．高齢者では，たんぱく質・エネルギー不足が注目されており，身体活動低下とともに，サルコペニアやフレイルが問題となっています．このように栄養は，ヒトの一生を通じて大変に大切なものなのです．

　このような時期にふさわしい栄養学の教科書として，このたび「Visual栄養学テキスト」シリーズを刊行いたします．栄養士・管理栄養士養成校の授業で使えるわかりやすい教科書ですが，単なる受験書ではなく，栄養学の面白さや魅力が伝わるようなテキストをめざしています．また，単なる知識ではなく，現場で役立つ観点を盛り込んだものにしたいと願っています．

　そのほかに，本シリーズの特徴として，次のようなものがあります．
① 新しい管理栄養士養成カリキュラムと国家試験ガイドラインに沿った内容．
② 冒頭にシラバスを掲載し，授業の目的や流れ，学習内容を把握できる．
③ 各章（各項目）冒頭の「学習目標」「要点整理」で，重要ポイントを明示．
④ 文章は簡潔に短く，図表を多くしてビジュアルでわかりやすくする．
⑤ サイドノート欄の「豆知識」「用語解説」「MEMO」で，理解を深められる．
⑥ シリーズキャラクター「にゅーとり君」が本文中の重要ポイントをつぶやく．
⑦ 関係法規などの参考資料はネットに掲載し，ダウンロードできるようにする．

　栄養士・管理栄養士の果たす役割は，今後もますます重要になっていくことでしょう．この新しいシリーズが，その育成に少しでも貢献できれば幸甚です．

2016年2月吉日

監修　津田謹輔・伏木　亨・本田佳子

監修 ——————— 津田　謹輔　京都大学名誉教授

伏木　亨　甲子園大学

本田　佳子　女子栄養大学名誉教授

編集 ——————— 本田　佳子　女子栄養大学名誉教授

執筆者（執筆順）— 本田　佳子　女子栄養大学名誉教授

津田　謹輔　京都大学名誉教授

石川　祐一　茨城キリスト教大学生活科学部食物健康科学科

矢野　真友美　龍谷大学農学部食品栄養学科

奈良　信雄　日本医学教育評価機構／順天堂大学

岡本　智子　札幌保健医療大学保健医療学部栄養学科

加藤　チイ　東京有明医療大学看護学部

恩田　理恵　女子栄養大学栄養学部

宮澤　靖　東京医科大学病院栄養管理科

朝倉　比都美　元帝京平成大学健康メディカル学部健康栄養学科

小野澤しのぶ　緑流会宇津木医院／群馬育英学園

金内　則子　東都大学幕張ヒューマンケア学部理学療法学科

鈴木　薫子　常磐大学人間科学部健康栄養学科

梅垣　敬三　吉祥寺二葉栄養調理専門職学校

河原田　律子　高崎健康福祉大学健康福祉学部健康栄養学科

佐藤　博亮　順天堂大学医学部附属浦安病院糖尿病・内分泌内科

斎藤　恵子　東京医科歯科大学病院

幣　憲一郎　武庫川女子大学食物栄養科学部食物栄養学科

杉浦　令子　和洋女子大学家政学部健康栄養学科

北久保　佳織　筑波大学附属病院病態栄養部

都楳　優　東京都健康長寿医療センター栄養科

臨床栄養学Ⅰ　総論　第2版

はじめに

　食事と健康とは密接に関係しています．食事は生きる喜びと力を与えてくれる一方，偏った食事や暴飲暴食は健康を害し，疾病の原因ともなります．適切な食事は成長を促し，健康を増進・回復させますが，不適切な食事は発育の不良や疾病の増悪をもたらします．臨床栄養学は栄養学と医学・医療を融合し，疾病の治療や予防を担うものです．

　現在の医療は，医師が単独で治療にあたるのではなく，看護師，薬剤師，管理栄養士など他の医療スタッフと合同で医療を行う「チーム医療」が推進されています．管理栄養士は，それぞれの領域のプロフェッショナルと連携しながら，さまざまな疾病についての栄養食事療法のマネジメントを行っています．

　本書「臨床栄養学Ⅰ　総論」（基礎編）は第1部と第2部に分かれており，「第1部　臨床栄養学と栄養ケア」では，栄養ケアの基礎，栄養アセスメント，栄養ケアプランの作成と実施などを解説しています．「第2部　治療と栄養ケア」では，発熱などの症候への栄養ケア，新生児期・乳幼児期の栄養ケア，外科手術などからの回復を促す栄養ケア，終末期の栄養ケアについて解説しています．さらに付録では，令和6年度の主な改定を盛り込んで，治療や療養など栄養管理に関わる診療報酬制度について解説しています．

　本書の続編である「臨床栄養学Ⅱ　各論」（疾患編）では，疾患別の栄養ケアを解説しています．総論と各論をあわせて，臨床栄養学を学習する構成になっています．

　医学の進歩や介護・福祉などの制度の改革，疾病構造の変化や食生活の多様化に応じて，臨床栄養学はさらに発展し続けることでしょう．しかし，栄養学を疾病の予防と治療に役立てるという臨床栄養学が追求するものやその意義は不変です．臨床では患者さんと向き合い，訴えに傾聴し，ケアやキュアを介して患者さんの応答から学ぶ姿勢を持ち続けることが大切です．

　本書の執筆を，臨床医，栄養研究や臨床医学系の教育に関わる諸先生，そして臨床栄養学の実践者である第一線で活躍の管理栄養士の諸先生にお願いしました．ご多用のなか執筆の労をとってくださった諸先生に，感謝の意を表し，厚く御礼申し上げるしだいです．

　本書が管理栄養士・栄養士の学生の教科書にとどまらず卒後の臨床活動においても活用されることを願っています．また看護師，薬剤師，臨床検査技師などの研修の参考書としても利用され，臨床栄養学の共通理解につながることを期待しています．

2024年9月吉日

編者　本田佳子

Visual栄養学テキストシリーズ
臨床栄養学Ⅰ　総論　第2版

目　次

第1部　臨床栄養学と栄養ケア

1章　栄養ケアの基礎　　2

1 臨床栄養学の意義　　　　　　　　　　　　　　本田　佳子，津田　謹輔　2
1　栄養学確立への道のり …………… 2　　　4　臨床栄養学の意義と教育目標 ……………… 3
2　栄養学から臨床栄養学へ ………… 2　　　5　医療としての臨床栄養 ……………… 4
3　疾病構造の変化と栄養指導 ……… 3

2 医療と臨床栄養　　　　　　　　　　　　　　　本田　佳子，津田　謹輔　7
1　医療・介護制度の基本 …………… 7　　　2　医療における臨床栄養 ……………… 7

3 福祉・介護と臨床栄養　　　　　　　　　　　　　　　　　　石川　祐一　10
1　わが国の介護福祉制度 …………… 10　　　4　居宅サービス・地域密着型サービス ……… 15
2　施設サービス ……………………… 12　　　5　介護保険制度下におけるチームケア ……… 15
3　通所サービス ……………………… 14

2章　栄養アセスメント　　17

1 栄養アセスメントの意義　　　　　　　　　　　　　　　　矢野真友美　17
1　栄養アセスメントとは …………… 17　　　4　低栄養になると？ ……………… 19
2　低栄養 ……………………………… 17　　　5　栄養アセスメントの必要性 ……………… 19
3　低栄養の原因 ……………………… 18

2 栄養アセスメントの方法　　　　　　　　　　　　　　　　矢野真友美　20
1　栄養スクリーニングとは ………… 20　　　4　主観的評価 ……………… 21
2　栄養スクリーニングの方法 ……… 20　　　5　客観的評価 ……………… 21
3　栄養アセスメントの方法 ………… 20

3 栄養アセスメントの実際　　　　　　　　　　　　　　　　　　　　25

3-1 臨床診査　　　　　　　　　　　　　　　　　　　　　　　奈良　信雄　25
1　臨床診査の意義 …………………… 25　　　3　医療面接（問診）の仕方 ……………… 25
2　自・他覚症状の観察の仕方 ……… 25　　　4　臨床診査のまとめ方 ……………… 26

3-2 臨床検査　　　　　　　　　　　　　　　　　　　　　　　奈良　信雄　27
1　臨床検査の意義 …………………… 27　　　3　栄養状態の評価指標と病態の評価指標 …… 32
2　臨床検査の内容 …………………… 27

3-3 身体計測　　　　　　　　　　　　　　　　　　　　　　　岡本　智子　33
1　身体計測の意義 …………………… 33　　　4　ウエスト周囲長，ヒップ周囲長の計測 … 37
2　身長・体重計測 …………………… 33　　　5　特殊な機器を用いた身体計測 ……………… 37
3　上腕，肩甲骨下部および下腿計測 ……… 35

3-4 摂食状態　　　　　　　　　　　　　　　　　　　　岡本　智子，加藤チイ　39
1　摂食状態とは ……………………… 39　　　3　摂食機能 ……………… 39
2　摂食状態評価の意義 ……………… 39　　　4　食事調査 ……………… 40

vi

| 5 実施方法 …………………… 41 | 6 評価方法 …………………………… 42 |

3章 栄養ケアプランの実施 44

1 栄養管理の目標 ———————————————————— 恩田 理恵 44
| 1 栄養管理の目標設定 ……………… 44 | 2 栄養管理の構成要素 ………………… 45 |

2 栄養ケアプランの作成 ——————————————————— 恩田 理恵 50
| 1 問題志向型システム（POS）………… 50 | 3 栄養ケア報告書の作成 ……………… 52 |
| 2 他職種との連携 …………………… 52 | |

3 栄養ケアの実施 ———————————————————————— 54

3-1 静脈栄養法 ————————————————————— 宮澤 靖 54
| 1 静脈栄養の適応と栄養投与ルート ………… 54 | 3 輸液の種類と選び方 ………………… 55 |
| 2 静脈栄養剤の投与方法の種類 ……………… 55 | 4 副作用，合併症 …………………… 56 |

3-2 経腸栄養法 ————————————————————— 宮澤 靖 58
| 1 経腸栄養の適応と栄養投与ルート ………… 58 | 3 経腸栄養剤の種類と選び方 ………… 59 |
| 2 経腸栄養剤の投与方法の種類 ……………… 59 | 4 副作用，合併症 …………………… 61 |

3-3 経口栄養法 ————————————————————— 朝倉比都美 63
| 1 食事の分類と栄養基準 …………… 63 | 3 献立作成 …………………………… 65 |
| 2 院内約束食事箋 …………………… 64 | |

3-4 栄養教育 ————————————————— 小野澤しのぶ，朝倉比都美 69
1 意義と目的 ………………………… 69	4 効果的な実施方法 ………………… 70
2 教育形態と特徴 …………………… 69	5 栄養教育の評価と効果 …………… 72
3 診療報酬上の栄養食事指導 ……… 70	6 指導記録 …………………………… 73

3-5 栄養カウンセリング ——————————————————— 金内 則子 74
1 栄養カウンセリングの意義と目的 ………… 74	5 カウンセリング理論 ……………… 76
2 コミュニケーション ……………… 74	6 患者（クライエント）との関係性と
3 カウンセリング技法 ……………… 74	専門職としての役割 ……………… 79
4 カウンセリングのプロセス ……… 76	

3-6 クリニカルパス ————————————————————— 鈴木 薫子 82
1 クリニカルパスとは ……………… 82	4 クリニカルパスの意義 …………… 84
2 クリニカルパスと栄養管理・栄養食事	5 クリニカルパスの作成の流れ …………… 84
指導 ………………………………… 82	6 クリニカルパスによる効果と地域連携 ……… 86
3 クリニカルパスと医療安全 ……… 82	

3-7 特別用途食品，保健機能食品 ——————————————— 梅垣 敬三 87
| 1 食品の機能表示制度の概要 ……… 87 | 2 特別用途食品および保健機能食品の |
| | 利用法など ………………………… 89 |

3-8 栄養ケアと薬物療法 ——————————————————— 河原田律子 93
| 1 食品や栄養が医薬品に及ぼす影響 ………… 93 | 2 薬物が味覚・食欲に及ぼす影響 ………… 95 |

4 モニタリングと評価 ——————————————————— 恩田 理恵 97
| 1 臨床症状や栄養状態のモニタリング ……… 97 | 3 栄養ケアプランの修正 …………… 100 |
| 2 栄養ケアの評価（再評価）…………… 98 | |

第2部　治療と栄養ケア

4章　症候への栄養ケア　104

1　発　熱　佐藤　博亮　104
1　症候の概要 …………………… 104
2　鑑別診断 ……………………… 105
3　治療・栄養ケア ……………… 105

2　ビタミン欠乏症　佐藤　博亮　106
1　症候の概要 …………………… 106
2　鑑別診断 ……………………… 108
3　治療・栄養ケア ……………… 110

3　慢性下痢症　斎藤　恵子　111
1　疾患の概要 …………………… 111
2　診　断 ………………………… 111
3　栄養生理 (病態栄養) ………… 113
4　栄養食事療法の基本方針 …… 114
5　栄養アセスメント・モニタリング …… 115
6　栄養食事管理目標と実際 …… 115

4　慢性便秘症　斎藤　恵子　117
1　症候の概要 …………………… 117
2　診　断 ………………………… 118
3　栄養生理 (病態栄養) ………… 118
4　栄養食事療法の基本方針 …… 119
5　栄養アセスメント・モニタリング …… 119
6　栄養食事管理目標と実際 …… 120

5　褥　瘡　幣　憲一郎　122
1　症候の概要 …………………… 122
2　診　断 ………………………… 122
3　治療・栄養ケア ……………… 123
4　栄養食事療法の基本方針 …… 124
5　栄養アセスメント・モニタリング …… 125
6　栄養食事管理目標と実際 …… 126
7　栄養指導のポイント ………… 127

5章　新生児期・乳幼児期の栄養ケア　杉浦　令子　129
1　新生児 ………………………… 129
2　正期産児 ……………………… 130
3　低出生体重児 ………………… 133
4　乳幼児健康診査 ……………… 135

6章　回復を促す栄養ケア　136

1　外科療法と栄養ケア　北久保佳織　136
1　栄養評価 ……………………… 136
2　術前の栄養療法 ……………… 136
3　周術期の栄養療法 …………… 137
4　重症患者の栄養ケア ………… 137
5　症　例 ………………………… 138

2　化学療法と栄養ケア　都椛　優　140
1　がん化学療法とは …………… 140
2　がん化学療法時の栄養管理の必要性 …… 140
3　副作用と支持療法 …………… 140
4　化学療法施行時の栄養管理 … 142
5　症　例 ………………………… 143

3　放射線療法と栄養ケア　都椛　優　146
1　放射線療法の概要 …………… 146
2　放射線療法と副作用 (有害事象) …… 146
3　放射線療法時の栄養管理 …… 147
4　症　例 ………………………… 150

7章 終末期の栄養ケア

都椪 優 152

がん・非がん（COPD，心不全，認知症や神経疾患など）の緩和ケアの特徴と栄養管理 ———— 152

1 状況の評価，診断 ……………………… 152
2 患者の苦痛と家族の苦痛 ……………… 153
3 終末期医療の決定プロセスに関するガイドライン ………………………… 154
4 栄養ケア ……………………………… 155

付 録　159

診療報酬制度 ————————————— 石川 祐一 159
授乳等の支援のポイント ————————— 杉浦 令子 167

索 引 ————————————————— 168

Column
● 最期まで経口摂取を意識したケアのエピソード … 157

Visual栄養学テキストシリーズ

臨床栄養学　第2版

シラバス

本書では1～8回分を収載

一般目標	●総論では，栄養ケアの概念を理解し，栄養アセスメント，栄養ケアプランの実施，症候や各ライフステージでの栄養ケアを説明できるようにする． ●各論では，各疾病の病態に応じた栄養食事療法と，栄養アセスメント，管理目標の設定，栄養食事療法の効果・判定を説明できるようにする．

回数	学習主題	学習目標	学習項目	総論
1	栄養ケアの基礎	●臨床栄養学の意義，ホメオスタシスへの栄養支援の効果を学ぶ ●生命倫理の基本原則と患者・障害者の権利を理解する ●医療・介護福祉制度の基本と，栄養管理，食事指導，栄養ケア，チーム医療の概要を学ぶ ●診療報酬における特別加算の治療食の種類，栄養食事指導料算定の条件，入院基本料の算定条件を理解する	●疾病構造の変化と栄養指導 ●臨床栄養学の意義と教育目標 ●医療・介護福祉制度の基本 ●医療における臨床栄養の役割 ●福祉・介護における臨床栄養の役割 ●栄養ケアとチーム医療	1章 付録
2	栄養アセスメント	●傷病者における栄養アセスメントの意義，目的を理解する ●種々の栄養アセスメント指標の特徴を理解する ●栄養アセスメント指標の相互間の関連を理解する ●入院・外来など対象や目的に合わせた栄養食事調査を学ぶ	●栄養アセスメントの意義，必要性 ●栄養サポートチーム（NST） ●主観的評価（SGA）と客観的評価（ODA） ●臨床診査，臨床検査，身体計測，摂食状態評価	2章
3	栄養ケアプランの実施（1）	●栄養管理の目標，必要なエネルギー量・栄養素量の算出方法を学ぶ ●栄養ケアプランの作成法を学ぶ ●栄養補給法である静脈栄養法，経腸栄養法，経口栄養法の特徴，適応と禁忌を学ぶ	●栄養管理の目標 ●栄養ケアプランの作成，問題志向型システム（POS） ●静脈栄養法，経腸栄養法，経口栄養法	
4	栄養ケアプランの実施（2）	●栄養教育の意義と目的，栄養指導の教育形態を学ぶ ●栄養カウンセリングの意義と目的，カウンセリングに必要な理論や技法を学ぶ ●多職種と共同での栄養ケアプランの作成（クリニカルパス）を学ぶ ●特別用途食品，保健機能食品の利用法を学ぶ ●食品や栄養と薬物の相互作用，モニタリングと評価を学ぶ	●栄養教育 ●栄養カウンセリング ●クリニカルパス ●特別用途食品，保健機能食品 ●栄養ケアと薬物療法 ●モニタリングと評価	3章
5	症候への栄養ケア	●発熱の症候と診断，治療，栄養ケアを学ぶ ●ビタミン欠乏症の症候と診断，治療，栄養ケアを学ぶ ●下痢，便秘の診断，治療，栄養ケアを学ぶ ●褥瘡の診断，治療，栄養ケアを学ぶ	●発熱，体温調節 ●ビタミン欠乏症，脂溶性ビタミン，水溶性ビタミン ●慢性下痢症（便形状や病態，病因による分類の下痢症） ●慢性便秘症（一次性便秘症，二次性便秘症，排便回数減少型，排便困難型） ●褥瘡，DESIGN-R®2020スケール	4章
6	新生児期・乳幼児期の栄養ケア	●新生児，正期産児，低出生体重児の栄養ケアと乳幼児健康診査を学ぶ	●新生児，発育曲線 ●正期産児，母乳栄養，人工栄養，混合栄養 ●低出生体重児，子宮内胎児発育遅延（IUGR），保育器と哺乳 ●乳幼児健康診査	5章
7	回復を促す栄養ケア	●外科療法時の身体状況および栄養状態の評価と診断，栄養ケアを理解する ●化学療法時の身体状況および栄養状態の評価と診断，栄養ケアを理解する ●放射線療法時の身体状況および栄養状態の評価と診断，栄養ケアを理解する	●待機手術，緊急手術，術前・周術期の栄養療法 ●重症患者の栄養ケア ●がん化学療法，抗がん薬，副作用と支持療法，栄養介入 ●放射線療法と副作用（有害事象）	6章
8	終末期の栄養ケア	●終末期の栄養ケア（状況の評価と診断，ガイドライン，栄養ケアの進め方）を学ぶ	●がん・非がんの緩和ケアの特徴と栄養管理	7章

x

回数	学習主題	学習目標	学習項目	各論
9	代謝・内分泌疾患の栄養ケア (1)	●骨粗鬆症, 糖尿病, 脂質異常症, 肥満症・メタボリックシンドローム, 高尿酸血症・痛風の概要, 病因, 症状, 診断基準, 病態により変動する臨床検査データと治療目標を学ぶ ●それぞれの疾患および病態の, 栄養食事療法, 栄養アセスメント, 栄養食事管理目標, 栄養食事療法の効果・判定を学ぶ	●骨粗鬆症, 糖尿病, 脂質異常症, 肥満症・メタボリックシンドローム, 高尿酸血症・痛風	1章
10	代謝・内分泌疾患の栄養ケア (2)	●先天代謝異常, ウィルソン病, 糖原病, 甲状腺機能亢進症・低下症などの概要, 病因, 症状, 診断基準, 病態により変動する臨床検査データと治療目標を学ぶ ●それぞれの疾患および病態の, 栄養食事療法, 栄養アセスメント, 栄養食事管理目標, 栄養食事療法の効果・判定を学ぶ	●先天代謝異常 (糖原病を除く), ウィルソン病, 糖原病, 甲状腺機能亢進症・低下症	
11	消化器疾患の栄養ケア (1)	●胃・十二指腸潰瘍, 潰瘍性大腸炎, クローン病の概要, 病因, 症状, 診断基準, 病態により変動する臨床検査データと治療目標を学ぶ ●それぞれの疾患および病態の, 栄養食事療法, 栄養アセスメント, 栄養食事管理目標, 栄養食事療法の効果・判定を学ぶ	●胃・十二指腸潰瘍, 潰瘍性大腸炎, クローン病	2章
12	消化器疾患の栄養ケア (2)	●肝・胆・膵疾患の概要, 病因, 症状, 診断基準, 病態により変動する臨床検査データと治療目標を学ぶ ●それぞれの疾患および病態の, 栄養食事療法, 栄養アセスメント, 栄養食事管理目標, 栄養食事療法の効果・判定を学ぶ	●慢性肝炎, 脂肪肝, 肝硬変, 胆嚢炎, 胆石症, 慢性膵炎	
13	循環器疾患の栄養ケア	●高血圧症, 心不全・心筋虚血, 脳 (内) 出血などの概要, 病因, 症状, 診断基準, 病態により変動する臨床検査データと治療目標を学ぶ ●それぞれの疾患および病態の, 栄養食事療法, 栄養アセスメント, 栄養食事管理目標, 栄養食事療法の効果・判定を学ぶ	●高血圧, 虚血性心疾患 (狭心症, 心筋梗塞), 心不全 (うっ血性心不全), 脳 (内) 出血	3章
14	腎疾患の栄養ケア	●糸球体腎炎, ネフローゼ症候群, 慢性腎臓病 (CKD) などの概要, 病因, 症状, 診断基準, 病態により変動する臨床検査データと治療目標を学ぶ ●それぞれの疾患および病態の, 栄養食事療法, 栄養アセスメント, 栄養食事管理目標, 栄養食事療法の効果・判定を学ぶ	●糸球体腎炎, ネフローゼ症候群, 慢性腎臓病と慢性腎不全, 糖尿病腎症	4章
15	呼吸器疾患の栄養ケア 血液疾患の栄養ケア 婦人科疾患の栄養ケア	●慢性閉塞性肺疾患 (COPD) などの概要, 病因, 症状, 診断基準, 病態により変動する臨床検査データと治療目標を学ぶ ●鉄欠乏性貧血の概要, 病因, 症状, 診断基準, 病態により変動する臨床検査データと治療目標を学ぶ ●更年期障害の概要, 病因, 症状, 診断基準, 病態により変動する臨床検査データと治療目標を学ぶ ●それぞれの疾患および病態の栄養食事療法, 栄養アセスメント, 栄養食事管理目標, 栄養食事療法の効果・判定を学ぶ	●慢性閉塞性肺疾患 ●鉄欠乏性貧血 ●更年期障害	5章 6章 7章
16	免疫疾患の栄養ケア 摂食障害関連疾患の栄養ケア	●食物アレルギー, 自己免疫性疾患の概要, 病因, 症状, 診断基準, 病態により変動する臨床検査データと治療目標を学ぶ ●摂食障害とその関連疾患の概要, 病因, 症状, 診断基準, 病態により変動する臨床検査データと治療目標を学ぶ ●それぞれの疾患および病態の栄養食事療法, 栄養アセスメント, 栄養食事管理目標, 栄養食事療法の効果・判定を学ぶ	●食物アレルギー, 自己免疫疾患 ●心因性の摂食障害, 認知症, 筋萎縮性側索硬化症 (ALS), 摂食・嚥下障害	8章 9章

第 1 部

臨床栄養学と栄養ケア

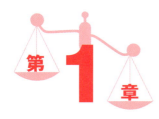

第1章 栄養ケアの基礎

学習目標
- 臨床栄養学の意義，ホメオスタシスへの栄養支援の効果を学ぶ
- 生命倫理の基本原則と患者・障害者の権利を理解する
- 医療・介護福祉制度の基本と，栄養管理，食事指導，栄養ケア，チーム医療の概要を学ぶ
- 診療報酬における特別加算の治療食の種類，栄養食事指導料算定の条件，入院基本料の算定条件を理解する

要点整理
- ✓ 臨床栄養学は疾病の成因・病態を栄養学的側面から究明し，治療と予防に役立てる学問であり，内部環境の恒常性維持に果たす食事の役割は大きく，疾病に応じた栄養支援が必要である．
- ✓ 医療者は，患者の意思・価値観を尊重しつつ，医療提供の方針について合意形成に努める．
- ✓ チーム医療（栄養サポートチームなど）では，医師，看護師，薬剤師などと合同で，栄養管理を行う．
- ✓ 日本の医療保険は国民皆保険，フリーアクセス（医療機関を自由に選べる），現物給付が特徴であり，療養に必要な医療が提供され，被保険者（患者）は医療保険者に保険料を支払う．
- ✓ 介護保険は自己申請であり，市町村で「要介護」と認定されると，介護サービスを利用できる．

1 臨床栄養学の意義

1 栄養学確立への道のり

- アリストテレスは，「生命体とは受け取りそして出すものである」という言葉を残している．すなわち，生きることの本態は，物質を取り込み，代謝し，排泄することにあると考えた．
- 生きていくうえで最も重要なことは「食」である．食物が不足すれば餓死する．人類は餓えとの闘いのなかで進化してきた．
- 食べることの意味が栄養学とよばれる学問になるのは18〜19世紀になってからである．現在ではあたりまえのようになっている食品のエネルギー（熱量）について，食品中の栄養素が体内で燃焼してエネルギーを発生していることに初めて注目したのは，18世紀のラボアジェである．
- その後，食物が消化吸収され，糖質やたんぱく質，脂質などの栄養素に分解されるしくみが次第に解明されていった．
- 日本では，脚気をめぐり感染説と栄養説が対立した歴史がある．ビタミンなど微量栄養素の存在が明らかになるのは20世紀になってからである．
- このように，さまざまな出来事，長い歴史を経て，徐々に栄養学が確立されてきた．

生きていくうえで最も重要なのは「食」なんだ！

2 栄養学から臨床栄養学へ

- 栄養学の確立とともに，人々の健康や疾病と食事との関連に関心が高まってきた．
- 日本の栄養学は，はじめ農学や家政学の分野で，その後基礎医学を巻き込み発展し，次第に臨床へと展開してきた．
- 臨床医学において，栄養は主に内科で扱われたが，栄養学として系統的に取り扱われ

ることは少なく，臨床栄養学は遅れていた．
- 臨床の分野においては，栄養欠乏症が重視される時代が長く続いた．しかし，現在の日本では，栄養過剰が問題になってきている．
- 次第に健康や疾病と栄養との関連に関心が高まり，栄養が健常人の健康増進だけでなく，疾病の予防や治療において重要であることが広く認識されるようになってきた．
- 日本の平均寿命は年々延び続け，長寿の基盤に栄養学の進歩に基づく食生活の改善が重要な役割を演じている．一方で，健康寿命の延伸と平均寿命の差を縮小することが課題となっている．
- このような健康人の健康増進は栄養学の大きな役割の一つである．

●MEMO●
平均寿命は2022年，男性が81.05歳，女性が87.09歳である．

3 疾病構造の変化と栄養指導

- 日本の疾病構造が変化して，急性疾患から慢性疾患へと移行した．これは同時に，医療者任せの疾病から自己管理が必要な疾病への移行を意味している．
- 昭和初期までは，結核などの感染症が死因の上位を占めていたが，抗生物質発見，衛生状況の改善や栄養状態の向上とともに感染症による死亡は減少した．代わって死亡の上位を占めるようになったのは，がん，心疾患，脳血管障害である．心疾患と脳血管障害は動脈硬化疾患とまとめることができる．
- 動脈硬化疾患の危険因子として，高血圧，糖尿病，脂質異常症，肥満などがある．これらは**生活習慣病**あるいは非感染性疾患（NCDs：non-communicable diseases）と総称される．
- 生活習慣病の多くは，その発症に遺伝要因と環境要因がかかわっている．遺伝要因と環境要因の重みは個人により異なる（❶）．
- 近年，分子生物学の進歩により，栄養素による遺伝子発現調節機構が明らかにされつつある．また個人の遺伝子の差異により，栄養素の代謝が異なることも明らかになってきている．たとえば，葉酸代謝にかかわる遺伝子であるメチレンテトラヒドロ葉酸還元酵素に

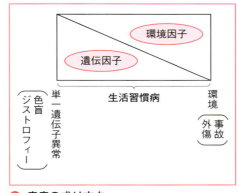

❶ 疾病の成り立ち

多型性があり，日本人の15％は葉酸欠乏になりやすいタイプの遺伝子TT型をもつ*1．このような遺伝子の多型性により，個人の特性に応じたテーラーメイドが栄養指導を行う時代が近づいている．

【用語解説】
生活習慣病：「食習慣，運動習慣，休養，喫煙，飲酒などの生活習慣が，その発症・進展に関与する疾患群」である．

*1 葉酸欠乏は，ホモシステインが上昇し，血管平滑筋細胞が増殖し動脈硬化をきたしやすい．したがって，葉酸欠乏をきたさないようにするためには，TT型遺伝子をもつ場合，葉酸の摂取量を増加させる指導が必要になる．

❷ 臨床栄養学の教育目標
- 傷病者の病態や栄養状態の特徴に基づいて，適切な栄養管理を行うために，栄養ケアプランの作成，実施，評価に関する総合的なマネジメントの考え方を理解する
- 具体的な栄養状態の評価・判定，栄養補給，栄養教育，食品と医薬品の相互作用について修得する
- 特に各種計測による評価・判定方法やベッドサイドの栄養指導などについては実習を活用して学ぶ
- また医療・介護制度やチーム医療における役割について理解する
- さらにライフステージ別，各種疾患別に身体状況（口腔状態を含む）や栄養状態に応じた具体的な栄養管理方法について修得する

（管理栄養士学校指定規則の一部を改正する省令〔平成13年文部科学省・厚生労働省令第3号〕より）

4 臨床栄養学の意義と教育目標

- 臨床栄養学を学ぶには，まず「人体の構造と機能および疾病の成り立ち」でヒトの正常状態を習得して，そのうえでさまざまな疾病の成因，病態生理，症状，診断，治療法を理解する必要がある．
- 栄養は多くの疾病における発症・進展にかかわる重要な因子である．
- 栄養管理はすべての治療の基盤である．
- 臨床栄養学は，さまざまな疾病について，その成因・病態を栄養学的側面から究明し，それに基づいた治療ならびに予防を目的とする分野である．
- 臨床栄養は，疾病の予防，治療に及ぶ．
- 臨床栄養学の教育目標を❷にまとめた．

❸ 管理栄養士・栄養士倫理綱領

1. 管理栄養士・栄養士は，保健，医療，福祉及び教育等の分野において，専門職として，この職業の尊厳と責任を自覚し，科学的根拠に裏づけられかつ高度な技術をもって行う「栄養の指導」を実践し，公衆衛生の向上に尽くす．
2. 管理栄養士・栄養士は，人びとの人権・人格を尊重し，良心と愛情をもって接するとともに，「栄養の指導」についてよく説明し，信頼を得るように努める．また，互いに尊敬し，同僚及び他の関係者とともに協働してすべての人びとのニーズに応える．
3. 管理栄養士・栄養士は，その免許によって「栄養の指導」を実践する権限を与えられた者であり，法規範の遵守及び法秩序の形成に努め，常に自らを律し，職能の発揮に努める．また，生涯にわたり高い知識と技術の水準を維持・向上するよう積極的に研鑽し，人格を高める．

（日本栄養士会平成26年改訂より）

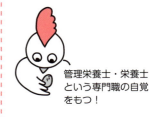

管理栄養士・栄養士という専門職の自覚をもつ！

5 医療としての臨床栄養

- 食はきわめて個人的な行為であるが，一方ではその人が生きている時代，国や地域あるいは家庭の影響を強く受けている．
- 食は生活習慣の中心であり，食習慣の修正のためには，指導する栄養士は，患者個人の生活に深くかかわることになる．そのためには管理栄養士・栄養士は患者の信頼を得なければならない．したがって，管理栄養士・栄養士は医療の担い手として，医療を受ける患者と良好な人間関係を築く必要がある．
- 日本栄養士会は，管理栄養士・栄養士倫理綱領（❸）を制定している．栄養指導を実践するにあたっては，「人びとの生きる権利，尊厳を保つ権利，等しく支援を受ける権利などの人権を尊重することが求められる」．

疾患の予防，治癒促進，増悪化と再発防止

- 予防には一次予防，二次予防，三次予防がある（❹）．
- 栄養療法は一次予防から三次予防までいずれにも重要な役割を有する．
- 今までの予防医学は，集団の予防医学ですべての人に同じように指導してきた．今後は個別の予防医学が必要になり，これは先制医療といわれる．
- 健康長寿のための課題として，メタボリックシンドロームとロコモティブシンドロームがある（❺）．

メタボリックシンドローム

- メタボリックシンドロームでは，内臓肥満を基盤にして，同一人に高血圧，高血糖，高中性脂肪が生じ，その結果，動脈硬化疾患が進展する．
- メタボリックシンドロームに対する予防，治療のキャッチコピーは，「1に運動，2に食事，しっかり禁煙，最後にクスリ」である．
- メタボリックシンドローム対策は，医療保険を使わずに健康寿命を保つ道である．

内科的疾患　　　運動器疾患
メタボリック　　　ロコモティブ
シンドローム　　　シンドローム
↓　　　　　　↓
寝たきり，要介護状態を予防して健康寿命を延ばす

❺ 健康長寿のための対策

ロコモティブシンドローム

- 運動器の障害とは，加齢に伴う筋骨格運動器系の疾患や，筋力低下・持久力低下などの身体機能の衰えによる．
- ロコモ対策には，適切な栄養摂取，適切な運動が必須である．
- サルコペニア（筋肉減少）は，ロコモへの入り口である．

内部環境恒常性維持機能（ホメオスタシス）

- 人体は多くの細胞からできているが，細胞は直接外界に接しているのでなく，細胞外液に囲まれ，細胞外液から酸素や栄養素を受け取っている．
- 血糖値や血中pHなども狭い範囲におさまるよう調節されている．

---

❹ 疾患の予防

一次予防
- 疾病の発症そのものの予防である．生活習慣の改善による健康増進と予防接種などの特異的予防がある

二次予防
- 疾病の重症化の予防である．早期発見と早期治療による

三次予防
- 疾病による障害防止，機能低下防止である．リハビリテーションなどがある

【用語解説】
ロコモティブシンドローム（ロコモ）：運動器の障害により，要介護になるリスクの高い状態である．すなわち，ロコモは寝たきりや要介護の主要な原因である．

- このように，ヒトには外部環境がさまざまに変化しても内部環境を一定に保とうとするしくみがある．それをホメオスタシス（恒常性維持）という．ホメオスタシスは，中枢神経制御のもと，内分泌系，神経系，免疫系のクロストーク（相互干渉）により維持されている（❻）．

❻ **ホメオスタシスの維持**

- たとえば高温の環境下では，発汗により熱を放散し，体温を一定に保とうとする．発汗が大量になれば，水分や塩分を摂取する．
- 体温調節中枢は視床下部にあり，自律神経を介して発汗が制御される．また，ミネラルコルチコイドにより体液量や電解質が調節される．
- 食事摂取により血糖値が上昇すれば，膵臓からインスリンが分泌され血糖値を調節する．これは，生じた変化を打ち消す逆向きの変化をもたらす働きがあることを意味しており，負のフィードバックとよばれる．
- ホメオスタシスが維持できなくなったのが疾病である．侵される臓器に応じて，それぞれに関係した内部環境の恒常性が損なわれる[*2]．
- 内部環境の恒常性を保つのに，食事の役割は大きい．それぞれの疾病に応じた栄養支援が必要である．
- 血液検査値は，内部環境の指標となる．

栄養支援

- よりよい栄養支援を行うためには，疾患の発症や経過に栄養がどのようにかかわっているのかを理解したうえで，その病態に最も適した栄養療法を決定していくことになる．
- 栄養支援は，まず栄養アセスメントを的確に行うことから始まる．
- 栄養アセスメントに基づき，その回復を図るため適切な栄養療法を行う．

傷病者や要介護者への栄養ケア・マネジメント

- 疾病の予防や治療に必要な栄養管理を実施することにより，栄養状態が改善し，傷病者や要介護者のQOLが改善する．
- 看護・介護を必要とする高齢者が増加しており，高齢者の栄養が重要な課題になっている．
- 高齢者の栄養管理の目的は，健康と体力維持，合併する疾患の進展防止である[*3]．
- 高齢者ではフレイル（虚弱），サルコペニアへの対策が必要である．
- ヒトは筋肉の合成と分解を繰り返しているが，筋肉は運動による刺激やたんぱく質摂取により維持される．高齢者では摂取たんぱく質や身体活動量の減少により，筋肉の合成量が低下して，筋肉が減少する．すなわち高齢になると筋肉量減少・筋力低下によりサルコペニアとよばれる状態となり，生活機能が低下するとフレイルになる．
- フレイルの予防には，十分なたんぱく質，ビタミン，ミネラルを含む食事とストレッチやウォーキングや筋力トレーニングなどの運動が大切である．

社会的不利とノーマリゼーション

- 国際障害分類（1980）では，障害のレベルを機能障害（impairments），能力障害（disabilities），社会的不利（handicaps）に分類している（❼）．

QOL（生活の質，人生の質）の向上

- QOL（quality of life）とは個々の人生や生活の内容，質のことを指す．すなわち，人生や生活に幸福感，満足感を見出しているかという概念である．
- たとえば，疾患の治療により食事や排泄に障害が生じた場合，QOLの低下と表現さ

[*2] 食事摂取や消化吸収が低下すれば体内の栄養素も低下する．腎機能が低下すれば，腎保護のための食事が必要となる．

[*3] 高齢者で，たんぱく質・エネルギー栄養不良（PEM：protein energy malnutrition）が増加している．

【用語解説】
フレイル：fraility（虚弱）からきた用語であり，健康と病気の中間的な段階といえる．75歳以上の多くはこの段階を経て介護状態になる．
サルコペニア：骨格筋量の低下と骨格筋力の低下を特徴とする症候群である．サルコペニアの原因には，不活発な生活スタイルや摂取エネルギーやたんぱく質摂取不足に起因するものなどがある．
ノーマリゼーション：障害者の生活条件をその国で普通に暮らしている条件にできるだけ近づけることを意味する．

❼ 障害のレベルの分類

機能障害
- 肢体不自由や視聴覚障害など心身の機能あるいは構造の機能喪失や異常をいう

能力障害
- 機能障害に起因して，食事，排泄，衣服の着脱など身辺動作やコミュニケーションがうまくできない状態をいう

社会的不利
- 多くの人々に保証されている生活水準，社会活動への参加などが保証されていない状態をいう

（国際障害分類，1980 より）

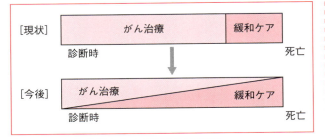

❽ 治療の初期段階からの緩和ケアの実施

緩和ケアについては，患者の状況に応じて，身体症状の緩和や精神心理的な問題への援助など，終末期だけではなく，治療の初期段階から積極的な治療と並行して行われる必要がある．
(http://www.mhlw.go.jp/bunya/kenkou/dl/gan_kanwa01.pdf より)

【用語解説】

緩和ケア：「生命を脅かす疾患による問題に直面している患者とその家族に対して，疾患の早期より痛み，身体的問題，心理社会的問題，スピリチュアルな問題に関して，きちんとした評価を行い，それが障害とならないように予防したり，対処することで，QOLを改善するためのアプローチである」(WHO, 2002)．

れる．

緩和ケア
- 「がん患者とその家族が可能な限り質の高い療養生活を送れるようにするため」，緩和ケアが，治療の初期段階から行われるとともに，診断，治療，在宅医療などさまざまな場面において切れ目なく実施されることが必要である（厚生労働省）❽．

カコモンに挑戦‼

◆第31回-116
医療と臨床栄養に関する記述である．正しいのはどれか．1つ選べ．
(1) クリニカルパスにより，チーム医療は不要になる．
(2) リスクマネジメントには，リスクの特定が含まれる．
(3) ノーマリゼーションは，患者の重症度を判別することである．
(4) アドヒアランスは，障がい者への栄養介入を実施することである．
(5) セカンドオピニオンは，患者が栄養食事指導を受ける権利である．

◆第29回-121
臨床栄養の用語とその説明の組合せである．正しいのはどれか．1つ選べ．
(1) コンプライアンス ……… 痛みを抑える治療
(2) アドヒアランス ………… 患者側の治療への積極的な参加
(3) ノーマリゼーション …… 患者の重症度の判別
(4) セカンドオピニオン …… 患者の意思の確認
(5) トリアージ ……………… 別の専門職の意見を求めること

解答＆解説

◆第31回-116　正解(2)
解説：正文を提示し，解説とする．
(1) クリニカルパスにより，チーム医療の促進がみられる．
(2) リスクマネジメントには，リスクの特定が含まれる．
(3) ノーマリゼーションは，すべての人が障害の有無にかかわらず，同じように社会生活を営むことができるようにすることが望ましいという考え方である．
(4) アドヒアランスは，患者が治療へ積極的に参加することである．
(5) セカンドオピニオンは，患者が現在の主治医以外の医師に意見を求めること，または求めた意見のことである．

◆第29回-121　正解(2)
解説：
(1) コンプライアンス：患者が医療従事者の指示に従い，遵守すること
(2) アドヒアランス：患者側の治療への積極的な参加
(3) ノーマリゼーション：すべての人が障害の有無にかかわらず，同じように社会生活を営むことができるようにすることが望ましいという考え方
(4) セカンドオピニオン：患者が現在の主治医以外の医師に意見を求めること，または求めた意見
(5) トリアージ：集団災害時など多数の傷病者を同時に扱う際に，優先順位をつけ，最大限傷病者を救命する作業で，「選別する」の意味

2 医療と臨床栄養

1 医療・介護制度の基本

医療保険制度における管理栄養士・栄養士に関する診療報酬

● 管理栄養士・栄養士の業務に関する診療報酬についてのポイントを以下に解説する．詳細は付録「診療報酬制度」(p.159) を参照されたい．

食事サービス

● 入院すると食事の給付が受けられる．この場合，医療費とは別に食事代が発生する．
● 入院時食事療養制度は，入院している患者に食事療養を行った場合に算定される．
● 一定の要件を満たす保険医療機関であれば，入院時食事療養（Ⅰ）になる（❶）．
● 入院時食事療養（Ⅰ）においては，特別食加算と食堂加算を算定できる．
  ● 特別食加算は，食事箋に基づいて厚生労働省が定める特別食（腎臓病食，糖尿病食など）が提供された場合に算定できる．1食につき算定される[*1]．
  ● 食堂加算は1日につき算定される．食堂の面積が病床1床あたり $0.5\,m^2$ 以上である必要がある．
● 一般食を提供している患者の栄養補給量については，患者個々に算定された医師の食事箋または栄養管理計画による栄養補給量を用いることを原則とする．
● 上記によらない場合は，食事摂取基準の数値を適切に用いる（厚生労働省）．

栄養食事指導

● 外来栄養食事指導料は，特別食を医師が認めた患者に対して，当該保険医療機関の管理栄養士が医師の指示に基づき，患者ごとに食事計画案を交付し，一定の時間以上，必要な栄養指導を行った場合に算定する[*2]．
● 管理栄養士への指示には，少なくとも熱量・熱量構成比率，たんぱく質量，脂質量についての指示を含まねばならない．
● 医師は診療録（カルテ）に管理栄養士への指示事項を記載する．また管理栄養士は，患者ごとに栄養指導記録を作成するとともに，指導内容の要点および指導時間を記載する．
● 特別食加算と栄養食事指導料の対象となる特別食を❷に示す[*3]．

2 医療における臨床栄養

医療における栄養管理の意義

● 現在の医学・医療においては，生活習慣病の予防や治療，患者のQOL向上が重要であり，そのためには栄養管理の知識と実践が必須である．
● 日本では，2000年代になり，入院患者の低栄養が問題となってきた．低栄養は褥瘡（じょくそう）や感染症のリスクであり，良好な栄養状態がそれらの発症予防，治癒促進に必須であることが明らかになり，褥瘡対策チーム，感染症対策チームなど，チーム医療が行われるようになった．
● チーム医療による栄養管理は，医師，看護師，薬剤師など異なる職種と合同で行う．

栄養サポートチーム（NST）における管理栄養士の役割

● 近年，栄養サポートチーム（NST：nutrition support team）が制度化された．
● 日本では，NST専属のスタッフは少なく，各部門からの多職種で構成されるパーティー方式により運営される施設が多い．
● 管理栄養士の役割は，栄養管理の唯一の専門職として機能することである．特に患者に経口からの摂取による生理的機能を刺激し，QOLの保持を勧めることが，管理栄養士にとって非常に重要な業務である．

【用語解説】
医療保険：医療機関を受診し生じた医療費について，その一部または全部を保険者が給付するしくみの保険である．日本では国民皆保険である．
入院時食事療養：入院時の食事代の一部を医療保険が負担する制度．医療の一環として患者に応じた食事を提供する．

❶ 入院時食事療養（Ⅰ）の要件

① 常勤の管理栄養士または栄養士によって食事療養が行われている
② 適時（夕食は午後6時以降）・適温
③ 1食につき算定できる

[*1] 心臓病や妊娠高血圧症候群に対する減塩食は算定の対象であるが，高血圧患者に対する減塩食は加算の対象とならない．

[*2] 初回おおむね30分以上，2回目以降おおむね20分以上（平成28年度改定）．

❷ 特別食加算と栄養食事指導料の対象となる特別食

1）治療食

腎臓食，肝臓食，糖尿食，胃潰瘍食，貧血食，膵臓食，脂質異常症食，痛風食，心疾患，妊娠高血圧症候群，十二指腸潰瘍，潰瘍性大腸炎・クローン病，高度肥満症，フェニールケトン尿症食，楓糖尿病食，ホモシスチン尿症食，ガラクトース血症食，治療乳

2）無菌食

3）特別な場合の検査食

[*3] 特別食と栄養食事指導の対象となる治療食は一部異なるので注意が必要である（側注の*1を参照）．

【用語解説】
NST：医師と看護師，薬剤師，管理栄養士，臨床検査技師，理学療法士などメディカルスタッフをメンバーとする，栄養療法の専門知識をもつチーム医療のシステムである．1人の患者に対して，異なる職種の複数の専門家が，それぞれ専門の知識を持ち寄り行うチーム医療である．

- 管理栄養士は，栄養管理計画書作成，患者への説明，栄養管理計画の策定などにおいて中心的な役割を担う．
- NST設立増加の背景を❸に示す．NST設立増加の大きな誘因の一つは，病院において栄養管理が経費節減につながることであった．経費節減効果の根拠を具体的に❹に示す．
- NSTにおける管理栄養士の役割はまず栄養評価であり，栄養アセスメントの手技と評価法を習得する必要がある．
- 管理栄養士は，基本的栄養管理方法である静脈栄養，経腸栄養，経口栄養のそれぞれの長所・短所を習得し，各患者に適した栄養補給方法を考慮しなければならない．
- 管理栄養士は，必要あるいは適正なエネルギー量やたんぱく質量など，基本的栄養管理プランを作成できる力が求められる．

クリニカルパスの効果的運用のために

- クリニカルパスを効果的に運用するためには，医師，看護師，管理栄養士・栄養士など医療にかかわる人たちによるチーム医療が最も必要とされる．
- クリニカルパスのメリット・デメリットを❺に示す．

栄養管理におけるリスクマネジメント

- 栄養管理におけるリスクマネジメントは，①栄養不良が原因の病気や治癒遷延の防止，②栄養管理上の合併症の防止である．
- まず，栄養不良をいち早く発見すること．そのために患者の栄養障害をスクリーニングし，対象となる患者に対して栄養アセスメントを行う．
- 適切で合併症のない栄養療法を行う．
- 栄養管理のチーム医療，すなわちNSTで対応することにより，リスクマネジメントの質が向上して患者のQOLが高まる．

臨床栄養における傷病者の権利

- チーム医療においては，患者本人の視点に立つことが重要である．相談と説明を行うだけでなく，チームミーティングへの患者本人・家族の参加を促す．
- 医療者は患者の意思決定支援の重要性を理解し，医療提供の方針に関して合意形成に努める．合意形成において最も重視すべきは患者本人の意思・価値観である．終末期

NSTで管理栄養士が果たす役割！
①患者の栄養評価
②患者に適した栄養補給法の選択
③基本的栄養管理プランの作成

【用語解説】
パス (path)：もともと工業界において生産性を上げるために，各工程の順番や時間の経過をフローで示し，作業開始から終了までの時間的効率性を考慮したものである．

クリニカルパス (clinical path)：「患者状態と診療行為の目標，および評価・記録を含む標準診療計画であり，標準からの偏位を分析することで医療の質を改善する手法」のことである（日本クリニカルパス学会定義）．

---

❸ 病院におけるNST設立増加の背景

- 病院において栄養管理が経費削減につながることが知られ始めた
- NSTの存在が病院機能評価認定条件となった
- 社会的入院（入院日数が長いほど病院収入が減るしくみ）を減らす
- 日本静脈経腸栄養学会・日本病態栄養学会でNST施設認定が行われている
- DPC（診断群分類）*の導入
- NST活動に対し，保険上の加算が与えられた
  →栄養管理実施加算（2006年4月※2012年に入院基本料に包括化）
- チーム医療に対する加算の新設→NST加算（2010年4月）

＊DPC：diagnosis procedure combination
診断と治療行為を組み合わせた分類で，DPCによって定められた点数により1日の医療費が算定される．
（鞍田三貴．チーム医療，栄養サポートチーム．本田佳子ほか編．臨床栄養学 基礎編．羊土社；2012，p.24より）

❹ NSTによる経済効果

1. 疾患に対する治療効果による節約

- 治療効果の改善
- 予後の改善
- 合併症の低減
- 入院期間の短縮
- 薬剤使用（抗生剤など）の減少

2. 栄養療法自体の節約効果

- ルート変更による節約
- 栄養製剤による節約
- 器材の選択による節約
- 病院食の工夫（ハーフ食の導入，残食の軽減）による節約

（日本病態栄養学会編．病態栄養専門師のための病態栄養ガイドブック．改訂第4版．メディカルレビュー社；2013より）

❺ クリニカルパスのメリット・デメリット

クリニカルパスのメリット

- 質の高い均一な医療の提供
- 不要な指示の削減
- 入院期間の短縮
- 標準からの変動・異常を容易に発見でき，対応可能
- チーム医療の促進
- 異職種間のコミュニケーションの促進
- 医療情報の公開・共有
- 教育オリエンテーションツールとして利用可能
- インフォームド・コンセントの充実
- EBMに基づいた医療への発展

クリニカルパスのデメリット

- 作成・導入に時間と労力が必要
- 早すぎる退院となる可能性がある
- 病床の稼働率が低下する可能性
- 治療法の固定化
- バリアンスに対しては無効

EBM：evidence based medicine
（日本病態栄養学会編．病態栄養専門師のための病態栄養ガイドブック．改訂第4版．メディカルレビュー社；2013より）

2　医療と臨床栄養

❻ 老衰やアルツハイマー病終末期患者への人工的水分・栄養補給についての見解

米国老年医学会
● アルツハイマー病の終末期では，「適切な口腔ケアを行い，小さな氷のかけらを与えて水分補給をする程度が望ましい．死を間近にした患者は空腹やのどの乾きを覚えない」としている

米国アルツハイマー協会
● 「アルツハイマー病で嚥下困難になった患者への最も適切なアプローチは，死へのプロセスを苦痛のないものにすることである」としている

日本老年病学会†
● 「生きていることは良いことであり，多くの場合本人の益になる―このように評価するのは，本人の人生をより豊かにし得る限り，生命はより長く続いたほうが良いからである．医療・介護・福祉従事者は，このような価値観に基づいて，個別事例ごとに，本人の人生をより豊かにすること，少なくともより悪くしないことを目指して，本人のQOLの保持・向上および生命維持のために，どのような介入をする，あるいはしないのがよいかを判断する」とし，人工的水分・栄養補給法 (AHN) 導入および導入後の減量・中止について，次の諸点に配慮するとしている 「①経口摂取の可能性を適切に評価し，AHN導入の必要性を確認する． ②AHN導入に関する諸選択肢（導入しないことも含む）を，本人の人生にとっての益と害という観点で評価し，目的を明確にしつつ，最善のものを見出す． ③本人の人生にとっての最善を達成するという観点で，家族の事情や生活環境についても配慮する.」

†：日本老年病学会. 高齢者ケアの意思決定プロセスに関するガイドライン―人工的水分・栄養補給の導入を中心として〈平成24年6月27日〉. https://www.jpn-geriat-soc.or.jp/proposal/pdf/jgs_ahn_gl_2012.pdfより）

や認知機能障害などにより患者本人から意思・価値観を確認することが困難な場合であっても，患者本人の価値観を家族や医療チームが想定し，合意形成を目指す（インフォームド・コンセント）.

人工栄養法導入について

● 経皮内視鏡的胃瘻造設術（PEG〔ペグ〕：percutaneous endoscopic gastrostomy）による胃瘻栄養補給法は，医学的に優れ，簡単で便利な方法である[*4].

● 老衰やアルツハイマー病の終末期などの場合，人工的水分・栄養補給を行うかどうかは難しい判断である．以前には人工栄養補給を行わない，あるいは中止するということには，「餓死させる」という非倫理的行為ではないかという考え方があったが，近年その見解は変わってきている（❻）.

● 医療者は，人生最終段階において胃瘻栄養法で生きる意味を，患者一人ひとりの価値観・死生観から考える必要がある．

AHN：artificial hydration and nutrition

【用語解説】

インフォームド・コンセント：医療行為を受ける患者が，治療の内容についてよく説明を受け十分理解したうえで (informed)，患者が自らの自由意志に基づいて医療従事者と方針について合意する (consent) ことである.

[*4] ペグによる胃瘻栄養法は，従来一般に行われていた人工的水分・栄養補給法である経鼻経管栄養法と比べて，患者への身体的負担が少なく，患者の日常的不快感や苦痛が軽減された.

カコモン に挑戦 ‼

◆ 第31回-162
病院の栄養・食事管理に関する記述である．誤っているのはどれか．1つ選べ．
(1) 管理栄養士は，入院患者の栄養管理計画書を作成することができる．
(2) 管理栄養士は，特別食を指示することができる．
(3) 管理栄養士は，入院時食事療養（Ⅰ）における検食を行うことができる．
(4) 可能な患者には，食堂の利用を促す．
(5) 患者の多様なニーズに対応するため，特別メニューを提供することができる．

◆ 第29回-173
病院の栄養管理に関わる診療報酬に関する記述である．正しいのはどれか．2つ選べ．
(1) 入院基本料は，栄養士の配置が要件である．
(2) 入院診療計画書には，特別な栄養管理の必要性の有無を記載する．
(3) 入院時食事療養（Ⅰ）では，「食事は医療の一環として提供されるべきものである」とされている．
(4) 入院時食事療養（Ⅰ）の特別食加算は，患者の自己負担による．
(5) 栄養サポートチーム加算は，月1回の回診が要件である

解答＆解説

◆ 第31回-162　正解 (2)
解説：正文を提示し，解説とする.
(2) 医師は，特別食を指示することができる.

◆ 第29回-173　正解 (2)(3)
解説：正文を提示し，解説とする.
(1) 入院基本料は，管理栄養士の配置が要件である. 栄養管理を担当する常勤の管理栄養士1名以上，有床診療所では非常勤でも可である.
(2) 入院診療計画書には，特別な栄養管理の必要性の有無を記載する.
(3) 入院時食事療養（Ⅰ）では，「食事は医療の一環として提供されるべきものである」とされている.
(4) 入院時食事療養（Ⅰ）の特別食加算は，1食76円であるが，自己負担ではない.
(5) 栄養サポートチーム加算は，週1回程度の対象患者に対する栄養カンファレンスと回診の開催が算定要件である.

3 福祉・介護と臨床栄養

1 わが国の介護福祉制度

介護保険制度創設の背景
- 2000（平成12）年，高齢者の介護を社会全体で支え合うしくみである介護保険法が施行された．高齢者介護に対する従前の制度には老人福祉法や老人保健法などがあったが，高齢化の進展に伴う要介護高齢者の増加や，介護する家族の核家族化や高齢化などの問題点が生じたことが創設の背景となった．

介護保険制度の概要（❶）
- 介護保険の運営財源：40歳以上の人が納める「保険料」と国や都道府県，市町村が負担する「公費」である．
- 介護保険制度の被保険者：①65歳以上の者（第1号被保険者）と②40～64歳の医療保険加入者（第2号被保険者）である．

保険料の決定
- 65歳以上の第1号被保険者：市町村により，介護サービスの規模や被保険者数などをもとに基準額が算出され，被保険者の所得に応じて，所得段階別に決められる．
- 40歳以上65歳未満の第2号被保険者で国民健康保険の人：保険料は国民健康保険料の算出方法と同様に，世帯内の第2号被保険者の所得と人数に応じて，世帯ごとに決められる．
- 40歳以上65歳未満の第2号被保険者で職場の医療保険に加入の人：医療保険ごとに設定される介護保険料率と給与および賞与に応じて決められる[*1]．

介護保険サービス
- 利用にあたって，65歳以上であれば，市区町村（保険者）が実施する要支援・要介護認定において介護が必要と認定を受ける必要がある．40～64歳は，介護保険の対象となる特定疾病により介護が必要と認定された場合に利用することができる．

> 介護保険制度は2000（平成12）年度に施行されて以降，3年ごとに小さな改定が行われてきたよ！

[*1] 原則として事業主が半分を負担する．

【用語解説】
特定疾病：要介護認定の際の運用を容易にするため，介護保険法の条文において，16のカテゴリーに分けて個別の疾病名があげられている．①がん【がん末期】（医師が一般に認められている医学的知見に基づき回復の見込みがないと状態に至ったと判断したものに限る），②関節リウマチ，③筋萎縮性側索硬化症，④後縦靱帯骨化症，⑤骨折を伴う骨粗鬆症，⑥初老期における認知症，⑦進行性核上性麻痺，大脳皮質基底核変性症及びパーキンソン病【パーキンソン病関連疾患】，⑧脊髄小脳変性症，⑨脊柱管狭窄症，⑩早老症，⑪多系統萎縮症，⑫糖尿病性神経障害，糖尿病性腎症及び糖尿病性網膜症，⑬脳血管疾患，⑭閉塞性動脈硬化症，⑮慢性閉塞性肺疾患，⑯両側の膝関節又は股関節に著しい変形を伴う変形性関節症．

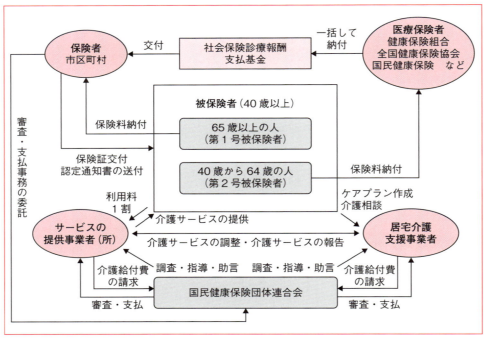

❶ 介護保険の流れ

申請と認定（❷）

- 原則として介護保険は自己申請であり，市町村が介護保険申請を受理すると申請者が介護保険を受給する基準を満たしているかどうかの認定調査を行う（要介護認定）．
- 「要介護1～5」と認定された人は介護保険が給付（介護給付）され[*2]，「介護サービス」を利用することができる．「要支援1,2」と認定された人は介護保険が給付（予防給付）され，「介護予防サービス」を利用できる．

ケアプラン作成

- 要介護者が介護サービスを利用するにあたって，ケアプランを立てる必要がある．ケアプランは介護支援専門員（ケアマネジャー）が作成する．

ケアサービスの利用

- ケアプランが完成したら，それに沿って自分の選択したサービスを提供している介護サービス提供者と契約を結び，サービスの提供が始まる．

サービスの利用

- 介護給付を行うサービスには施設サービスや居宅サービスなどがある（❸）．
  - 施設サービス：サービス費用の1割のほか，居住費，食費，日常生活費の全額を負担する．通所系，短期入所系サービスを利用する際には，サービス費用の1割のほか，滞在費や食費などの全額を負担する．施設サービスが受けられる施設には，介護老人福祉施設，介護老人保健施設，介護療養型医療施設などがある．
  - 居宅サービス：要介護状態区分別に介護保険で利用できる1か月の上限額（支給限度額）が決められている．利用者は原則としてサービス費用の1割を負担することになる（サービスを受けるためのプランを作成する介護予防支援，居宅介護支援については保険で全額まかなわれ，自己負担はない）．

● MEMO ●
要介護認定では「要介護1～5」「要支援1,2」「非該当（自立）」の判定を受ける．

[*2] 要介護・要支援のレベルによって，給付額には差がある．

● MEMO ●
介護給付を行うサービスには，介護者の住み慣れた地域での生活を支えることを目的とした，身近な市町村で提供される「地域密着型サービス」もある．

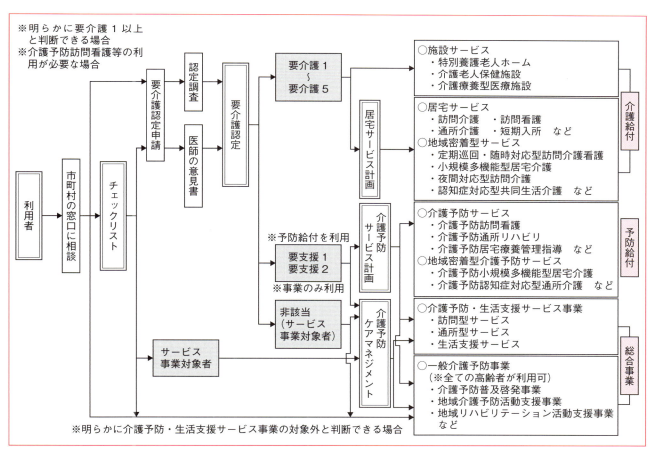

❷ 認定後の介護サービス利用
（厚生労働省老人保健課．要介護認定の仕組みと手順．https://www.mhlw.go.jp/file/05-Shingikai-11901000-Koyoukintoujidoukateikyoku-Soumuka/0000126240.pdfより）

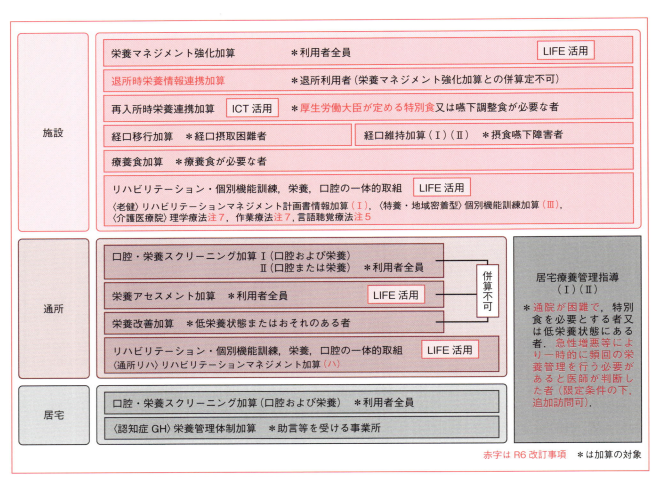

❸ 令和6年度 介護報酬改定 栄養関連の加算（概念図）
（日本栄養士会．令和6年度介護報酬改定のポイント．https://www.dietitian.or.jp/data/nursing-reward/r06/より）

2 施設サービス

- 介護報酬の算定要件として，施設に栄養士または管理栄養士を1以上配置することが求められる（栄養マネジメント強化加算算定の場合）．また，入所者の栄養状態の維持および改善を図り，各入所者の状態に応じた栄養管理を計画的に行うこと．
- 栄養マネジメントは基本サービスに包括され，実施しない場合は1日14単位減算される．

栄養マネジメント強化加算

- 1日につき11単位．
- 介護施設における栄養ケア・マネジメントの強化を目的としている．
- 対象施設は介護老人福祉施設，地域密着型介護老人福祉施設入所者生活介護，介護老人保健施設，介護療養型医療施設，介護医療院である．
- 低栄養状態のリスクが高い入所者に対し，医師，管理栄養士，看護師などが共同して作成した栄養ケア計画に従い，食事の観察（ミールラウンド）を週3回以上行うことや，入所者ごとの栄養状態などの情報を厚生労働省に提出し，継続的な栄養管理の実施にあたって，LIFE[*3]を活用したときに算定できる．
- 管理栄養士を，常勤換算方式で入所者の数を50（給食管理を行っている場合は70）で除して得た数以上配置することも算定要件にある．

経口移行加算

- 1日につき28単位（経口移行計画が作成された日から起算して180日以内の期間のみ）．経管栄養により栄養を摂取している入所者が経口移行するための取り組みとし

[*3]「科学的介護情報システム（LIFE：Long-term care Information system For Evidence，ライフ）」．LIFEにより収集・蓄積したデータは，フィードバック情報としての活用に加えて，介護施策の効果や課題などの把握，見直しのための分析にも活用される．

3 福祉・介護と臨床栄養

て，現行の栄養管理に加え，経口移行計画に基づき，摂食・嚥下機能面に関する支援を併せて実施していることを前提に経口移行加算が認められている．

経口維持加算

● 施設等入所者が認知機能や摂食・嚥下機能の低下により食事の経口摂取が困難となっても，自分の口から食べる楽しみを得られるよう多職種で支援することで算定できる．

経口維持加算（Ⅰ）

● 1か月に400単位．摂食障害や誤嚥を有する入所者が対象であり，栄養マネジメント加算を算定していることが条件となる．そのほか，医師または歯科医師の指示があり，多職種協働での取組み（食事の観察・会議の実施）が行われ，入所者ごとの経口維持計画の作成，かつ管理栄養士などが栄養管理を行っていることなども要件となる．

経口維持加算（Ⅱ）

● 1か月に100単位．経口維持加算（Ⅰ）を算定していることに加え，協力歯科医療機関が決まっていること，多職種協働での取組みに，医師（配置医師を除く）・歯科医師・歯科衛生士または言語聴覚士が参加していることが要件となる．

退所時栄養情報連携加算

● 介護保険施設から，居宅，他の介護保険施設，医療機関等に退所する人の栄養管理に関する情報連携が切れ目なく行われるようにする観点から，介護保険施設の管理栄養士が，介護保険施設の入所者等の栄養管理に関する情報について，他の介護保険施設や医療機関等に提供することを評価（70単位/1回）．

● 介護保険施設の管理栄養士が，介護保険施設の入所者等の栄養管理に関する情報について，他の介護保険施設や医療機関等に提供した場合に算定可能．

● 厚生労働大臣が認める特別食が提供されていることが条件．

● 栄養管理に関する情報とは，提供栄養量，必要栄養量，食事形態（嚥下食コード含む），禁止食品，栄養管理に係る経過等，である．

● 栄養マネジメント強化加算との併算定は不可．

再入所時栄養連携加算

● 介護保険施設の入所者が医療機関に入院し，当該介護保険施設へ再入所した場合に，1回に限り算定できる．また，栄養マネジメント強化加算を算定していることが必要．指導またはカンファレンスへの同席は，テレビ電話装置等を活用して行うことができる（200単位/回）[*4]．

● 特別食等を必要とする人であり，退院した後，直ちに再度，当該指定介護老人福祉施設に入所した場合であること．

● 退所した利用者が再度入所し，施設の管理栄養士が連携する病院等の管理栄養士と連携し，栄養ケア計画を作成した場合．

● 当該指定介護老人福祉施設の管理栄養士が当該者の入院する医療機関を訪問のうえ，当該医療機関での栄養に関する指導またはカンファレンスに同席し，当該医療機関の管理栄養士と連携，栄養ケア計画を作成すること．ただしテレビ電話装置等の活用も可．

食事サービス

● 介護施設における食事代は原則自己負担（低所得者は除く）である（料金は1日1,445円を基準として，利用者と施設の契約によって決められる）．

療養食加算

● 療養食は医師が発行した食事箋に基づいて提供される治療食であり，適切な栄養管理が行われている場合，介護保険から介護報酬として支払われる．1日3食を限度とし，1食を1回として，1回単位の評価（施設サービス：6単位/1回，短期入所生活介護・

[*4] 利用者の栄養状態を利用開始時に把握し，管理栄養士などが共同して，利用者ごとの摂食・嚥下機能および食形態にも配慮した栄養ケア計画を作成していることや，必要に応じて利用者の居宅を訪問して管理栄養士などが栄養改善サービスを行い，かつその栄養状態を定期的に記録していることなどが算定要件に求められている．

【用語解説】

治療食：糖尿病食，腎臓病食，肝臓病食，胃潰瘍食（流動食は除く），貧血食，膵臓病食，脂質異常症食，痛風食，特別な場合の検査食をいう．

1

栄養ケアの基礎

短期入所療養介護：8単位/1回）．

リハビリテーション・機能訓練，栄養，口腔の一体的取り組みの推進に対する評価

- リハビリテーション・機能訓練，栄養，口腔の取り組みを一体的に促進し，自立支援・重度化防止を効果的に進める観点から，要件を満たす場合について評価する新たな区分が設けられた．

リハビリテーションマネジメント加算

- 口腔アセスメントおよび栄養アセスメントを行っていること．
- リハビリテーション計画等の内容について，リハビリテーション・口腔・栄養の情報を関係職種の間で一体的に共有すること．その際，必要に応じてLIFEに提出した情報を活用していること．
- 共有した情報をふまえ，リハビリテーション計画について必要な見直しを行い，見直しの内容について関係職種に対し共有していること．

3 通所サービス

口腔・栄養スクリーニング加算

- 利用者の口腔機能低下を早期に確認し，適切な管理などを行うことにより，口腔機能低下の重症化などの予防，維持，回復等につなげる観点から，介護職員等が実施可能な口腔スクリーニングを評価する加算を創設する．その際，栄養スクリーニングによる取組・評価と一体的に行う．それぞれ6か月に1回を限度とする．
- 口腔・栄養スクリーニング加算（I）と（II）の併算定はできない．

口腔・栄養スクリーニング加算（I）

- 利用開始時および利用中6か月ごとに利用者の口腔の健康状態および栄養状態について確認を行い，利用者を担当する介護支援専門員に当該情報を提供した場合に20単位/回．

口腔・栄養スクリーニング加算（II）

- 利用者が，栄養改善加算や口腔機能向上加算を算定している場合に，口腔の健康状態と栄養状態のいずれかの確認を行い，利用者を担当する介護支援専門員に当該情報を提供した場合に5単位/回．

栄養アセスメント加算

- 栄養改善が必要な利用者を適切に把握し，適切なサービスにつなげていくことを狙いとして管理栄養士を1名以上配置し，多職種が共同して栄養アセスメントを実施して，本人や家族に結果を説明する．利用者ごとの栄養状態などの情報を厚生労働省に提出する（LIFEの活用）などの算定要件がある（50単位/月）．

栄養改善加算

- 200単位/回（月2回まで）．
- 低栄養状態またはそのおそれがある利用者に栄養状態の改善や心身機能の維持・向上を図る取り組みに対して評価する加算．
- 事業所内の従業者または外部との連携によって管理栄養士を1名以上配置している．
- サービス利用開始時より利用者の栄養状態を把握している．
- 管理栄養士等と共同して利用者ごとの食形態にも配慮した栄養ケア計画を作成している．
- 必要に応じて利用者の自宅を訪問しつつ，栄養状態を定期的に記録している．
- 利用者ごとの栄養ケア計画の進捗状況を定期的に評価している．
- 厚生労働大臣が定めている基準を満たした事業所である．

居宅療養管理指導（管理栄養士が行う場合）

居宅療養管理指導費I

- 通院が困難な利用者のもとに，本加算が可能な施設に所属する管理栄養士が出向き，

医師の指示に基づいて栄養管理を行うものである．単一建物に居住する人数に応じて評価が異なる（①単一建物居住者が1人：544単位，②単一建物居住者が2～9人：486単位，①，②以外：443単位）．

居宅療養管理指導費Ⅱ

● 基準に適合する指定居宅療養管理指導事業所において当該指定居宅療養管理指導事業所以外の医療機関，介護保険施設，または栄養士会が運営する栄養ケア・ステーションとの連携により確保した管理栄養士が，計画的な医学的管理を行っている医師の指示に基づき，当該利用者を訪問し，栄養管理に係る情報提供および指導または助言を行った場合に，単一建物居住者の人数に従い，1月に2回を限度として，所定単位数を算定する（①単一建物居住者が1人：524単位，②単一建物居住者が2～9人：466単位，①，②以外：423単位）．ただし，終末期等における，きめ細かな栄養管理等のニーズに応じる観点から，一時的に頻回な介入が必要と医師が判断した利用者について期間を設定したうえで追加訪問することが可能．

4　居宅サービス・地域密着型サービス

口腔・栄養スクリーニング加算Ⅰ

● 利用者の口腔機能低下を早期に確認し，適切な管理などを行うことにより，口腔機能低下の重症化などの予防，維持，回復等につなげる観点から，介護職員等が実施可能な口腔スクリーニングを評価する．その際，栄養スクリーニングによる取り組み・評価を一体的に行う．それぞれ6月に1回を限度とする．

栄養管理体制加算

● 認知症グループホームにおいて，栄養改善の取り組みを進める観点から，管理栄養士が介護職員などへ利用者の栄養・食生活に関する助言や指導を行う体制づくりを進めることを評価する（30単位/月）．

● 小規模なグループホームには管理栄養士がいないことが多い．そこで外部の管理栄養士（他の介護事業所，医療機関，介護保険施設，栄養ケア・ステーションの管理栄養士）と連携をとることでも可能である．

5　介護保険制度下におけるチームケア

● 医療の現場では，医師や看護師だけではなく，薬剤師，管理栄養士，理学療法士など，さまざまな職種のスタッフがチームとなり，それぞれの専門性を発揮しながら医療介入する「チーム医療」が不可欠となっているが，それと同様に，介護の現場では「チームケア」が不可欠となっている．

● 「チームケア」の目的や効果としては，専門職種の有効活用による効率的な介護の提供，多職種協働による介護の質の向上があげられる．介護保険制度のなかでは，医療，保健，福祉の専門職は密接につながった一つのチームと考えられ，これら専門職の連携によるチームケアは介護サービスを提供するうえで不可欠である．

● チームケアのコーディネーターとなるのは介護支援専門員（ケアマネジャー）であり，利用者や利用者の家族と，医療，保健，福祉などの専門職との橋渡し役をする．サービスの担当者が行うカンファレンスによって，援助方針，情報の共有化，専門職相互の尊重，役割や機能の明確化，分担をすることが可能となる．

● 栄養管理においては栄養ケア・マネジメント，経口移行，経口維持などにおいて多職種が連携することが重要になり，管理栄養士がその中心的役割を担うことになる．

参考文献
・厚生労働省．介護予防・日常生活支援総合事業 ガイドライン案（概要）．http://www.mhlw.go.jp/file/05-Shingikai-12301000-Roukenkyoku-Soumuka/0000052668.pdf

- 厚生労働省．平成30年度介護報酬改定について．https://www.mhlw.go.jp/stf/seisakunitsuite/Bunya/hukushi_kaigo/kaigo_koureisha/housyu/kaitei30.html
- 厚生労働省．令和3年度都道府県等栄養施策担当者会議　資料2．https://www.mhlw.go.jp/content/10900000/000818036.pdf
- 厚生労働省．令和3年度介護報酬改定について．https://www.mhlw.go.jp/stf/seisakunitsuite/bunya/0000188411_00034.html

カコモン に挑戦 ‼

◆ 第32回-16

介護保険制度に関する記述である．正しいのはどれか．1つ選べ．

(1) 被保険者は，20歳以上の者である．
(2) 手すりの取付けの住宅改修は，給付対象になる．
(3) 予防給付の対象者は，要介護1，要介護2に該当する者である．
(4) 利用するサービスは，利用者自身が選択・決定できない．
(5) 管理栄養士による居宅療養管理指導料は，医師の指示なく算定できる．

◆ 第28回-20

要介護者に対し，看護，医学的管理の下における介護及び機能訓練を行い，居宅における生活への復帰を目的とした施設である．正しいのはどれか．1つ選べ．

(1) 介護老人福祉施設
(2) 介護老人保健施設
(3) 軽費老人ホーム
(4) 地域包括支援センター
(5) グループホーム

解答 & 解説

◆ 第32回-16　正解 (2)

解説：正文を提示し，解説とする．
(1) 被保険者は，40歳以上の者である．
(2) 手すりの取付けの住宅改修は，給付対象になる．
(3) 予防給付の対象者は，要支援1，要支援2に該当する者である．
(4) 利用するサービスは，利用者自身が選択・決定できる．
(5) 管理栄養士による居宅療養管理指導料の算定には医師の指示が必要である．

◆ 第28回-20　正解 (2)

解説：
(1) 介護老人福祉施設 (特別養護老人ホーム)：病気や障がいなどによって在宅での生活が困難とされた高齢者が，公的な介護サービスとして入居できる介護施設．
(2) 介護老人保健施設：要介護者 (原則65歳以上で「要介護1」以上の介護認定を受けている) に対し，看護，医学的管理の下における介護及び機能訓練を行い，居宅における生活への復帰を目的とする施設．
(3) 軽費老人ホーム：身寄りがない，または，家庭環境や経済状況などの理由により，家族との同居が困難な人が「自治体の助成」を受けて，比較的低額な料金で入居できる福祉施設．
(4) 地域包括支援センター：公平・中立の立場から，地域における介護予防マネジメントや総合相談，権利擁護などを担う中核機関．
(5) グループホーム (認知症対応型共同生活介護)：認知症の症状をもつ高齢者が，専門スタッフの援助を受けながら1ユニット (5〜9人) で共同生活する施設．

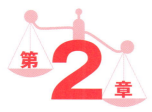

第2章 栄養アセスメント

学習目標
- 傷病者における栄養アセスメントの意義，目的を理解する
- 種々の栄養アセスメント指標の特徴を理解する
- 栄養アセスメント指標の相互間の関連を理解する
- 入院・外来など対象や目的に合わせた栄養食事調査を学ぶ

要点整理
- 適切な栄養アセスメントによって，疾病の重症化予防が可能となり，治療成績の向上や医療費の軽減も期待できる．
- 栄養アセスメントには主観的評価と客観的評価があり，その指標には，臨床診査，身体計測，臨床検査，栄養・食事調査がある．
- 患者の病態を的確に把握するには，自覚症状や現病歴をよく聴き取ったうえで，身体診察を行い，必要に応じて臨床検査結果を参照し，これらを総合的に解釈する．
- 対象者や調査の目的に応じて，さまざまな食事調査法があり，施設や疾患に応じてさまざまな食事記録表が用いられている．

1 栄養アセスメントの意義

1 栄養アセスメントとは

- 栄養アセスメントとは，さまざまな栄養学的な指標を用いて対象者の栄養状態を客観的に評価することである．
- 評価の指標には，臨床診査，身体計測，臨床検査，栄養・食事調査などがある．臨床現場において，これらの情報は診療録や回診から得られる場合が多い．得られた情報を多角的に組み合わせて栄養状態を評価する．
- 栄養状態は，「適正な栄養状態」「栄養素の欠乏状態」「栄養素の過剰状態」「栄養素相互のバランスが崩れた状態」に区分される．「適正な栄養状態」以外の状態である場合，栄養不良に含まれる．

●MEMO●
「栄養素の欠乏状態」：(例)たんぱく質・エネルギー栄養障害，低栄養．
「栄養素の過剰状態」：(例)肥満症．
「栄養素相互のバランスが崩れた状態」：(例)アミノ酸インバランス．

2 低栄養

- 低栄養の病態は，マラスムス型*1 とクワシオルコル型*2，両者の特徴をあわせ持つ混合型に分類される．これらを総じてたんぱく質・エネルギー栄養障害(PEM：protein energy malnutrition)という(❶)．

*1 マラスムス型はエネルギーの欠乏がたんぱく質の欠乏よりも著しい，または同等で，慢性的な栄養不良にみられる病態である．
*2 クワシオルコル型はエネルギーの欠乏に比べてたんぱく質の欠乏が著しく，主に急性の栄養不良にみられる病態である．

❶ 低栄養の分類

	マラスムス型	クワシオルコル型	混合型
体重	↓	↔	↓
体脂肪・筋肉組織	↓	↔	↓
内臓蛋白	↔	↓	↓
免疫能	↔ ↓	↓	↓

●栄養スクリーニング

- 全ての対象者に対して栄養スクリーニングを実施し，栄養リスクのある症例を特定
- 検証済みのスクリーニングツール（例：MUST，NR-2002，MNA-SF など）を使用

↓ 栄養リスクあり

●低栄養診断

表現型基準（フェノタイプ基準)		
意図しない体重減少	低BMI	筋肉量減少
□>5%/6カ月以内 □>10%/6カ月以上	□<18.5, 70歳未満 □<20, 70歳以上	・筋肉量の減少 ・CTなどの断層画像，バイオインピーダンス分析，DEXAなどによって評価. 下腿周囲長などの身体計測値でも代用可 ・人種に適したサルコペニア診断に用いる筋肉量減少の基準値を使用
それぞれの項目で1つ以上に該当		

病因基準（エチオロジー基準)	
食事摂取量減少／消化吸収能低下	疾病負荷／炎症
□1週間以上，必要栄養量の50%以下の食事摂取量 □2週間以上，様々な程度の食事摂取量減少 □消化吸収に悪影響を及ぼす慢性的な消化管の状態	□急性疾患や外傷による炎症 □慢性疾患による炎症
それぞれの項目で1つ以上に該当	

表現型基準と病因基準の両者から1項目以上該当

↓

低栄養と診断

■グレーの欄はGLIMの原著で，日本人のカットオフ値が定められていない項目

●重症度判定

	意図しない体重減少	低BMI	筋肉量減少
重度低栄養と診断される項目	□>10%，過去6カ月以内 □>20%，過去6カ月以上	□高度な減少	□高度な減少

表現型基準の3項目で，より高度な基準値を超えたものが一つでもある場合は重度低栄養と判定され，一つも該当しない場合は中等度低栄養と判定

略語 MUST, Malnutrition Universal Screening Tool；NRS-2002, Nutritional Risk Screening 2002；MNA-SF, Mini Nutritional Assessment Short-Form；BMI, body mass index；DEXA, Dual energy X-ray Absorptiometry
参考文献 Cederholm T, et al. GLIM criteria for the diagnosis of malnutrition—A consensus report from the global clinical nutrition community. Clinical Nutrition 2019；38：1-9. https://doi.org/10.1016/j.clnu.2018.08.002.

❷ **GLIM基準による低栄養診断のプロセス**
(日本臨床栄養代謝学会GLIMワーキンググループ〈2024.2.5改訂版〉. 日本臨床代謝学会ホームページより)

- 低栄養は，さまざまな方法で評価されてきたが，国際的な低栄養の診断基準は定められていなかった．これをふまえ2018年に成人の低栄養診断基準（GLIM：Global Leadership Initiative on Malnutrition）が提唱された．今後は，低栄養の診断および栄養管理における世界標準の基準となることが期待されている．
- GLIMではまず，栄養スクリーニングを実施する．栄養のリスクがあると判定された場合，表現型基準（意図しない体重減少，低BMI，筋肉量減少）と病因基準（食事摂取量減少・消化吸収能低下，疾患負荷・炎症）にあてはめ，両基準からそれぞれ1つ以上の項目に該当する場合，低栄養と診断する．低栄養と診断された場合は，表現型基準の3項目において，重症度を判定する（❷）．

3　低栄養の原因

- 入院患者はさまざまな疾患をあわせもつことが多い．疾患そのものが栄養不良の要因となり，さらに低栄養を招く．一方で，低栄養は疾患や病態を悪化させる．低栄養を改善するためには，疾患の治療と栄養不良の改善が必要である（❸）．
- 臨床現場で考えられる低栄養の原因は，栄養素の摂取不足，消化吸収障害，栄養素の喪失，栄養素の消費増大，肝障害，薬物の影響などがある（❹）．

●MEMO●
栄養スクリーニングは，ある集団の中から栄養不良に陥っている，あるいはそのリスクがある者を抽出するために実施する．また，すべての患者に対して早期に実施することが推奨されている．そのため，簡便かつ精度が高い方法であることが重要である．

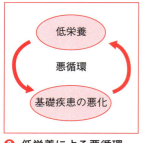

❸ **低栄養による悪循環**

❹ 低栄養の原因

栄養素の摂取不足
- 食欲不振，摂食障害
- 消化器疾患による通過障害

消化吸収障害
- 胃・腸・肝・胆・膵疾患
- 消化器術後後遺症

栄養素の喪失
- 蛋白漏出性胃腸症，消化管出血
- 下痢，熱傷，褥瘡

栄養素の消費増大
- 炎症性疾患，発熱，悪性新生物
- 熱傷，外傷手術

肝障害
- 蛋白質合成低下，糖・脂質代謝障害

薬物の影響
- 食欲抑制薬，免疫抑制薬など

健常時

lean body mass 100%

- 筋肉量の減少（骨格筋，心筋，平滑筋？）
- 内臓蛋白の減少（アルブミンなど）
- 免疫能の障害（リンパ球，多核白血球，補体，抗体，急性相蛋白）
- 創傷治癒遅延
- 臓器障害（腸管，肝，心）
- 生体適応の障害
- nitrogen death

lean body mass 70%

❺ 低栄養から窒素死（nitrogen death）への経過

（大柳治正．栄養状態と生理機能．日本静脈経腸栄養学会編．コメディカルのための静脈・経腸栄養ガイドライン．南江堂，2000：p.5より）

---

4 低栄養になると？

- 筋肉などの体たんぱく質が減少する．体たんぱく質の減少に続いて内臓たんぱくや血漿たんぱく（アルブミン）が減少する．さらに低栄養が進行すると，免疫能が低下し，易感染状態となる．最終段階では臓器障害が発生し，除脂肪体重（LBM：lean body mass）が70％まで減った状態になると生命維持が困難になる．この状態を窒素死（nitrogen death）という（❺）.
- 低栄養は，免疫能の低下，合併症発症率の増加，傷病回復の遅延，入院日数の延長，患者の日常生活動作（ADL），生活の質（QOL）の低下を招く（❻）.

5 栄養アセスメントの必要性

- 入院患者の多くは，栄養不良があるか，栄養不良に陥るリスクが高い.
- 栄養不良を予防および改善するためには早期の栄養介入が必要であり，その手法が栄養アセスメントである.
- 栄養アセスメントは，栄養療法が適切かつ有効に実施されているかを判断するために不可欠である．適切な栄養アセスメントは，患者の機能的障害や合併症の予防，各種の治療成績の向上をはかり，医療費の削減に寄与する.
- 高齢者では，基礎疾患が多岐にわたることが多い．また，体組成に個人差があり，各人に適した栄養管理が必要である.

●MEMO●

栄養管理では，対象者の除脂肪体重をいかに維持し，さらに回復させるかがポイントとなる.

【用語解説】

ADL（activities of daily living）：日常生活を営むうえで，普通に行う動作をいう．具体的には，食事や排泄，トイレ動作，入浴などの基本的な動作に分類される.

QOL（quality of life）：個人がどれだけ人間らしい生活を送り，幸福を見出しているかを評価する概念である.

❻ 低栄養がもたらす影響
- 免疫能が低下する
- 病気にかかりやすくなる
- 合併症を起こしやすい
- 傷病回復が遅延する
- 入院日数が長くなる
- ADL，QOLが低下する
- 医療費が増大する

カコモン に挑戦 ‼

◆ 第37回-83

栄養スクリーニングに関する記述である．誤っているのはどれか．1つ選べ.

(1) 低コストの方法を用いる.
(2) 侵襲性が低い方法を用いる.
(3) 敏感度が高い方法を用いる.
(4) SGAでは，採血が必要である.
(5) 簡易栄養状態評価表（MNA®）は，体重変化を含む.

解答&解説

◆ 第37回-83　正解（4）

解説：

(1)(2) 文章の通り.

(3) 敏感度とは，スクリーニング検査で陽性と判定される者の割合のことである．感度が高いスクリーニング法を用いると，高い精度で抽出することができる.

(4) 主観的包括的評価（SGA）は，採血，尿検査などの客観的指標は使用しない.

(5) 65歳以上の高齢者の栄養状態を判定する方法であり，体重変化のほか，食事摂取量の変化や生活状況などの問診，BMI，ふくらはぎ周囲長などの項目で構成されている.

2 栄養アセスメントの方法

1 栄養スクリーニングとは

- 栄養スクリーニングとは，対象者の「ふるい分け」を目的とした栄養アセスメントの初めに実施される手法である（❶）．
- 栄養スクリーニングの目的は，すでに栄養不良に陥っている，または，そのリスクがある対象者を抽出することである．
- 栄養スクリーニングは，すべての入院患者，またはすべての施設入所者を対象に，できるだけ速やかに実施し，栄養アセスメントが必要か否かを決定する．
- 栄養スクリーニングにおいては，簡便であること，精度が高いことが求められる[*1]．

[*1]「簡便」とは特別な器具を必要とせず，短時間で実施できること，対象者への負担が少ないことであり，「精度が高い」とは栄養不良のリスクがある対象を見逃すことなく拾いあげられることである．

2 栄養スクリーニングの方法

- 栄養スクリーニングで用いられる評価は，主観的評価と客観的評価があり，それらを組み合わせたスクリーニングを実施する．
- 評価指標の組み合わせにより特徴が異なるため，対象者の特性に応じて選択する．

3 栄養アセスメントの方法

- 栄養スクリーニングで栄養不良に陥っている，またはそのリスクがあると判定された者を対象に栄養アセスメントを実施する．
- 対象者の栄養に関する問題やその要因および重症度を評価するために必要なデータや症状および特徴を見つけ，信頼できる比較基準値と照らし合わせて一つひとつ丁寧に評価する．
- 栄養管理プロセス（NCP）では，栄養アセスメントを次の5つの項目で構成している（❷）．
    - 食物・栄養関連の履歴：対象者の「エネルギー摂取量・栄養素摂取量」を「推定エネルギー必要量・推定栄養素必要量」と比較し，過不足を評価する．例：対象者の1日エネルギー摂取量は，食事記録から推測すると約2,700 kcalであり，日本人の食

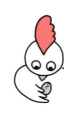

評価項目のうち，「体重の変化」「食事摂取量の変化」は特に重要！

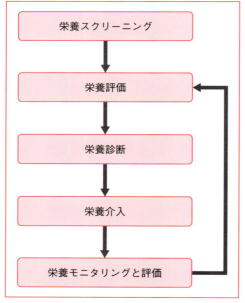

❶ 栄養管理プロセス（NCP：nutrition care process）の流れ

❷ 栄養アセスメントの項目

項目	指標
食物・栄養関連の履歴	食物・栄養素摂取，食物・栄養の管理，薬剤・補完的代替医療食品の使用，食物・栄養に関する知識・信念，食物および栄養関連用品の入手のしやすさ，身体活動，栄養に関連した生活の質
身体計測	身長，体重，体格指数（BMI），成長パターン指標・パーセンタイル値，体重の履歴
生化学データ，臨床検査と手順	血液学検査，生化学検査，尿検査
栄養に焦点を当てた身体所見	身体的な外見，筋肉や脂肪の消耗，嚥下機能，消化管の状態，食欲，感情，バイタルサイン
個人履歴	個人の履歴，医療・健康・家族の履歴，治療歴，社会的な履歴

（日本栄養士会監訳．国際標準化のための栄養ケアプロセス用語マニュアル；2015．pp.10-189より改変）

事摂取基準（推定エネルギー必要量）2,000 kcalと比較すると135％である.

- 身体計測：対象者の身体計測値を，BMIの判定基準，日本人の身体計測基準値JARD2001などと比較し，その差や変化した期間を評価する．例：対象者のBMIは16.5 kg/m²であり，低体重である.
- 生化学データ，臨床検査と手順：対象者の血液学検査値，生化学検査値などの検査値を医療機関や検査機関の定める基準値と比較し，その差や変化した期間を評価する．例：対象者のHbA1c値は7.5％であり，基準値4.6〜6.2％に対して高値である.
- 栄養に焦点を当てた身体所見：対象者の身体所見で異常を示す兆候や症状の有無，栄養素摂取への影響について評価する．例：対象者は，入院時から水分摂取に「むせ」がみられる.
- 個人履歴：一般的な基準は存在しないため，生活背景，社会的な背景などを考慮して評価する．例：対象者は高齢で歩行に支障がある．買い物に行く手段が限られており，1日1食は宅配サービスを受けている.

4 主観的評価

- 主観的評価は，特別な機器を必要としない評価であり，体表的なツールとして主観的包括的評価がある.
- 主観的包括的評価（SGA：subjective global assessment）（❸）：簡単な問診や身体所見から対象者の栄養状態を主観的に判定する方法である．特別な器具を用いる必要がなく，簡便かつ迅速に実施できる一方で，評価のための教育が必要である．臨床現場において，栄養スクリーニングとして広く用いられている.
- MNA®-SF（Mini Nutritional Assessment-short form）（❹）：65歳以上の高齢者の栄養状態を判定する方法として開発された「MNA®」を簡便にしたスクリーニング法である．「食事摂取量減少」「体重減少」「日常生活動作」「病歴」を問診し，合計スコアにより，「栄養状態良好」「低栄養のおそれあり」「低栄養」の3段階で判定する.

5 客観的評価

- 客観的評価は，特殊な機器や技術を必要とする評価である．評価の指標には，臨床診

❸ **主観的包括的評価（SGA）**

A. 病歴
1. 体重変化
   過去6カ月間の体重減少量＿＿＿＿＿kg，減少率＿＿＿＿＿％
   過去2週間の変化　□増加　□不変　□減少
2. 通常と比較した食事摂取量の変化
   □不変　□変化あり：期間＿＿＿＿＿週
   食種：□固形食　□流動食（栄養量充足）　□流動食（未充足）　□絶食
3. 消化器症状（2週間以上持続）
   □なし　□悪心　□嘔吐　□下痢　□食欲不振
4. 機能制限
   □なし　□あり：期間＿＿＿＿＿週
   種類：□就労に制限あり　□歩行は可能　□寝たきり
5. 疾患と栄養必要量との関係
   初期診断＿＿＿＿＿＿＿＿＿
   代謝亢進（ストレス）：□なし　□軽度　□中等度　□高度
B. 身体所見（それぞれ0＝正常，1＋＝軽度，2＋＝中等度，3＋＝高度で評価）
   皮下脂肪の減少（上腕三頭筋部，胸部）＿＿＿＿＿
   骨格筋の減少（大腿四頭筋，三角筋）＿＿＿＿＿
   踝部浮腫＿＿＿＿＿　　仙骨部浮腫＿＿＿＿＿　　腹水＿＿＿＿＿
C. SGA評価
   □A＝栄養状態良好　□B＝中等度の栄養不良　□C＝高度の栄養不良

(AS Detsky, McLaughlin JR, et al. What is subjective global assessment of nutritional status? JPEN J Parenter Enteral Nutr 1987；11：8-13.より改変)

査，身体計測，臨床検査，栄養・食事調査がある．栄養スクリーニングで用いられるほか，次のステップである栄養アセスメントに用いられることが多い．

●客観的評価の指標は，判断する目的によって静的指標と動的指標に分けられる（❺）．

●静的指標：変化する期間が比較的長い指標である．現時点での全体的な栄養状態を評価する場合に有用である．

●動的指標：短期間での代謝変動やリアルタイムでの栄養状態の変化に鋭敏に反応す

簡易栄養状態評価表
Mini Nutritional Assessment-Short Form
MNA®

Nestlé
Nutrition Institute

氏名：

性別：　　　　年齢：　　　　体重：　　　　kg　身長：　　　　cm　調査日：

下の□欄に適切な数値を記入し、それらを加算してスクリーニング値を算出する。

スクリーニング

A 過去 3 ヶ月間で食欲不振、消化器系の問題、そしゃく・嚥下困難などで食事量が減少しましたか？
0 = 著しい食事量の減少
1 = 中等度の食事量の減少
2 = 食事量の減少なし

B 過去 3 ヶ月間で体重の減少がありましたか？
0 = 3 kg 以上の減少
1 = わからない
2 = 1～3 kg の減少
3 = 体重減少なし

C 自力で歩けますか？
0 = 寝たきりまたは車椅子を常時使用
1 = ベッドや車椅子を離れられるが、歩いて外出はできない
2 = 自由に歩いて外出できる

D 過去 3 ヶ月間で精神的ストレスや急性疾患を経験しましたか？
0 = はい　　　2 = いいえ

E 神経・精神的問題の有無
0 = 強度認知症またはうつ状態
1 = 中程度の認知症
2 = 精神的問題なし

F1 BMI 体重(kg)÷[身長(m)]²
0 = BMI が19 未満
1 = BMI が19 以上、21 未満
2 = BMI が21 以上、23 未満
3 = BMI が 23 以上

BMI が測定できない方は、**F1** の代わりに **F2** に回答してください。
BMI が測定できる方は、**F1** のみに回答し、**F2** には記入しないでください。

F2 ふくらはぎの周囲長(cm)：CC
0 = 31cm未満
3 = 31cm以上

スクリーニング値
(最大：14ポイント)

12-14 ポイント：　　栄養状態良好
8-11 ポイント：　　低栄養のおそれあり (At risk)
0-7 ポイント：　　低栄養

Ref.　Vellas B, Villars H, Abellan G, et al. *Overview of the MNA® - Its History and Challenges. J Nutr Health Aging 2006;10:456-465.*
Rubenstein LZ, Harker JO, Salva A, Guigoz Y, Vellas B. *Screening for Undernutrition in Geriatric Practice: Developing the Short-Form Mini Nutritional Assessment (MNA-SF). J. Geront 2001;56A: M366-377.*
Guigoz Y. *The Mini-Nutritional Assessment (MNA®) Review of the Literature - What does it tell us?* J Nutr Health Aging 2006; 10:466-487.
Kaiser MJ, Bauer JM, Ramsch C, et al. *Validation of the Mini Nutritional Assessment Short-Form (MNA®-SF): A practical tool for identification of nutritional status.* J Nutr Health Aging 2009; 13:782-788.
® Société des Produits Nestlé, S.A., Vevey, Switzerland, Trademark Owners
© Nestlé, 1994, Revision 2009. N67200 12/99 10M
さらに詳しい情報をお知りになりたい方は、**www.mna-elderly.com** にアクセスしてください。

❹ MNA®-SF
(http://www.mna-elderly.com より)

❺ 静的指標と動的指標

	静的指標	動的指標
血液検査	血清総蛋白質，アルブミン 総コレステロール 末梢血リンパ球数	トランスサイレチン（プレアルブミン） レチノール結合蛋白質 トランスフェリン
尿検査	尿中クレアチニン，クレアチニン身長係数	窒素出納
身体計測	身長，体重，BMI，体脂肪率	安静時エネルギー消費量
身体機能検査	上腕三頭筋部皮下脂肪厚，上腕筋囲	肺活量，握力

❻ 血清蛋白質の種類と特徴

項目	特徴
血清アルブミン	総蛋白質の50～70%を占める 半減期は14～23日
トランスサイレチン	サイロキシンやレチノール結合蛋白質の輸送にかかわるたんぱく質 半減期は2～4日
レチノール結合蛋白質	ビタミンA（レチノール）を輸送するたんぱく質 半減期は12～16時間
トランスフェリン	鉄を輸送するたんぱく質 半減期は7～10日

❼ クレアチニン身長係数

クレアチニン身長係数＝［24時間尿中クレアチニン排泄量（mg/日）÷｛標準体重（kg）×クレアチニン係数（mg/kg）｝］×100

❽ 窒素出納の推定式

窒素出納＝窒素摂取量－（便中窒素損失量＋尿中窒素排泄量）

窒素摂取量：摂取たんぱく質量/6.25

る指標である．栄養介入による栄養状態の変化や治療の効果を評価する場合に有用である．

①血液検査

- 血清総蛋白質，アルブミン，RTP（rapid turnover protein）は肝臓で合成されるたんぱく質であり，たんぱく質合成機能低下，異化亢進，炎症などにより低下する．
- アルブミンは総たんぱく質の50～70%を占める．アルブミンの低下は栄養不良が存在していることを示唆する．ただし，多くの要因の影響を受ける可能性があり，検査データや臨床症状と合わせて判断する必要がある．
- RTPには，トランスサイレチン，レチノール結合蛋白質，トランスフェリンなどが含まれる．RTPは血清アルブミンと比較して血中半減期が短く，栄養状態を把握する鋭敏な指標として使用される（❻）．
- 総コレステロールは脂質代謝異常の代表的な指標とされている．脂質異常症，糖尿病などで高値となり，低栄養や肝硬変などで低値となる．
- 末梢血リンパ球数は白血球の一種で免疫能の指標となる．低栄養や異化亢進状態で低下し，栄養不良の指標となる．

②尿検査

- 尿中クレアチニンは全身の筋肉量に比例する．
- クレアチニン身長係数は，標準体重あたりの24時間尿中クレアチニン排泄量の基準値を定め，それに対する比率を%表示したもので，筋蛋白質量の指標として用いられる（❼）．
- 窒素出納はたんぱく質の栄養動態を表し，摂取量と排泄量が等しい場合は0である．窒素出納が正の場合は摂取量が十分満たされていると判定される．負の場合は摂取量が必要量を満たしていないことを意味する（❽）．

③身体計測・身体機能検査

- BMI（body mass index）は身長に対する体格の指標であり，肥満の判定に使用される．
- 上腕三頭筋部皮下脂肪厚（TSF：triceps skinfolds）は体脂肪量の指標として用いられる．
- 上腕筋囲（AMC：arm muscle circumference）は筋たんぱく質量の指標として用いら

れる.

● 安静時のエネルギー消費量は間接熱量測定法にて測定される．間接熱量測定法は酸素消費量と二酸化炭素排出量の呼気ガス分析により間接的にエネルギー産生量を測定する方法である．代謝亢進時や侵襲などのストレスがある場合，安静時エネルギー消費量は増加する.

● 肺活量は呼吸機能の指標として，握力は骨格筋量の指標として用いられる.

カコモン に挑戦 !!

◆ 第36回-82

栄養アセスメントに関する記述である．最も適当なのはどれか．1つ選べ.

(1) ウエスト周囲長の測定は，皮下脂肪蓄積量の推定に用いる.

(2) 生体指標は，食事摂取状況を反映しない.

(3) 尿中クレアチニン排泄量は，全身の筋肉量と相関する.

(4) 高張性脱水では，血漿浸透圧が低下している.

(5) 窒素出納が負の時は，体たんぱく質量が増加している.

解答&解説

◆ 第36回-82　正解 (3)

解説：

(1) ウエスト周囲長の測定は，内臓脂肪量の推定に用いる.

(2) 生体指標は，食事摂取状況を反映する.
生体指標とは，対象者の血液，尿などの生体資料を採取して，化学分析する方法である．例えば，24時間尿中排泄量から窒素，カリウム，ナトリウムの摂取量の推定が可能である.

(3) 尿中クレアチニン排泄量は，クレアチン（骨格筋におけるエネルギー産生の物質）が代謝され尿中に排泄されたものである.

(4) 高張性脱水では，血漿浸透圧は高くなる.

(5) 窒素出納が負の時は，体たんぱく質は異化亢進していることを示す.

3 栄養アセスメントの実際

3-1 臨床診査

1 臨床診査の意義

- 栄養アセスメントを行う際，患者の病態を的確に把握し，疾患を正しく理解することが重要である．
- 病態を把握するには，患者の自覚症状や現病歴などについての情報を患者からよく聴き取り，そのうえで身体診察を行う．必要に応じて臨床検査結果を参照する．これらを総合的に解釈して病態を把握し，栄養指導や食事療法の実施に活用する．

2 自・他覚症状の観察の仕方

医療面接（問診）

- 患者は疾病にかかると，普段にはない精神的・肉体的な違和感を感じる．これを症状，または自覚症状とよぶ．たとえば，「食欲がない」「おなかが痛い」「体重が減ってきた」などである．
- 症状のなかでも，患者にとって最も重要で関心の高いものを主訴という．主訴は，患者が医療機関を訪れる直接のきっかけとなるもので，すみやかに解消したいと願っている．
- 医療従事者は，患者の訴える症状を医療面接（問診）によって確認する．

身体診察

- 疾病にかかると，自覚症状のほか，第三者からみてもわかるような客観的な変化が身体に現れることもある．たとえば，皮膚の発疹，関節の腫れ，浮腫などの所見である．これらは徴候，または他覚的所見などという．
- 他覚的所見は身体診察によって確認する．

身体診察の総合解釈

- 医療面接，身体診察，臨床検査（後述）の結果を総合的に解釈し，患者の病態を的確に把握し，疾患を正確に診断する（❶）．
- 診断が下された後は，栄養療法をはじめ，疾患に応じて適切な治療が開始される．
- 治療の開始後は，治療効果，副作用や合併症の発現の有無について，注意しつつ経過を観察する．
- 診察で観察した所見や治療経過は客観的に適正に評価し，そのつど診療録（カルテ，チャート）に正確に記録しておく．

3 医療面接（問診）の仕方

- 医療面接では，患者との対話を通じて，自覚症状を聴き取ったり，過去の疾患に関する情報などを確認したりする．
- 医療面接で最初に確認するのが「病歴」である．

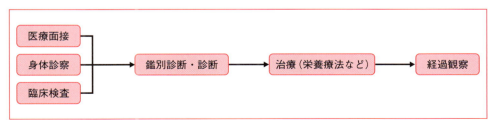

❶ 臨床診査の進め方

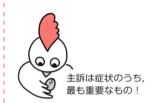

主訴は症状のうち，最も重要なもの！

【用語解説】
医療面接：患者から対話によって情報を得ることを医療面接という．かつては問いかけて診察するという意味から「問診」とよばれた．今日では患者側からの自由な話を聴き取る点を重視し，医療にかかる面接との立場から「医療面接」という．

●MEMO●
患者の自覚症状や他覚的所見は，時間の経過や治療の影響などで刻々と変化しやすい．当初の症状や所見が改善されて消失したり，増悪したり，新しい所見が出現したりする．これらの変化を的確に把握し，治療の指針になるよう，診療録に要領よく正しく記録する．診療録はカルテ，チャートなどともよばれ，現在では「電子カルテ」を採用している施設が多い．

【用語解説】
病歴：疾患を中心にした，個々の患者の歴史といえる．現在かかえている疾患だけでなく，それに影響を与えていると考えられる背景すべてを含む．

❷ 現病歴で確認する要点
- 発病の日時と様式
- 症状の持続期間
- 症状の存在する部位
- 症状の内容と変遷
- 随伴する症状の有無と内容
- 全身状態
- 治療による影響
- 経過

❸ 既往歴で確認する項目
- 全般的な健康状態
- 出生時の状況
- 幼児期の健康状態と主な疾患
- 成人期以降の主な疾患
- 外傷，手術，輸血の有無と内容
- アレルギー，ワクチン接種の有無と内容
- 薬物使用の状態
- 嗜好品（タバコ，アルコール）
- 月経，妊娠，分娩歴（女性）

❹ 家族歴の確認で重要な疾患
- 高血圧症
- 糖尿病
- 脳血管障害
- 代謝疾患
- アレルギー性疾患
- 精神神経疾患
- 内分泌疾患
- 悪性腫瘍
- 奇形

- 病歴には，患者像，主訴，現病歴，既往歴，家族歴，社会歴などが含まれる．
- 医療面接では，患者の主訴を聴くことから始め，その症状がどのような推移をたどっているのか聴いたり，過去にかかった疾患や家族内の疾患などに関する情報を確認したりする．

4 臨床診査のまとめ方

主 訴
- 主訴は，患者にとって最も大切な自覚症状で，医療機関を受診するきっかけになるものである．
- 医療面接では，医療従事者が患者に「どうなさいましたか？」と問いかけ，最初の返答が主訴であることが多い．
- 診療では，主訴を解決することが最大の目標ともいえる．

現病歴
- 現病歴は，患者の訴える症状が，いつから，どのように発生し，現在までどういう経過をたどってきたかを指す．
- 現病歴で確認する要点を❷に示す．
- 発病の日時は，何月何日何時と特定できることもあるが，何か月前ころからとか，何年前ころからとか，特定できないことも少なくない．
- 発病後の症状の推移についてもくわしく聴く．症状が次第に増悪してきたのか，消長しているのか，軽快しているのか，主症状以外に随伴する症状は出現していないか，などを確認する．

既往歴
- 既往歴では，現在に至るまでの健康状態や，罹患した過去の疾患などを確認する．
- 既往歴では，❸のような項目についてチェックする．

家族歴
- 祖父母，両親，同胞，配偶者，子などを中心に，その健康状態，罹患した疾患，死亡時の年齢，死因などを確認する．
- 家系内に多発する疾患には，血友病などの遺伝性疾患だけでなく，体質や食習慣など同じ生活環境のために家族内に発症しやすい疾患や，家族内で感染する疾患などもある．
- 家族歴では，❹に示すような疾患に対して特に注意しておく．

身体診察
- 身体に現れている他覚的所見を，医療従事者が診察によって確認する．
- 身体診察には，発疹や黄疸などを目で見て確認する視診，腫瘤などを手で触れて確認する触診，胸部や腹部の表面をたたいて跳ね返ってくる音を確認する打診，心音や心雑音などを聴診器を使って聴いて確認する聴診，膝蓋腱反射などをハンマーを使って調べる神経学的診察がある．それぞれの疾患・病態に応じて，診察法を適宜使い分けて診察する．

●**MEMO**●
脳出血など，突然に発病する疾患では発病の日時が特定できる．一方，アルツハイマー病などのように徐々に進行する疾患では，何か月前ころから発病したなどとあいまいになる．

●**MEMO**●
過去にかかった疾患や健康被害が原因となって発病する疾患もある．たとえば，扁桃炎後の急性糸球体腎炎などがある．また，輸血によるC型肝炎など，過去に受けた処置が関係する疾患もある．病名だけでなく，症状，治療内容，経過などについても確認しておくとよい．

●**MEMO**●
医師はすべての身体診察法を駆使するが，管理栄養士が栄養アセスメントに使う診察法は，主に視診，触診である．

【用語解説】
心雑音：心臓弁膜症などで聴取される，血流の変化や弁の開閉に際して通常では聴こえないような音のことをいい，診断に有用である．

> 3　栄養アセスメントの実際／3-2　臨床検査

3-2　臨床検査

1　臨床検査の意義

- 疾患にかかると，尿や血液などの成分に変化が生じたり，X線写真，エコー検査（超音波検査），CT検査，MRI検査などの画像所見で臓器に異常が認められたり，心電図や呼吸機能検査で異常が認められたりする．
- 通常，疾患にはその疾患特有の異常所見が現れるので，検査の異常から，疾患を診断したり，重症度を判定したりするのに役立つ．
- 糖尿病や脂質異常症など，初期には自覚症状や他覚的所見がみられない疾患でも，早期発見・予防に臨床検査が有効なことも少なくない．
- 医療従事者の経験や技量に左右されかねない医療面接や身体診察に比べ，臨床検査では客観的で正確かつ精密な情報も得られる．
- たんぱく質や糖質など，栄養アセスメントに重要な情報が臨床検査で得られる．このため，臨床検査は栄養アセスメントを行ううえで，きわめて有用である．

2　臨床検査の内容

- 病態を把握し，疾患を診断するのに役立つ臨床検査には，大きく分けて検体検査，生理機能検査（生体検査），画像検査の3種類がある（❶）．
- 本項では，栄養アセスメントとして有用な検体検査について述べる．

尿検査

- 尿検査は，腎・尿路系疾患のスクリーニング検査として，また糖尿病や多発性骨髄腫など全身性疾患の検査としても行われる．
- 尿検査では，蛋白，糖，潜血などを検査する．
- 尿蛋白，尿糖が陽性になる主な疾患を❷，❸に示す．
- 栄養状態が不良で糖質が不足したり利用障害のときには，脂肪が利用され不完全燃焼して生成されるケトン体が陽性になる．尿ケトン体は❹に示すような疾患や病態で検

❶ 臨床検査の種類

検体検査
- 尿，便，血液，その他の体液などの検体を患者から採取し，形態を観察したり，定性・定量検査を行ったりするものである．検査の項目も多く，栄養アセスメントに重要である
- 検体検査には，尿検査，便検査，血液学的検査，血液生化学検査，免疫血清学検査，微生物検査，病理検査，染色体検査，遺伝子検査などがある

生理機能検査（生体検査）
- 機械工学や電子工学などの技術を用い，循環機能，呼吸機能，神経筋活動などを測定する
- 心電図検査，呼吸機能検査，脳波検査，筋電図検査などが該当する

画像検査
- 臓器の病変を画像として描出するもので，X線検査，エコー検査（超音波検査），CT検査，MRI検査，PET検査などがある

❷ 尿蛋白が陽性となる主な疾患

原因		疾患
腎前性		多発性骨髄腫（ベンス・ジョーンズ蛋白），横紋筋融解症（ミオグロビン），不適合輸血
腎性	糸球体性	急性腎炎，慢性腎炎，ネフローゼ症候群，糖尿病性腎症，全身性エリテマトーデス（SLE），アミロイドーシス，腎硬化症
	尿細管性	ファンコニ症候群，急性尿細管壊死，慢性腎盂腎炎，痛風腎，重金属中毒，アミノグリコシド系抗菌薬，間質性腎炎
腎後性		尿路感染症，尿路結石症，尿路系腫瘍

●MEMO●
自覚症状は個人差が大きく，大げさな人は訴えが多く，逆に我慢強い人は訴えが少ない．身体所見は医療従事者が的確に診察すれば適正に判断できるが，医療従事者の経験や技量に左右されなくもない．

●MEMO●
検体検査は，採血などをして検体を集める．尿，便は自然に排泄されるものを集めるので負担は少ないが，血液，髄液，腹水，胸水などは注射器などを使って強制的に集める．このため，患者に精神的・肉体的負担を与えるので，検査の前には明瞭に説明をして同意を得ておく．また，すべての検体は感染源になりうることを考慮し，無菌的に扱う．

●MEMO●
画像検査は，検査機器やコンピュータ技術の進歩により，ごく小さな病変をも検出できるようになり，診断的価値が高い．

●MEMO●
尿検査は早朝尿で検査するのが望ましいが，外来診療などでは随時尿で検査されることも多い．この場合，食事や運動などの影響を受けやすいので注意が必要になる．

【用語解説】
ケトン体：アセト酢酸，β-ヒドロキシ酪酸，アセトンを総称したもの．糖尿病患者などでケトン体が検出された場合には，早急に対応する必要がある．

❸ 尿糖が陽性になる主な疾患

高血糖性糖尿	内分泌性	糖尿病, 下垂体機能亢進症, 甲状腺機能亢進症, 副腎機能亢進症
	非内分泌性	肝疾患, 中枢神経疾患
	薬剤性	副腎皮質刺激ホルモン (ACTH), ステロイドホルモン, アドレナリン, 甲状腺ホルモン
	ストレス	感染症, 手術, 麻酔
	食事性	胃切除後, 過食
糖排泄閾値低下	重金属中毒	カドミウム, クロムなど
	腎疾患	慢性腎炎, 腎硬化症, ファンコニ症候群, ネフローゼ症候群
	その他	腎性糖尿 (先天性), 妊娠

❹ 尿ケトン体が陽性になる主な疾患

原因	疾患, 病態
代謝性疾患	糖尿病, 腎性糖尿, 糖原病
食事性	飢餓, 高脂肪食
代謝亢進	甲状腺機能亢進症, 発熱, 妊娠, 授乳

❺ 平均赤血球恒数 (MCV, MCHC) による貧血の分類

小球性低色素性貧血 (MCV≦80, MCHC≦31)	正球性正色素性貧血 (MCV＝81～100, MCHC＝32～36)	大球性正色素性貧血 (MCV≧101, MCHC＝32～36)
●鉄欠乏性貧血 ●サラセミア ●鉄芽球性貧血 ●無トランスフェリン血症	●急性出血 ●溶血性貧血 ●再生不良性貧血 ●赤芽球癆 ●腎性貧血 ●内分泌疾患 ●腫瘍の骨髄転移	●ビタミンB$_{12}$欠乏性貧血 (悪性貧血, 胃全摘後など) ●葉酸欠乏性貧血 ●先天性DNA合成異常 ●薬物によるDNA合成異常

(奈良信雄. 臨床検査. 本田佳子編. 新臨床栄養学 栄養ケアマネジメント. 第5版. 医歯薬出版；2023. p.45より)

【用語解説】
腎性糖尿：血糖値が高くないのに, 腎臓からの糖の排泄閾値が低いために尿中に糖が検出されるもので, 先天性のことが多い. 特に異常な病態ではなく, 健康人の数％でみられる.

出される.

血液学的検査

● 血液学的検査では, 血球検査と血液凝固系検査を行う.
  ● 血球検査は, 貧血の診断や程度を把握するのに必須で, 栄養アセスメントでは基本的な検査である. 白血球は易感染性に関係しており, 重要な検査となる. 血球検査では, 赤血球数, ヘモグロビン濃度, ヘマトクリット, 網赤血球数, 白血球数, 白血球分画, 血小板数を検査する.
  ● 出血傾向がある患者や, ワルファリン治療を受けている患者には, 出血・凝固・線溶系の検査が行われる.

赤血球数 (RBC), ヘモグロビン (Hb), ヘマトクリット (Ht)

● 赤血球系の検査としては, 赤血球数 (RBC), ヘモグロビン (Hb), ヘマトクリット (Ht) の三者を測定し, 以下の式より平均赤血球容積 (MCV), 平均赤血球ヘモグロビン濃度 (MCHC) を算出する.

$$MCV = Ht/RBC \qquad MCHC = Hb/Ht$$

● 貧血は, ヘモグロビン濃度が低下して組織への酸素供給が障害された病態である. 男性ではヘモグロビン濃度が13 g/dL未満, 女性では12 g/dL未満, 高齢者や妊婦では11 g/dL未満を貧血と定義する.
● ヘモグロビン濃度が低下し, 貧血と判定される場合には, 平均赤血球恒数 (MCV, MCHC) から, 小球性低色素性貧血, 正球性正色素性貧血, 大球性正色素性貧血にまず分類し, 鑑別診断を進める (❺).

白血球数, 白血球分画

● 白血球数の異常としては, 白血球の増加と減少がある. 白血球数は, 感染症, 組織崩壊, 急性出血, ストレスなどで反応性に増え, 白血病などでは腫瘍性に増加する. 逆に, 再生不良性貧血, 白血病, 骨髄異形成症候群, がんの骨髄転移などで白血球産生

【用語解説】
ヘマトクリット：Ht (hematocrit). 血液全体に占める血球の容積比率.

RBC：red blood cell count
Hb：hemoglobin
MCV：mean corpuscular volume
MCHC：mean corpuscular hemoglobin concentration

●MEMO●
貧血の詳しい鑑別診断には, 白血球数, 血小板数, 網赤血球数, 血液像, さらに必要に応じて血清鉄, 不飽和鉄結合能, 血清フェリチン, クームス試験, 血清ビタミンB$_{12}$, 葉酸測定, ハム試験, 骨髄検査などの検査を追加する.

●MEMO●
白血病では白血球数が増えることが多いものの, 減少することもある.

が低下したり，薬剤の副作用などで減少したりする．
- 白血球には，好中球（桿状核球と分葉核球），好酸球，好塩基球，リンパ球，単球の5分画がある．これのバランスが乱れたり，異常な白血球が出現したりする場合には異常と判定する．

血小板数
- 紫斑や鼻出血など出血傾向のある患者や手術を受ける患者では，スクリーニング検査として血小板数の検査が必須である．
- 血小板数が10万/μL以下は病的であり，5万/μL以下では出血傾向が出現しやすくなっている．
- 血小板数が40万/μL以上の場合には血小板が増加していると判定する．高度の増加では血栓症が問題になる．

血液生化学検査
- 血清もしくは血漿を対象に，化学的に分析を行って蛋白や脂質濃度を定量したり，酵素活性を測定したりする検査である．検査の種類が多く，栄養アセスメントに重要な検査が含まれている．

肝機能検査
- 肝臓には，物質代謝，ビリルビン代謝，薬物代謝など，生体にとって重要な多くの働きがある．このため，肝炎や肝硬変などの疾患で肝機能が低下すると，血液生化学検査で異常所見として認められることが多い．
- 肝機能検査は，肝胆道系疾患をはじめ，全身性疾患で肝障害を伴ったり，薬剤による肝障害をみたりする目的などで実施される．また，健康診断や人間ドックでも実施される基本的な検査でもある．
- 肝機能検査は，肝臓の機能に関連して，それぞれの障害を反映する検査項目がある（❻）．AST，ALTが高値の場合には，主として肝炎を考慮し，ウイルス性肝炎，薬剤性肝炎などを鑑別する．総ビリルビン，ALP，γ-GTが高値の場合には，主として閉塞性黄疸，肝内胆汁うっ滞を鑑別する．この目的には超音波検査，CT，MRI，内

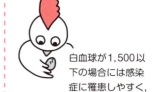

白血球が1,500以下の場合には感染症に罹患しやすく，感染の予防対策が重要になる．ことに好中球の絶対数が500以下では危険！

❻ 肝機能検査と診断的意義

	診断的意義	検査項目
病態把握	肝細胞障害	AST，ALT，ALP，γ-GT，LD
	胆汁排出機能	総ビリルビン，直接ビリルビン，ICG，γ-GT，ALP，ロイシンアミノペプチダーゼ
	蛋白合成機能	アルブミン，ChE，PT，ヘパプラスチン試験
	アミノ酸代謝	血漿アミノ酸（分枝アミノ酸・芳香族アミノ酸，メチオニン）
	糖代謝	血糖，グルコース負荷試験（OGTT），ガラクトース負荷試験
	脂質代謝	コレステロール，コレステロールエステル
	尿素サイクル	アンモニア，尿素窒素（UN）
	線維化	Ⅲ型プロコラーゲンペプチド，Ⅳ型コラーゲン
	間葉系反応	血清蛋白電気泳動，チモール混濁試験（TTT），硫酸亜鉛混濁試験（ZTT）
	門脈-大循環シャント	ICG，血漿アミノ酸，アンモニア（NH₃），血小板数（Plt）
病因解析	肝炎ウイルス	IgG-HA抗体，IgM-HA抗体，HBs抗原，HBs抗体，IgG-HBc抗体，IgM-HBc抗体，HBe抗原，HBV-DNAポリメラーゼ，HBV-DNA，HCV抗体，HCV-RNA，HDV抗体，HEV抗体，HGV-RNA
	原発性胆汁性肝硬変（PBC）	ミトコンドリア抗体，ピルビン酸脱水素酵素抗体
	自己免疫性肝炎（AIH）	抗核抗体（ANA），抗平滑筋抗体，肝腎ミクロソーム抗体
	代謝疾患	セルロプラスミン，鉄（Fe），鉄結合能
	肝細胞がん	α-フェトプロテイン（AFP），PIVKA-Ⅱ

（奈良信雄．臨床検査．本田佳子編．新臨床栄養学 栄養ケアマネジメント．第5版．医歯薬出版；2023．p.46より改変）

AST：aspartate aminotransferase，アスパラギン酸アミノトランスフェラーゼ
ALT：alanine aminotransferase，アラニンアミノトランスフェラーゼ
ALP：alkaline phosphatase，アルカリホスファターゼ
γ-GT：γ-glutamyltransferase，グルタミルトランスフェラーゼ
LD：lactate dehydrogenase，乳酸デヒドロゲナーゼ
ICG：indocyanine green，インドシアニングリーン
ChE：cholinesterase，コリンエステラーゼ
PT：prothrombin time，プロトロンビン時間
IgG：Immunoglobulin G，免疫グロブリンG
HA：hepatitis-A（virus），A型肝炎（ウイルス）
IgM：Immunoglobulin M，免疫グロブリンM
HBs：hepatitis-B virus surface，HBVの外膜
HBc：HBV core，HBVの核
HBe：HBV envelop，HBVの外殻
HCV：hepatitis-C virus，C型肝炎ウイルス
PIVKA-Ⅱ：protein induced by vitamin K absence or antagonist-Ⅱ，ビタミンK欠乏誘導蛋白-Ⅱ

❼ 腎疾患の診断に有用な検査

腎機能に関する検査	糸球体機能	●糸球体障害のスクリーニング：尿検査（蛋白，赤血球円柱，変形赤血球） ●糸球体濾過能：血清Cr，Ccr
	尿細管機能	●尿細管障害のスクリーニング：尿中低分子蛋白（α_1ミクログロブリン，β_2ミクログロブリン），尿中酵素〔N-アセチル-β-D-グルコサミニダーゼ（NAG）など〕，糖尿，アミノ酸尿 ●尿細管再吸収能：リン酸再吸収率（% TRP），ブドウ糖再吸収閾値（TmG） ●尿酸性化能：塩化アンモニウム負荷試験，重炭酸負荷試験
	腎血流	●PAHクリアランス，RI（ラジオアイソトープ）レノグラフィ
	血液生化学	●血清Cr，尿素窒素（UN），電解質，pH，血液ガス分析
	調節系	●レニン・アルドステロン，副甲状腺ホルモンなど
形態に関する検査	画像検査	●腎エコー検査，X線検査（腹部単純，腎盂造影，CTスキャン），腎血管撮影
	病理組織検査	●腎生検（光顕，FA，電顕）
背景因子に関する検査	血糖検査	
	自己抗体検査	●抗核抗体（ANA），抗DNA抗体，抗基底膜抗体，抗白血球細胞質抗体など
	血清学的検査	●血清補体価，CRP，抗ストレプトリジンO抗体（ASO）
	凝血学的検査	

（奈良信雄．臨床検査．本田佳子編．新臨床栄養学 栄養ケアマネジメント．第5版．医歯薬出版；2023．p.47より改変）

Cr：creatinine，クレアチニン
Ccr：creatinine clearance，クレアチニンクリアランス
PAH：para-aminohippuric acid，パラアミノ馬尿酸
FA：fluorescent antibody，蛍光抗体（法）
CRP：C-reactive protein，C反応性蛋白

視鏡的逆行性胆道膵管造影法（ERCP），経皮経肝的胆管造影法（PTC）などの画像検査を必要に応じて行う．コリンエステラーゼ（ChE）低下，γグロブリン増加の場合には肝硬変を疑い，画像検査，インドシアニングリーン（ICG）試験，線維化の状態などを検査する．その他，肝細胞がんを疑った場合には，画像検査，腫瘍マーカー検査が必要になる．

ERCP：endoscopic retrograde cholangiopancreatography
PTC：percutaneous transhepatic cholangiography

【用語解説】
腫瘍マーカー：腫瘍細胞が産生したり，腫瘍があったりすることにより宿主細胞がつくりだす蛋白などの成分で，それを測定することによって腫瘍の診断に役立つものをいう．モノクローナル抗体を使って検査することが多い．

腎機能検査

● 腎・尿路系疾患に対して実施し，患者の病態を把握する．

● 腎・尿路系疾患は，浮腫，高血圧，尿異常などの所見から発見される場合と，健診などで受けた尿検査や血液生化学検査などで偶然に指摘される場合がある．

● 腎・尿路系疾患を疑った場合には，尿検査が基本となるが，それに血球検査，血液生化学検査，免疫血清学検査，腎機能検査，画像検査などを加える（❼）．

● 腎・尿路系疾患の診断では，その存在を確認するだけでなく，原因，病変部位，活動性，重症度，腎臓以外の合併症をも把握することが大切である．

栄養素検査

● 栄養素検査はたんぱく質・脂質・糖代謝異常症の診断のために行われる検査で，栄養アセスメントには欠かせない．

たんぱく質検査

● 蛋白代謝異常では，血清蛋白高値・低値，異蛋白血症が問題となる．これらは血清総蛋白濃度，アルブミン濃度，血清蛋白電気泳動検査によって判定される．

● 総蛋白が高値の場合，グロブリンが高値であることがほとんどで，グロブリンの過剰産生，もしくは脱水による血液濃縮などが原因となる．グロブリンの産生過剰には，多発性骨髄腫などの単クローン性高γグロブリン血症と，慢性炎症や膠原病などに伴う多クローン性高γグロブリン血症がある．

● 総蛋白が低値になるのは，アルブミンの低値が原因のことが多い．アルブミンの低値は，摂取不足（低栄養），漏出（熱傷，ネフローゼ症候群，蛋白漏出性胃腸症），異化亢進（クッシング症候群，甲状腺機能亢進症），合成低下（肝硬変，肝がん，リン中毒）などが原因になって起きる．γグロブリンの減少は，先天性もしくは後天性の低または無γグロブリン血症で起きる．

【用語解説】
単クローン性高γグロブリン血症，多クローン性高γグロブリン血症：単クローン性高γグロブリン血症は，多発性骨髄腫やマクログロブリン血症などの腫瘍細胞が単一成分のグロブリンを産生する場合である．多クローン性高γグロブリン血症は，炎症・免疫刺激などにより多クローン性にグロブリンが産生されるものである．この鑑別には，血清蛋白電気泳動検査，血清免疫電気泳動検査を行う．

3 栄養アセスメントの実際／3-2 臨床検査

❽ 脂質異常症（高脂血症）の検査の進め方

脂質異常症の診断・経過観察
- 総コレステロール，中性脂肪（TG），HDLコレステロール，LDLコレステロール

↓

続発性高脂血症の鑑別
- 尿検査，血液生化学検査，血糖，甲状腺機能検査など

↓

病型分類
- リポ蛋白分析〔リポ蛋白電気泳動，ポリアクリルアミドゲル電気泳動（PAGE），超遠心分析，リポ蛋白（a）〕
- アポ蛋白測定

↓

病因・病態解析のための特殊検査
- 酵素活性，転送蛋白活性の測定〔リポ蛋白リパーゼ（LPL），肝性中性脂肪リパーゼ（HTGL），レシチンコレステロールアシルトランスフェラーゼ（LCAT），コレステロールエステル転送蛋白（CETP）〕
- アポ蛋白分析（アポ蛋白電気泳動）
- LDLレセプター解析

（奈良信雄．臨床検査．本田佳子編．新臨床栄養学 栄養ケアマネジメント．第5版．医歯薬出版；2023．p.49より）

❾ 糖尿病の検査の進め方

糖尿病の診断
- 尿糖，血糖，75g OGTT

↓

病型判定
- インスリン分泌能の評価：インスリン初期分泌指数，尿中CPR，グルカゴン（IRG）負荷試験
- 自己抗体検査：抗膵島細胞質抗体，抗膵島細胞膜抗体，抗グルタミン酸脱炭酸酵素（GAD）抗体
- HLA検査
- 二次性糖尿病の検査：膵疾患，内分泌疾患，薬物副作用など

↓

合併症の診断・管理
- 網膜症：眼底検査
- 腎症：尿検査，尿中微量アルブミン，Ccr，尿中 N-アセチル-β-D-グルコサミニダーゼ（NAG），尿中 β_2 ミクログロブリン
- 神経症：末梢神経伝導速度，心電図R-R間隔変動係数
- 動脈硬化：総コレステロール，中性脂肪（TG），LDLコレステロール，HDLコレステロール

↓

経過観察
- 血糖コントロール状況：血糖，HbA1c，フルクトサミン，1,5-AG
- 尿検査：尿糖，尿ケトン体
- 血清脂質：総コレステロール，TG，HDLコレステロール

（奈良信雄．臨床検査．本田佳子編．新臨床栄養学 栄養ケアマネジメント．第5版．医歯薬出版；2023．p.49より）

❿ 内分泌疾患の診断の進め方

病歴情報と身体所見の把握

↓

スクリーニング検査

↓

ホルモンの測定
- 基礎分泌量の測定
- 分泌刺激試験
- 分泌抑制試験

↓

内分泌臓器の形態検査
- X線検査
- CT・MRI検査
- シンチグラフィ
- エコー検査
- 生検

↓

病因の検査
- 血清抗体の検出
- 染色体解析
- 遺伝子検査
- その他

（奈良信雄．臨床検査．本田佳子編．新臨床栄養学 栄養ケアマネジメント．第5版．医歯薬出版；2023．p.50より）

脂質検査
- 血清脂質検査は，特に脂質異常症の診断に欠かせない．LDLコレステロール（LDL-C）またはトリグリセリドが高値の場合には，原発性か続発性高脂血症の鑑別や，病型の分類，さらに病因や病態解析のために必要に応じて特殊検査が行われる（❽）．

糖質検査
- 糖質検査は，糖尿病の診療に重要で，血漿または血清を用いてグルコースを測定する．糖尿病の診断は，自覚症状，家族歴などに加えて尿糖，血糖，糖負荷試験によって行われる．糖尿病と診断された場合，病型を正しく分類し，かつ合併症の存在と程度を正しく判断することが重要になる．また，食事療法や運動療法，薬物療法を開始した後は，経過を追って血糖コントロール状態を評価する（❾）．
- 血糖コントロールの経過観察には，血糖値だけでなく，ヘモグロビン・エイワンシー（HbA1c：最近1～2か月の血糖を反映），フルクトサミン（最近1～2週間の血糖状態），1,5-AG（ごく最近の血糖状態）などを測定する．

内分泌検査
- 内分泌疾患は，体型，体格，顔貌，四肢などに特徴的な所見を示すことがある．また，発育過程で異常があったり，家系内に同様の疾患が集積していたりすることもある．このため，内分泌疾患を診断するにあたっては，特有な症状，発育状態を含む既往歴，家族歴を丹念に聴取し，体型などを含めた身体診察が重要である．
- 内分泌疾患が疑われる場合，確定診断を行うために血中ホルモン濃度を測定したり，ホルモン負荷試験などを行ったりして診断を進める（❿）．

LDL-C：low density lipoprotein cholesterol

●MEMO●
糖尿病の合併症としての腎症（尿検査，尿微量アルブミン），網膜症（眼底検査），神経症（神経筋伝導速度）などの進行をチェックする．

HbA1c：hemoglobin A1c
1,5-AG：1,5-anhydroglucitol，1,5-アンヒドログルシトール

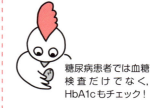

糖尿病患者では血糖検査だけでなく，HbA1cもチェック！

画像検査

- X線や超音波（エコー）などを用いて臓器の病変を画像として描出して診断する検査である．X線検査，超音波検査，CT検査，MRI検査，内視鏡検査などがあり，疾患の存在だけでなく，広がりや正常構造の影響なども確認することができる．

その他の検査

- 自己免疫疾患やウイルス疾患などを診断するには，抗原抗体反応を応用した免疫血清学的検査がある．感染症を起こした起炎菌を同定するには病原微生物検査が行われる．また，循環機能は心電図検査や心エコー検査，呼吸機能は呼吸機能検査（肺機能検査，スパイログラフィ）や動脈血ガス分析などで検査される．これらは患者の病態に応じて適宜選択されて実施される．

3　栄養状態の評価指標と病態の評価指標

- 栄養状態や病態を評価するには，主観的評価（主観的包括的評価〔SGA〕）と，客観的評価（ODA）がある．主に客観的評価が用いられ，臨床検査の値が活用される．栄養指標には，静的指標，動的指標があり，くわしくは「2章2 栄養アセスメントの方法」（p.20）を参照のこと．

【用語解説】
超音波検査：エコー検査ともいう．ヒトの耳では聴き取れない超音波を当て，臓器から跳ね返ってくる超音波を検出して臓器の内部構造を描出する．血流の測定もできる．

●MEMO●
PCR検査（ポリメラーゼ連鎖反応）は，ウイルスや細菌のDNA（デオキシリボ核酸）やRNA（リボ核酸）を増幅して病原微生物を検出する．新型コロナウイルスの診断などに有用である．

カコモン に挑戦 ‼

◆ 第37回-116
BMI 17.5 kg/m² の患者．むせるので食事はつらいとのことで，嚥下障害による経口摂取量の不足と評価した．嚥下調整食について本人と家族に指導し，むせの状態や食事摂取量，体重の経過を観察することとした．この症例におけるSOAPとその内容の組合せである．最も適当なのはどれか．1つ選べ．

- (1) S ————————— BMI 17.5 kg/m²
- (2) O ————————— 嚥下障害による経口摂取量の不足と評価した．
- (3) A ————————— むせるので食事はつらい．
- (4) P（治療計画）————— むせの状態や食事摂取量，体重の経過を観察する．
- (5) P（教育計画）————— 嚥下調整食について本人と家族に指導する．

◆ 第36回-130
60歳，男性．胃全摘術後10年を経過し，貧血と診断された．ヘモグロビン値10.2 g/dL，フェリチン値200 ng/mL（基準値15〜160 ng/mL），MCV 110 fL（基準値79〜100 fL），MCHC 31%（基準値26.3〜34.3%）．この貧血の原因として考えられる栄養素である．最も適当なのはどれか．1つ選べ．

- (1) ビタミンB₁
- (2) ビタミンB₁₂
- (3) ビタミンC
- (4) カルシウム
- (5) 鉄

◆ 第35回-130
胃潰瘍で出血を起こすと，上昇する血液検査値である．最も適当なのはどれか．1つ選べ．

- (1) 平均赤血球容積（MCV）
- (2) ヘマトクリット
- (3) 尿素窒素
- (4) HbA1c
- (5) PSA

解答＆解説

◆ 第37回-116　正解（5）
解説：
栄養アセスメント結果をSOAPとして記録する．S（subjective data）は患者の主観的な症状，O（objective data）は身体診察や臨床検査の結果に基づく客観的所見，A（assessment）はSとOに対する評価・考察で，P（plan）は「S」「O」「A」に基づく計画をいう．教育計画は栄養アセスメント結果に基づいて患者や家族に対する教育の計画である．

◆ 第36回-130　正解（2）
解説：
胃全摘手術後10年で発症した大球性正色素性貧血の患者である．貧血の原因は胃液が分泌されないことでビタミンB₁₂吸収が障害され，細胞成熟に必要なDNAの合成が阻害されたことによる．鉄欠乏を伴うことが多いが，本症例ではフェリチン値に問題はなく，鉄は欠乏していない．

◆ 第35回-130　正解（3）
解説：
胃潰瘍で大量に出血すると，出血による血液の崩壊で蛋白異化が亢進して尿素産生が増え，尿素窒素（UN）が高値になる．

3-3 身体計測

1 身体計測の意義

- 身体計測は栄養状態評価のための評価項目の一つである．身長，体重はもちろん，身体の構成成分である骨格筋量や体脂肪量を計測することで栄養状態を詳しく評価することができる*1．
- 栄養状態の変化を観察する際，体重と併せて骨格筋量や体脂肪量を観察することは，栄養療法の妥当性検討に役立つ．
- 体重は栄養状態をよく反映するため，体重を構成する筋肉や体脂肪量を計測することで，不足あるいは過剰の栄養素を推定することができる．つまり，骨格筋量の不足ではたんぱく質が不足，体脂肪量の不足ではエネルギーが不足していることが推測でき，栄養ケアプラン作成時に行う必要栄養量の設定や栄養素比率検討の良い材料となる．
- 身体計測は定期的に実施し，生化学検査データや栄養摂取量の推移と併せて観察することで，患者の栄養状態だけでなく，摂取栄養量の過不足や栄養療法の妥当性を評価することができる．
- 生化学検査やX線検査による栄養評価に比べ，簡便で非侵襲であることも身体計測のメリットの一つである．

2 身長・体重計測

- 身体計測のなかで最も基本的なものである．
- 乳幼児期，小児期から青年期までは身体発達の指標となる．
- ハリス・ベネディクト（Harris-Benedict）の式から基礎エネルギー消費量（BEE：basal energy expenditure）や，体格指数，理想体重を求める際に必要となる．
- 立位がとれない場合であっても，身長はメジャーを用いて，体重は車いすで計測できる体重計や，吊り下げ型体重計，体重計付きベッドやストレッチャーで計測することができる．
- 寝たきりで計測不可能な患者の身長，体重推定のための近似式が報告されているが，栄養状態の変化をとらえるためには体重計測は重要であるため，実測することが望ましい．

身長
- 身長（HT：height）は，通常，身長計を用いて立位にて測定する．
- 立位がとれない場合はベッドで仰臥位のままメジャーなどで計測するほかに，膝高法を用いて推測する方法などがある（❹）．
- 成人で計測が難しい場合は，患者本人や家族への聴き取りも参考になる．

体重
- 体重（BW：body weight）は患者の栄養状態を知るうえで簡便かつ有力な情報である．
- 体重の具体的な計測方法としては排便・排尿後が望ましい*2．
- 体重は浮腫や胸水，腹水，脱水による影響を受けるため，患者の状態に合わせた計測値の解釈が必要となる．

体重の評価
体格指数（❺）
- 成人での体格指数（BMI）：身長とのバランスで現在の体格を表すものとして体格指数（BMI：body mass index）がある．体重（kg）/身長（m）^{2}で求めた値を，日本肥満学会では25 kg/m^{2}以上では肥満，18.5 kg/m^{2}以下ではやせとしている．
- 小児での体格指数：カウプ指数，ローレル指数がある．乳幼児ではカウプ指数，学童

---

*1 1977年，ブラックバーン（Blackburn）らが人体の構成成分を体脂肪，皮膚，骨，細胞外成分，血漿蛋白，内臓蛋白，骨格筋に区分し，各構成成分に特有の指標（上腕計測値や生化学検査項目）を設定した．それら特有の指標をもとに人の栄養状態を総合的に評価することによって，体脂肪や骨格筋の体組成評価が可能であることを提唱した（❶）．

豆知識
寝たきり患者の体重予測法：グラント（Grant）の式がある（❷）．
両下肢を失っている場合の身長の推測：まっすぐ腕を伸ばした姿勢で正中線から中指付け根までの距離，デミスパン（demi-span）により推測する（❸）ことが可能である．

●MEMO●
体重：現体重だけでなく，通常時体重，体重変化があればその量や期間も併せて調査する．20歳時の体重や人生最大体重，患者がベストと感じている体重を聞くことも現体重の評価のよい参考となる．

*2 靴，靴下を脱ぎ，着衣は下着程度とする．下着程度の着衣の場合，測定値より0.5 kg，厚手の着衣の場合1.0 kgを計測値より引く．

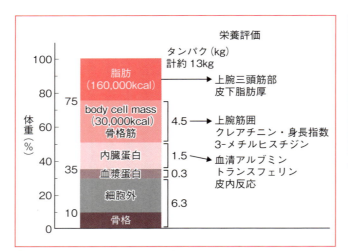

❶ 各身体構成成分とその評価法
(小山 諭．身体計測方法．日本静脈経腸栄養学会編．コメディカルのための静脈経腸栄養ハンドブック．南江堂；2008．pp.100-105 より)

Grant の式

男性＝0.98 AC＋1.27 CC＋0.40 SSF＋0.87 KN－62.35
女性＝1.73 AC＋0.98 CC＋0.37 SSF＋1.16 KN－81.69

AC (arm circumference)：上腕周囲長 (cm)
SSF (subscapular skinfold thickness)：肩甲骨下部皮下脂肪厚 (mm)
CC (calf circumference)：下腿周囲長 (cm)
KN (knee high)：膝までの高さ (cm)

❷ 寝たきり患者の体重予測法
(小山 諭．身体計測方法．日本静脈経腸栄養学会編．コメディカルのための静脈経腸栄養ハンドブック．南江堂；2008．pp.100-105 より)

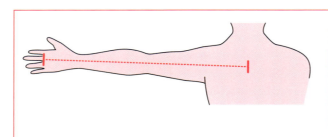

上肢を横水平方向に伸ばした際の胸骨中心から中指付け根までの長さ．以下の計算式により推定できる

	65歳未満	65歳以上
男性	57.8＋1.40×demi-span [cm]	73.0＋1.30×demi-span [cm] －0.10×年齢
女性	60.1＋1.35×demi-span [cm]	85.7＋1.12×demi-span [cm] －0.15×年齢

❸ デミスパン (demi-span) による身長の推測
(Bassey EJ. Demi-span as a measure of skeletal size. Ann Hum Biol 1986；13 (5)：499-502, Hirani V, et al. Development of new demi-span equations from a nationally representative sample of older people to estimate adult height. J Am Geriatr Soc 2012；60 (3)：550-554 を参考に作成)

推定身長の計算式

男性 (cm)：64.02＋(2.12×膝高 [cm])－(0.07×年齢 [歳])
女性 (cm)：77.88＋(1.77×膝高 [cm])－(0.10×年齢 [歳])

推定身長とは座位または臥位で足関節と膝関節を90°に曲げた際の，足底から大腿上面までの長さ．膝高計などを用いて測定し，上記の式により身長を推定する

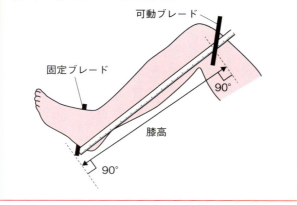

❹ 膝高法 (knee-height) による身長の推測法
(宮澤靖ほか．Knee-Height 法の方法と問題点．臨床栄養 2005；107：411-416 より)

❺ 体格指数

対象	指標	計算式	備考
乳幼児	カウプ指数	体重 (g) /身長 (cm)^2×10	
学童児	ローレル指数	体重 (kg) /身長 (cm)^3×10^7	130が標準．上下15%が標準範囲
成人	BMI	体重 (kg) /身長 (m)^2	

乳幼児の肥満の基準

やせぎみ	カウプ指数14以下
ふつう	カウプ指数15〜17
ふとりすぎ	カウプ指数18以上

(厚生労働省)

成人の肥満度の判定基準 (日本肥満学会)

BMI (数値の範囲)	(肥満度) 判定
＜18.5	低体重
18.5≦BMI＜25.0	普通体重
25.0≦BMI＜30.0	肥満 (1度)
30.0≦BMI＜35.0	肥満 (2度)
35.0≦BMI＜40.0	肥満 (3度)
40.0≦BMI	肥満 (4度)

児ではローレル指数が使われる*3.

通常時体重（UBW）
- 通常時体重（UBW：usual body weight）は患者の平常時の体重であり，現在の体重が通常時体重比85～90％では軽度栄養不良，75～84％では中等度栄養不良，75％以下では高度栄養不良と判断される．

理想体重（IBW）
- 理想体重（IBW：ideal body weight）はBMIが22 kg/m²の体重であり，現在の体重が理想体重比80～90％では軽度栄養不良，70～79％では中等度栄養不良，70％以下は高度栄養不良と判断される．
- 糖尿病や腎臓病患者の必要エネルギー，たんぱく質を計算する場合は通常，理想体重を用いる．

体重減少率（％LBW）
- 体重減少率（％LBW：% loss of body weight）は，（通常時体重〈kg〉－現在の体重〈kg〉）/通常時体重〈kg〉×100で求められる．
- 体重が大きく減少している場合は栄養障害が疑われるため，ほかの指標と併せ，栄養状態を判断する（❻）．

3　上腕，肩甲骨下部および下腿計測*4

- 身体構成成分のうち，蛋白の大きな部分を占めている筋蛋白と，脂肪量を評価するのに上腕計測，下腿計測が利用されている．
- 計測値を「日本人の新身体計測基準値（Japanese Anthropometric Reference Data：JARD 2001）」と比較することで栄養状態を評価することができる．

計測器具（❼）
- 上腕・下腿の長さや周囲長の計測はメジャーでも可能であるが，インサーテープ（栄養アセスメントキット，ダイナボット）が便利である．
- 皮下脂肪厚計測にはキャリパーを使用するが，上記栄養アセスメントキットに含まれるアディポメーターが便利である．

計測および算出方法

上腕周囲長（AC）
- 上腕周囲長（AC：arm circumference）と上腕三頭筋皮下脂肪厚（TSF）を計測することで，上腕筋囲（AMC）と上腕筋面積（AMA）を算出することができる（❽，❾）．
① 利き腕の反対側の腕*5を90°に曲げ，中点（肩甲骨の肩峰突起と尺骨肘頭との中点）を決定する（❽a）．
② 腕を体幹に沿って伸ばした状態にし，中点位置でACを測定する．
③ インサーテープ（またはメジャー）で皮膚を圧迫しすぎない程度に締めた後にわずかにゆるめ，テープが自然にゆるんだ状態で目盛りを読む．計測は2回行い，誤差が5 mm以内の場合にその平均値を記録する．

上腕三頭筋皮下脂肪厚（TSF）
- 上腕三頭筋皮下脂肪厚（TSF：triceps skinfold thickness）は体脂肪量を推定する指標である*6.
① 中点から1 cm離れた皮膚を脂肪層と筋肉層を分離するようにつまみあげ，キャリパー（またはアディポメーター）の口を脂肪層に垂直に当てる（❽b）．
② 圧力線が一直線になるまではさんで数値が安定するのを待って，計測値2 mmの近似線まで正確に読み取る．
③ 2回計測し，誤差が4 mm以内の場合にその平均値を記録する．

肩甲骨下部皮下脂肪厚（SSF）
- 肩甲骨下部皮下脂肪厚（SSF：subscapular skinfold thickness）はTSF同様，体脂肪量

---

*3 乳幼児の身体発育の評価の一つとして身体発育曲線がある．1回だけの身体計測ではなく，継続的な測定により総合的に評価することが必要である．

❻ 体重減少率の評価

期間	有意の体重減少	重篤な体重減少
1週間	1～2％	2％以上
1か月	5％	5％以上
3か月	7.50％	7.5％以上
6か月	10％	10％以上

（三輪佳行，森脇久隆．身体計測とその基準値．医学のあゆみ 2001；198：965-968より）

*4 介入時の評価指標として有用である．また，短期間ではそれほど変化を示さないため，長期栄養療法施行症例では簡便なモニタリング指標として有用である．

豆知識
計測値の評価方法：1982年に金，岡田らが多数例（約5,000人）の健康成人を対象にして，体重，身長，上腕筋囲長，上腕三頭筋皮下脂肪厚などのパラメータの基準値を初めて発表し，2001年には細谷，森脇らが「日本人の新身体計測基準値（Japanese Anthropometric Reference Data：JARD 2001）」を策定した．

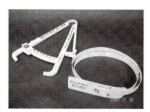

❼ 計測器具（左：アディポメーター，右：インサーテープ）

*5 利き腕は筋肉が発達していることが多いため，通常利き腕ではない腕で計測を行う．上腕は比較的浮腫の影響を受けにくいが，浮腫の有無を確認したうえで計測を行う．

*6 TSFの減少は体脂肪全体の消耗と比例すると考えられ，その測定によりエネルギー貯蔵量の変化を評価することができる．

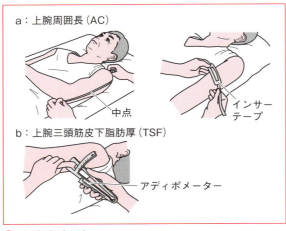

❽ 上腕計測方法

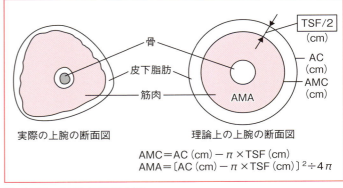

❾ AMC，AMAの計算方法

を推定する指標である．
①肩甲骨の下角の直下で皮膚，脂肪とその下の筋肉を分離するように，母指とほかの4本の指で計測部位から1cm離れたところをつまむ．
②つまみあげた脂肪に直角にキャリパー（またはアディポメーター）を当て，圧力線が一直線になるまではさんで数値が安定するのを待って，計測値2mmの近似線まで正確に読み取る．
③2回計測し，誤差が4mm以内の場合にその平均値を記録する．

上腕筋囲（AMC）

- 上腕筋囲（AMC：arm muscle circumference）と上腕筋面積（AMA：arm muscle area）は骨格筋量を推定する指標である．
- AC，TSFを計測した部分での上腕周囲径の理論値であり，下記の計算式から算出する（❾）．

$$AMC (cm) = AC (cm) - \pi \times TSF (cm)$$

上腕筋面積（AMA）

- 上腕筋面積（AMA：arm muscle area）はAMCと同じ部位での上腕筋断面積の理論値であり，下記の計算式から算出する（❾）．

$$AMA (cm^2) = \{AMC (cm)\}^2 \div 4\pi$$

下腿周囲長（CC）

- 下腿周囲長（CC：calf circumference）は筋肉量および脂肪量の指標として用いられる*7．
①被検者を仰臥位とし，麻痺や萎縮などがない脚で膝関節を直角にし，インサーテープ（またはメジャー）で下腿の最大径で周囲長を測定する．
②目盛りは0.1cmまで読み2回計測し，その差が0.5cm以内のときにその平均をとり計測値とする（❿）．

身体計測における注意点

- 上腕および下腿計測は簡便であるが計測者によって誤差が生じやすく，計測者の習熟が必要である．
- 浮腫や日内変動，体位による変化もあるため，2回目以降の計測は計測時間帯や体位が同じ状態になるようにし，同一者が計測することが望ましい．

評価方法

- 得られた身体計測値は，JARD 2001（⓫）と比較して評価する．
- それぞれの測定値をJARD 2001に基づいてパーセンタイル値で示し，80〜90％では軽度，60〜80％中等度，60％以下では高度の栄養障害があると評価する．

● MEMO ●
AMC，AMA：筋蛋白の蓄積状態を表すよい指標であり，特にAMCは骨格筋量および内臓蛋白指標ともよく相関する．

*7 MNA® (Mini Nutritional Assessment) ではBMIが算出できない際にCCで評価することになっている．高齢者においてはBMIとCCは相関するため，体重計測不能問題の解決のためにCCが用いられる．

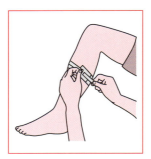

❿ 下腿計測方法

3　栄養アセスメントの実際／3-3　身体計測

⓫ JARD 2001 による日本人の身体計測基準値（性・年代別平均値）

		BMI (kg/m²)	SSF (mm)	AC (cm)	TSF (mm)	AMC (cm)	下腿周囲長 (cm)
男性	平均値	22.71	15.80	27.23	11.36	23.67	34.96
	18〜24歳	21.09	11.64	26.96	10.98	23.51	35.83
	25〜29歳	22.25	14.37	27.75	12.51	23.82	36.61
	30〜34歳	23.48	16.63	28.65	13.83	24.36	37.70
	35〜39歳	23.45	16.35	28.20	12.77	24.19	37.57
	40〜44歳	23.39	16.16	27.98	11.74	24.30	37.15
	45〜49歳	23.17	14.91	27.76	11.68	24.09	36.96
	50〜54歳	23.50	15.62	27.59	12.04	23.78	36.67
	55〜59歳	22.77	13.60	26.89	10.04	23.74	35.48
	60〜64歳	22.81	13.07	26.38	10.06	23.22	34.46
	65〜69歳	21.84	18.26	27.28	10.64	23.94	33.88
	70〜74歳	21.93	16.48	26.70	10.75	23.34	33.10
	75〜79歳	20.99	15.81	25.82	10.21	22.64	32.75
	80〜84歳	20.94	14.57	24.96	10.31	21.72	31.88
	85歳〜	20.65	11.83	23.90	9.44	20.93	30.18
女性	平均値	21.25	17.49	25.28	16.07	20.25	32.67
	18〜24歳	20.34	13.72	24.87	15.39	20.04	34.65
	25〜29歳	20.08	13.48	24.46	14.75	19.82	34.11
	30〜34歳	20.48	14.70	24.75	14.50	20.21	34.00
	35〜39歳	21.11	16.21	25.30	16.14	20.27	34.66
	40〜44歳	22.37	17.33	26.41	16.73	21.21	35.03
	45〜49歳	22.21	16.69	26.02	16.59	20.77	34.38
	50〜54歳	21.84	15.11	25.69	15.46	20.85	33.54
	55〜59歳	22.46	16.17	25.99	16.76	20.83	32.82
	60〜64歳	22.69	16.09	25.75	15.79	20.89	32.01
	65〜69歳	22.53	23.23	26.40	19.70	20.14	32.43
	70〜74歳	21.84	19.57	25.57	17.08	20.24	31.64
	75〜79歳	21.48	16.22	24.61	14.43	20.09	30.61
	80〜84歳	20.49	15.09	23.87	12.98	19.84	29.23
	85歳〜	20.19	11.92	22.88	11.69	19.21	28.07

〔日本人の新身体計測基準値（JARD 2001）．栄養―評価と治療 2002；19（Suppl）より抜粋して作成〕

- 身体計測は1回だけでなく定期的に行い，その変化を栄養状態判定や栄養療法の妥当性検討の材料とする[*8]．

4　ウエスト周囲長，ヒップ周囲長の計測

- ウエストは臍周囲径を，ヒップは殿部の最も張り出した部位の周囲径を床から水平な位置で測定する．
- ウエスト周囲長（waist circumference）はCTによる内臓脂肪量とよく相関しているため，メタボリックシンドロームの診断基準の必須条件として用いられている．男性85 cm，女性90 cm以上に加え，血圧，血糖，血清脂質のうち，2つ以上が基準値を超えている場合，メタボリックシンドロームと診断される．

5　特殊な機器を用いた身体計測

- サルコペニアやフレイルに対する栄養評価のひとつとして筋肉量や体脂肪率などの体組成指標が注目されている．体組成指標を測定する方法として代表的なものに，生体電気インピーダンス法（BIA：bioelectrical impedance analysis）と二重エネルギーX線吸収測定法（DXA：dual-energy X-ray absorptiometry）がある．

[*8] 各種身体計測結果は生化学検査データや摂取栄養量などの情報を加味し，栄養状態を判断する．

●MEMO●
ウエスト・ヒップ比（W/H：waist/hip）：ウエストをヒップで割った比率をいい，内臓脂肪量を推定する方法の一つである．男性で0.9以上，女性で0.8以上あれば内臓脂肪型肥満である可能性が高い．

2
栄養アセスメント

- これらの測定値は栄養スクリーニングによる低栄養の診断の表現型基準GLIM（global leadership initiative on malnutrition）の診断項目のひとつとなっている．

生体電気インピーダンス法（BIA）

- BIAでは骨格筋量，部位別（右腕，左腕，体幹，右脚，左脚）筋肉量，体脂肪量，体脂肪室，体水分均衡（細胞内外水分比），体相角（phase angle）などが測定可能である．
- 後述のDXAとは異なり，その簡便さとX線被曝がないことから特にサルコペニア診断における筋肉量評価ツールとして期待されている（⑫）．
- DXAでの基準とともに，BIAで得られた四肢の筋肉量を身長の二乗で除した標準化した値（SMI：skeletal muscle mass index）を用いり，男性7.0 kg/m² 未満，女性5.7 kg/m² 未満を低骨格筋量の基準として提唱している．

二重エネルギーX吸収測定法（DXA）

- DXAは骨粗鬆症の診断や治療効果の判定において，骨密度を測定するために広く使用されているが，筋肉量や脂肪量などの体組成評価にも用いられる．
- 被曝量も少なく，BIAと異なり体水分の分布状態の影響も受けにくいため，体組成評価のゴールドスタンダードとされている．

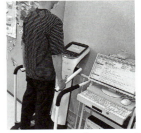

⑫ InBody720®による測定の実際

参考文献
- 一般社団法人日本臨床栄養代謝学会編．日本臨床栄養代謝学会JSPENテキストブック．南江堂；2021．
- 日本静脈経腸栄養学会編．栄養療法の治療効果のモニタリング　2栄養評価の種類．静脈経腸栄養ガイドライン．第3版．照林社；2013．pp.150-151．
- 日本栄養治療学会．GLIM基準．https://www.jspen.or.jp/glim
- 五味郁子．3．体組成（body composition）の評価　(1)身体測定．栄養-評価と治療 2011；28：33-36．
- 日本人の新身体計測基準値（JARD 2001）．栄養-評価 2002；19（Suppl）．

カコモン に挑戦!!

◆ 第38回-119
たんぱく質・エネルギー栄養障害患者に栄養管理を開始し，1週間後に栄養状態を評価したところ，栄養状態の改善がみられた．この時の栄養アセスメントの結果である．最も適当なのはどれか．1つ選べ．
(1) 上腕三頭筋皮下脂肪厚の増加
(2) 上腕筋囲の増加
(3) 血清アルブミン値の上昇
(4) 血清トランスサイレチン値の上昇
(5) 血中CRP値の上昇

◆ 第29回-123
身体計測値とそれにより推定される指標の組合せである．正しいのはどれか．1つ選べ．
(1) 下腿周囲長 ──── 身長
(2) 肩甲骨下部皮下脂肪厚 ──── 上腕筋囲
(3) 膝下高 ──── 上腕筋面積
(4) ウエスト周囲長 ──── 内臓脂肪面積
(5) 上腕周囲長 ──── 体脂肪率

解答&解説

◆ 第38回-119　正解（4）
解説：
上腕三頭筋皮下脂肪厚，上腕筋囲が増加するには，エネルギーやたんぱく質の蓄積が必要で，1週間程度の短期間での改善は難しい．また，血清アルブミン値の半減期は約3週間であり，これらは長期間の栄養評価指標として用いられる（静的栄養指標）．一方，血清トランスサイレチン値は数日から1週間程度の栄養状態を反映するため（動的栄養指標），最も適当である．CRP（C反応性蛋白）は炎症や組織障害があると肝臓で合成される急性反応物質であり，栄養状態が改善している場合の上昇は考えにくい．

◆ 第29回-123　正解（4）
解説： 正文を提示し，解説とする．
(1) 下腿周囲長：体脂肪量や筋肉量
(2) 肩甲骨下部皮下脂肪厚：体脂肪量
(3) 膝下高：寝たきり患者の身長
(4) ウエスト周囲長：内臓脂肪面積
(5) 上腕周囲長：筋肉量

3-4 摂食状態

1 摂食状態とは

- 摂食状態とは，食べ物を摂取する能力や習慣のことを指す．これには，食欲，咀嚼，嚥下，消化機能，食事内容，食事環境などが含まれる．

2 摂食状態評価の意義

- 栄養ケアを行うためには，対象者の栄養状態を客観的に評価することが必須である．
- 血液・生化学データ，身体計測値などの臨床検査データに加え，食欲，咀嚼機能，嚥下機能，消化機能，食事内容などを総合評価し，栄養問題の有無とその程度を把握する．
- 食事摂取栄養量の推定は，栄養ケアプランや栄養指導の計画を作成するための基礎データとなる．
- 摂食状態の評価は，対象者が自己の栄養摂取状況を理解でき，栄養管理の意識づけにつながる．

3 摂食機能

- 摂食機能とは，食べ物を口に含み，咀嚼し，飲み込む機能のことである．
- 摂食機能などを通じ，摂食状態に影響する要因を❶にまとめた．これらの要因の有無をチェックすることで，摂食機能の状態を正しく把握することができる．
- 摂食状態は，摂食機能と次項に述べる食事調査による摂取栄養量，患者の身体的・精神的な状態で評価される．

摂食機能に影響する要因
病態・症状
- 脳血管障害：摂食機能にかかわる脳の部位が障害を受け，咀嚼・嚥下にも影響を及ぼす．
- 神経疾患：運動機能障害や筋力低下により，細かい動作が難しく箸やスプーンが使いにくい．舌や顎の運動が低下し唾液分泌量が減少する．咀嚼や嚥下障害などの問題が生じる場合がある．
- 下痢：腹痛や頻回の水様便，心理的ストレスにより食欲が減少しやすい．さらに水様便は未消化の消化管内容物を含み，栄養が吸収されないため低栄養となりやすい．
- 便秘：腹部の膨満感，不快感，腹痛などの症状があると食欲が減少する．
- 疼痛：頭痛，齲歯，消化性潰瘍，術後痛，外傷や熱傷の疼痛，がん性疼痛など．痛みによる睡眠不足や日常活動の低下は，食事内容の偏りや食事摂取量の減少などの問題を引き起こす．また，痛みを緩和するための薬剤を使用している場合に，眠気が生じて食事時間に食事がとれないこともある．
- がん治療の副作用：放射線療法において，頭頸部照射では口内炎・味覚異常，腹部照射では悪心・嘔吐などが出現する．がん化学療法でも同様の消化器症状がみられる．

口腔の状態
- 口内炎：細菌やウイルスの感染，歯ブラシや義歯，舌や頬を誤って噛むなどの刺激により炎症や潰瘍を生じ，痛みを伴う．汁物や塩味，酸味，香辛料なども刺激となり食事が摂取しにくい．
- 口腔，顔面の術後：舌がんや顎がんの術後は食塊形成や嚥下困難となり，味覚異常がみられることも多い．顔面の外傷では顎間固定により食物が咀嚼できずにストローなどで流動食が提供されるが，水分の多い食事のために摂取栄養量が不足する場合がある．
- 口腔内の衛生：唾液の減少にとって，舌を含む口腔内を清潔に保てないと，食べかす

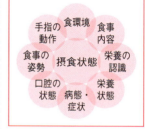

❶ 摂食状態に影響する要因
摂食状態の評価には，診療録（カルテ），カンファレンスへの参加，患者や家族との面接，また入院患者の場合には食事状況を管理栄養士が直接観察するなどの方法もある．情報収集は受動的な作業にとどめず，効果的な栄養ケアプランの実施について積極的にかかわることが重要である．

❷ 食事調査法の概要と注意点

調査方法	概要	注意点
秤量法	調理前に食品の重量を計量・記録して栄養価を算出する方法	煩雑なため短期間となり，対象者の平均的な摂取栄養量を反映しない場合がある．平均的な食事にて実施することが望ましい
陰膳法	食事を1人分多く作り栄養価を算出する．調査員が計算する方法と栄養素を科学的に分析する方法がある	サンプル食の受け取りが煩雑．専門機関に分析を依頼する場合には費用がかかる
残食調査法	提供前に食事を計量し，食後に残食を計量し，その摂取割合から食事量および摂取栄養量を算出する	病院など集団給食では，他の喫食者の食事と混同しないようにトレーの色を変える，別表示するなど調査食を明示する
食事記録法	一定期間に摂取した食品や料理名を記録して栄養価を算出する	食事のタイミングごとにこまめに書き出し，記録漏れがないようにする．食品量は目安になることが多いので，フードモデルなどを用いて具体的に確認する
24時間思い出し法	調査前日の1日分（24時間）の食事摂取量について調査する．自記式と調査者による面接式がある	対象者の記憶を引き出し，記入漏れなく詳細に書き出せるように，調査用紙や聞き方を工夫する
食物摂取頻度調査	食品・料理のリストと摂取頻度を記入する調査票を用いて，習慣的な摂取量を把握する方法．自記式と調査者による面接式がある	一定期間の平均的摂取を尋ねる形式が多く，対象者が回答に迷うことがある．食事量が一般的な量とずれている場合には誤差が大きい
食事バランスガイド	食事バランスガイドをもとに摂取した料理のサービングに偏りがないかチェックする方法	事前に栄養教育を行う必要がある
写真による食事記録	カメラやスマートフォンを利用して摂取前後の食事を撮影し，内容を評価・分析する方法	目安量がわかるように，名刺など大きさの規格が決まったものを食事と一緒に写すとよい．調味料や油脂の使用量，画像に現れない食品に注意する

● 自記式の調査票を用いる場合は記入例を配布し，調査票回収時に面接にて記入ミスがないか確認することが望ましい．

や細菌が舌に蓄積されることにより，舌苔が形成され，味覚異常などを引き起こす．このことにより食事摂取量の低下がみられる場合がある．

手指の動作
● 運動機能障害や外傷などで手指の機能障害があると食器が扱いにくく，食事摂取量が減少しやすい．

食事の姿勢
● 食事の姿勢は，頭頸部が安定し，肘や腕はテーブル上にあり，足は床につく状態がよいとされるが，不安定な姿勢が原因となり食事摂取量が減少する場合がある．

食環境
● 入院患者の場合には環境の変化のため食欲が低下しやすい．特にICU (intensive care unit) や熱傷ユニットなど，医療機器に囲まれた室内は食欲が減退する．

栄養の認識
● 極端な偏食や誤った認識がある患者では，特定の食品や栄養素のみを摂取している場合がある．

4 食事調査

● 食事調査は，現時点の食物摂取状況調査のみならず，食歴，食習慣，嗜好などを調査する．
● 対象者，調査の目的に応じてさまざまな食事調査法がある（❷）．
● 食事調査は，給与した（提供した）食事のエネルギーや栄養を推量して分析する間接的な栄養評価法である．栄養管理プロセス（栄養ケアプロセス）においても必要栄養量に対しての摂取栄養量の評価は栄養の問題点をみつけるうえでも必要なデータである．
● 栄養状態は病態・病状により常に変化する．そのため，食事調査では現在の一時点に限らず経時的に把握する．
● 食行動は，食品の調達，調理技術や食事回数，食事時間などを評価する．
● 詳細な聴き取りなど手間はかかるが，食品成分表や糖尿病の交換表などがあれば，特別な機器の必要なしに摂取栄養量が計算できる．

 豆知識
「顎が挙上している」とは，下図のような姿勢である．顎が上がると咽頭挙上の距離が長くなるため飲み込みにくくなるので，さけることが誤嚥予防につながる（顎を引いて「ごっくん」するのと，顎を上げて「ごっくん」するのとでは，飲み込みにくさも変わる）．

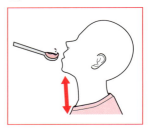

 豆知識
SGA (主観的包括的評価) やMNA® (Mini Nutritional Assessment)：これらの項目にも食事摂取状況に関する内容が含まれており，管理栄養士以外の医療職が情報収集に当たることもある．多職種からの情報も活用して，実態に近い摂取栄養量の把握に努める必要がある．

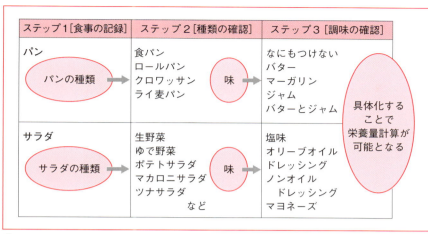

❸ 食事内容を明確化するステップ

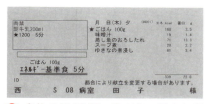

❹ 食札の例（食種，患者名，献立などを記載したカード）

- 食事以外の静脈・経腸栄養法による投与量と合わせて栄養計算する場合がある．

5 実施方法

食事調査法

- 代表的な食事調査法と使用にあたっての注意点を❷に示す．
- 対象者の食事・栄養摂取状況を把握するためには，きめ細かい情報収集と正確な栄養価計算を心がける．調査対象者からの情報は主観的になりやすく，不足する情報は補う必要があるなど，記録を修正することが多い．栄養指導者や調査者は正確な情報収集に努め，指導者の考えに誘導しないなど客観的な態度が必要である．また，質問項目が多すぎると対象者が負担に感じ不正確になりやすいので適正な項目数に絞る．
- 事前に対象者より食事記録を預かり，摂取栄養量を評価しておき，栄養指導時に不確かな項目を具体的に聞き評価する方法もある．

食事記録法

- 施設の実状や疾患に対応してさまざまな食事記録表が用いられている．栄養指導では，食品交換表（「糖尿病食事療法のための食品交換表」「腎臓病食品交換表」）に合わせた記録表を用い，栄養価計算を行うことが多い．
- 栄養価計算にあたり食品の種類や量を的確に判断する．そのため食事記録の記入内容を使用する油や調味料などまで詳細に確認する．
- 食事の記録用紙には備考欄を設ける場合がある．対象者は臨床症状として，咳や痰，むせ込みなどにより，食事が十分量とれないことがあるため，評価をするうえでは必要な情報である．
- ❸に曖昧な記録内容の確認作業の例をステップごとに示す．
- 診療録・看護記録には，体温，血圧，体重などに加えて日々の食事摂取状況の記録がある[*1]．多数の患者の食事摂取状況を短時間で把握でき，大まかな経過の観察に活用できる．
- 患者食に添付する「食札」（❹）に摂取量を記載し，食後に回収して栄養価計算できる（1食あたりのエネルギー・たんぱく質が記載されている場合が多いが，❹に示すように料理ごとにエネルギー・たんぱく質が記載されていると栄養価の評価はしやすく，不足を把握しやすい）．

栄養価計算に用いるツール

食品成分表（日本食品標準成分表）

- 食品成分表を用いて食品の重量から栄養量を計算する場合に用いる．評価が必要な栄養素について，電卓を用いるなど簡単に計算できるが食品数や項目が多いと時間を要する．

もれなく聴き取ることが大切．話しやすい雰囲気や聴き方に工夫して，患者の話をよく聴こう．

計算には食品，部位，分量，調味料などの基礎知識が大切．市販品，外食・中食など多様なので栄養量計算できるようにしておこう．普段から，自身が食する食品の分量などを計量することを勧める．

[*1] 例：主食，副食（主菜，副菜，副々菜，汁物）に分けて記載があり，おおまかな経過の観察に活用はできるが，管理栄養士は栄養素で把握することが望ましい．

- 栄養価計算にあたっては，調理による水溶性ビタミンの損失や加熱による野菜のビタミンCの変化など，調理法による栄養素の変化も考慮する．

食品交換表

- 対象者が食事療法を実行しやすくすることを目的に「食品交換表」が作成され，代表的なものに「糖尿病食事療法のための食品交換表」「腎臓病食品交換表」がある．エネルギーや栄養量についてはおおよその数値であり，誤差があることを認識して活用する．
- 対象者にとっては「食品をはかるものさし」としてエネルギーやたんぱく質をはかる目安とはなる．

その他

- コード化された食品の栄養成分がコンピュータに登録されており，食品の重量により栄養量が計算できる．また，対象者へは評価結果として，可視化できる図表で示すこともでき，対象者が自己の栄養摂取状況を理解でき，栄養管理の意識づけにつながる媒体ともなる．
- 給食管理ソフトで献立や料理がコンピュータに登録されている．料理単位，献立単位で調査対象者の摂取量を把握することができる．❹の食札に料理ごとに摂取分量を記載し，評価することで数値化できる．
- フードモデル，市販食品・外食のガイドブック，商品パッケージの栄養表示，各社公開のインターネット情報などのツールがある．

6 評価方法

指示栄養量と摂取栄養量の過不足の評価

- 病態に応じて設定された指示栄養量（目標栄養量）と摂取栄養量を比較する．食事の聴き取りなど情報を収集するプロセスで対象者の食事状況を具体的にイメージすると評価しやすい．
- エネルギーやたんぱく質だけではなく，ビタミン，ミネラル，食物繊維，塩分など，病態ごとに優先される栄養素を評価する．
- 基準となる量を確認し，基準に対してどれくらいの栄養量の過不足が生じているか確認する．

食品レベルの評価

- 指示栄養量（目標栄養量）を摂取するための目安となる食品構成により摂取した食品の種類と重量を比較して評価する．

食行動の評価

- 食事は生活の一部であり，対象者の食習慣や行動は栄養の摂り方に影響する．食品の調達から調理，食器の大きさ，食事時間，環境，間食や飲み物，一緒に食事をする人，食欲や心理状態などを幅広く把握し評価する．
- 食行動においては，意識なく習慣化して食するものなどの「くせ」を確認することも，栄養の問題を見つけるヒントとなる．

臨床データとの照合

- 食事調査の結果は症状の変化や各種臨床データと関連づけて評価する．特に患者指導の場面では，関連づけて説明することで患者自身の栄養・食事療法の理解が深まり，自己管理意識の向上につながる．
- さまざまな疾患があるので，その病態生理，栄養管理の理論をよく理解し，食品や調理に関する知識もふまえたうえで，適切な食事調査方法を選択し栄養ケアに役立てる．

●MEMO●

食品成分表：44種類の食品100gあたりの栄養素成分量値を掲載．また，同一食品を調理法別にした栄養素成分量値も掲載している．

3　栄養アセスメントの実際／3-4　摂食状態

❺ 食事調査のチェックポイント

治療食の例	チェックポイント
エネルギーコントロール食 （糖尿病，肥満症など）	●生活時間と食事のタイミング ●朝食・昼食・夕食のバランス ●間食，夜食の有無とその内容と量 ●必要栄養量の過不足（食物繊維不足の確認） ●ストレスによる過食 ●咀嚼の状況，食事に要する時間 ●飲み物の内容と量（糖質，脂質，味・フレーバーなど） ●アルコールなど摂取の有無と量
たんぱく質コントロール食 （腎臓疾患など）	●たんぱく質（肉・魚・卵・大豆製品・乳製品など）の摂取状況 ●食事全体のたんぱく質摂取状況 ●エネルギー補給食品の摂取状況（糖質，脂質を含む食品）
脂質コントロール食	●摂取食品と脂質の含有量 ●調理に使用する油脂，脂質を含む調味料 ●油脂に代わるエネルギー補給食品の摂取状況（糖質）
ナトリウムコントロール食 （高血圧症，心疾患など）	●ナトリウムを多く含む食品の使用状況 　（特に調味料，加工食品，市販惣菜，漬物，ごはんのとも，汁もの，など）
易消化食 （消化管・膵臓・胆嚢疾患など）	●食欲不振，食後不快感の有無と症状 ●調理内容（切り方，加熱時間，食品部位など） ●一回の食事量と1日の食事回数 ●香辛料や消化管粘膜を刺激する食品の有無と量
貧血食	●偏食の有無（栄養の偏り） ●たんぱく質や鉄，葉酸，ビタミンB_{12}など造血に必要な栄養素を含む食品

各種病態における食事調査のチェックポイント（❺）

エネルギーコントロール食（肥満症，糖尿病など）

●エネルギー，たんぱく質，脂質，炭水化物，ビタミン，ミネラル，食物繊維，塩分などの各種栄養素の摂取量と臨床検査データ（血糖値，HbA1c，血中脂質など），身体計測データ（体重，骨格筋量，体脂肪量などの身体組成など）の変化も含み評価する．

たんぱく質コントロール食（慢性腎臓病，肝不全など）

●肉や魚などのたんぱく質食品のみならず，穀類，いも，野菜，調味料などもコントロールの対象となる．

●病態による体調不良，食欲低下に加えて，食事管理が不十分の場合には摂取エネルギー不足に陥ることがある．この場合，食事エネルギーの不足は体蛋白の消耗で補うことになり，臨床データでは血中尿素窒素やカリウム値の上昇を認めることがある．

●たんぱく質をコントロールするとともに，脂質や糖質を含む食品でエネルギーが補給されているかを確認する．

ナトリウムコントロール食

●食塩摂取量と血圧・体重の変化を評価する．食塩摂取が過剰な場合には，組織に水が貯留し肥満の外観を呈することがある（浮腫）．

●食塩量だけでなくナトリウム値およびナトリウム値から換算した食塩量がコントロール対象となり，器に残った煮汁なども考慮する．

参考文献
・武見ゆかりほか編．栄養教育論．改訂第5版（健康・栄養科学シリーズ）．南江堂；2021.
・香川明夫監．八訂 食品成分表2024　栄養計算ソフト・電子版付．女子栄養大出版部；2024.
・土江節子．栄養食事調査．日本病態栄養学会編．認定 病態栄養専門師のための病態栄養ガイドブック．改訂第4版．メディカルレビュー社；2013．pp.57-59.
・津田とみ．食事調査・栄養調査．清野　裕ほか編．NST臨床栄養療法スタッフマニュアル．医学書院；2009．pp.2-9.
・鈴木富夫．食事調査．渡辺明治，福井富穂編．今日の病態栄養療法．改訂第2版．南江堂；2008．pp.13-16.

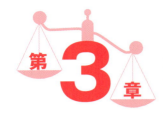

第3章 栄養ケアプランの実施

- 栄養管理の目標，必要なエネルギー量・栄養素量の算出方法を学ぶ
- 栄養ケアプランの作成法を学ぶ
- 栄養補給法である静脈栄養法，経腸栄養法，経口栄養法の特徴，適応と禁忌を学ぶ
- 栄養教育の意義と目的，栄養指導の教育形態を学ぶ
- 栄養カウンセリングの意義と目的，カウンセリングに必要な理論や技法を学ぶ
- 多職種と共同での栄養ケアプランの作成（クリニカルパス）を学ぶ
- 特別用途食品，保健機能食品の利用法を学ぶ
- 食品や栄養と薬物の相互作用，モニタリングと評価を学ぶ

- ✓ 栄養面から疾病の治療・予防に必要なケアを実施する栄養ケア・マネジメント（NCM）は，栄養スクリーニング，栄養アセスメント，栄養ケアプランの作成・実施，モニタリング，評価の一連の過程である（❶）．
- ✓ 一方，地域，在宅，施設での標準化した栄養ケアとなる栄養管理プロセス（NCP）は，栄養アセスメント，栄養状態の判定，栄養介入，栄養モニタリングの過程で構成されている．
- ✓ 栄養ケアプランは，栄養補給，栄養教育，他職種との連携に用いられ，患者の特性，治療状況，経済状況，日常生活などをふまえて具体的目標を設定する．
- ✓ 静脈栄養法は末梢静脈栄養と中心静脈栄養に，経腸栄養法は経口摂取と経管栄養法に分けられる．
- ✓ 栄養教育は，治療に必要な知識や技術を患者に指導し，療養を支援することであり，栄養カウンセリングは，患者の行動変容，対処能力の向上などを目的とする．
- ✓ クリニカルパスによって，医療の質の向上と標準化，業務の効率化，チーム医療の推進，在院日数の短縮と医療費節減などが期待される．
- ✓ 特別用途食品は乳児の発育や，妊産婦・授乳婦，病者などの健康の保持・回復に適する「特別の用途表示」が許可された食品で，保健機能食品は特定保健用食品，栄養機能食品，機能性表示食品に分けられる．
- ✓ 薬物と食品との相互作用には，薬物動態学的相互作用と薬理学（薬力学）的相互作用がある．
- ✓ 栄養ケアプラン実施中や実施後に定期的なモニタリングを行い，必要に応じて栄養ケアプランの内容を修正・変更し，ケアプラン自体を評価する．

1 栄養管理の目標

1 栄養管理の目標設定

- 栄養管理のゴールは，栄養学的なかかわりによって，症状の改善，苦痛の緩和，治療効果の向上などの利益を，対象者にもたらすものでなければならない．
- 栄養ケアプランの目標は，栄養アセスメントに基づき，対象者がもつ栄養の問題点に優先順位をつけ，具体的に設定する．重要な点は，対象者個々の特性を理解し，それぞれに目標を設定することである．対象者の身体状況や病態だけでなく，経済状況，家族や介護者などの問題（疾患に対する理解，食事担当者への協力や摂食のサポート

【用語解説】

NCM と NCP：NCM は nutrition care and management の略語で，栄養ケア・マネジメントと訳され，NCP は nutrition care process の略語で，栄養管理プロセスと訳される．栄養管理に関する使用用語や方法を国際的に標準化しようとする世界の流れの中で NCP が提唱された．NCP は，MCM と基本的過程は同様であるが，栄養状態を判定する「栄養診断」のステップが組み込まれているのが最大の特徴である．

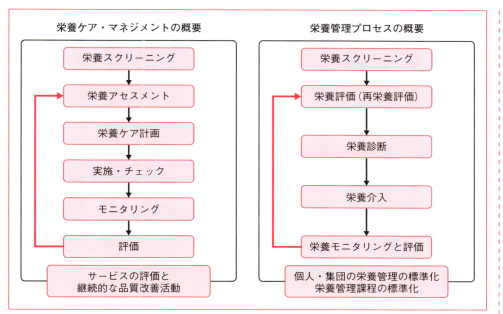

❶ 栄養ケア・マネジメントと栄養管理プロセス
(公益社団法人日本栄養士会監修. 栄養管理プロセス. 第一出版；2018. p.11より)

- などの療養支援の能力），地域資源の活用などを含めて，個々の問題点を抽出する．
- 問題点を抽出した後，対象者や家族の望みが最大限にかなうよう，問題を整理し優先順位をつける．
- 設定する目標は，①対象者の行動や反応が栄養士自らの取り組みによって予想される範囲内であること，②対象者と共有できること，③達成期限が示されていること，④達成可能な数値等で示し客観的な内容であること，などとする．
- 栄養ケアプランは，長期的・短期的な栄養改善の観点から作成する．
  - 短期目標を適用する対象例には，術前・術後や熱傷・外傷患者，高齢者（低栄養，脱水，褥瘡）などがあり，栄養ケアプランとしては栄養素の補給や栄養状態の補正が軸となる．
  - 長期目標を適用する対象例には，生活習慣病を中心とする慢性疾患があり，栄養教育による食行動の変化，体重の減少，血液生化学検査値の是正など，長期にわたるケアプランが必要となる．
- 目標設定時に評価の時期を設定する．評価の時期は急性期などの短期か長期かにより異なる．

【長期目標】
- 長期目標は，対象者の健康・栄養状態の改善が最終的なゴールである．栄養状態の改善により，症状の軽快，合併症の予防が達成され精神面の安定，ADLの維持・改善，QOL（生活の質）の向上につながる．

【短期目標】
- 短期目標は，早期対応の必要性が高く，目標達成の結果を出さなければならない．また，長期目標を実現するためのステップというとらえ方もある．

2 栄養管理の構成要素

- 栄養管理には，栄養補給，栄養教育（指導），他の専門領域との連携が存在する．

【栄養補給】
- 必要栄養量は，疾病の状況や栄養状態，身体活動量（ADLを含む），精神状態などによる影響を受けて増減する．そのため，対象者の身体状況や栄養状態（具体的には身

栄養アセスメントの指標の変動期間に基づいて，評価の時期を決めるのだね．

【用語解説】
ADL（activities of daily living，日常生活動作）：食事，更衣，移動，排泄，整容，入浴など，生活を営むうえで不可欠な基本的日常生活動作を指す．患者や高齢者がどの程度生活活動が可能か，さまざまな評価基準が考案されている．

 豆知識
QOLの分類：健康と直接関連のあるQOL（HRQL：health-related QOL）と健康と直接関連のないQOL（NHRQL：non-health-related QOL）とに大別される．HRQLは，人の健康に直接影響するQOLであり，身体的状態，心理的状態，社会的状態，霊的状態，役割機能や全体的well-beingなどが含まれる．NHRQLは，環境や経済や政治など，人の健康に間接的に影響する．

❷ 成人のエネルギー必要量の算定方法

ハリス・ベネディクトの式	男性：BEE＝66.47＋13.75 W＋5.0 H－6.76 A 女性：BEE＝655.1＋9.56 W＋1.85 H－4.68 A 　　BEE：基礎エネルギー消費量，W：体重(kg)，H：身長(cm)， 　　A：年齢(年) 　　必要エネルギー量＝BEE×活動係数×ストレス係数
日本人のための簡易式	男性：BEE＝14.1×W＋620 女性：BEE＝10.8×W＋620
簡易式	必要エネルギー量＝W×25～30 kcal 　　寝たきりの場合は係数を20，重労働の場合は係数を35とする

❸ 活動係数とストレス係数

活動因子	AI	傷害因子	SI	傷害因子	SI
寝たきり(意識低下状態)	1.0	飢餓状態	0.6～0.9	多発外傷	1.4
寝たきり(覚醒状態)	1.1	術後(合併症なし)	1.0	腹膜炎・敗血症	1.2～1.4
ベッド上安静	1.2	小手術	1.2	重症感染症	1.5～1.6
ベッド外活動	1.3～1.4	中等度手術	1.2～1.4	熱傷	1.2～1.6
一般職業従事者	1.5～1.7	大手術	1.3～1.5	60%熱傷	2.0
		長管骨骨折	1.1～1.3	発熱	＋0.1

AI：活動係数，SI：ストレス係数
(日本静脈経腸栄養学会編．日本静脈経腸栄養学会 静脈経腸栄養ハンドブック；南江堂；2011より)

長や体重，体重減少率などの身体計測値，血液生化学検査，病態)をアセスメントして，必要栄養量を算定する．

エネルギー必要量の算定

- 臨床においては，疾病の種類や病状がエネルギー消費量に大きく影響する．栄養投与に伴う合併症が生じる恐れもあり，基礎エネルギー消費量の把握が重要となる．
- エネルギー必要量は，間接熱量計で基礎エネルギー必要量を直接計測したり，ハリス・ベネディクト(Harris-Benedict)の式や日本人のための簡易式を用いたり，「日本人の食事摂取基準」にある推定エネルギー必要量などを参考にして算出する(❷)．
- 特に，熱傷や発熱，手術などの身体的ストレスによりエネルギー必要量は増加する．そのためこれらのストレスレベルと生活活動レベルを考慮してエネルギー必要量を算出する(❸)．
- 病状が不安定な急性期，侵襲下では，内因性のエネルギー供給が行われるので，外因性のエネルギー投与でoverfeedingにならないように注意する．
- 肥満，糖尿病，脂質異常症，腎疾患，肝疾患などの慢性疾患のエネルギー必要量は，各疾患の診療ガイドラインが参考となる．

たんぱく質必要量の算定

- たんぱく質必要量は病態によって変動する．また，手術・外傷などの高度な侵襲があった場合は，蛋白合成と蛋白分解の両者が亢進するため，必要量の算定が難しい．
- ストレスや蛋白代謝異常をきたす疾患がない場合，「日本人の食事摂取基準」の推定平均必要量および推奨量を参考とする．乳児は目安量，妊婦・授乳期は付加量で対応できる．
- 低栄養や急性感染症，高度な侵襲を受けた患者のために，正確なたんぱく質必要量が求められる場合は，窒素出納(NB：nitrogen balance)を算出し目標値を設定する(❹)．
- 生体はエネルギーが不足するとたんぱく質をエネルギー源として使うため，たんぱく質の利用効率を高めるには，非たんぱく質熱量/窒素比(NPC/N)に注目する．
- NPC/Nは平常時は150～180とするが，侵襲が加わった状態では100～150を目標とす

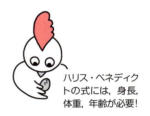

ハリス・ベネディクトの式には，身長，体重，年齢が必要！

豆知識

エネルギー必要量の算出：計算式から求めたエネルギー必要量は，間接熱量計で得られた必要量よりも過大に評価する傾向にある．算出方法がいずれでもその後の経過をモニタリングし，必要に応じて変更することが重要である．

健常人と同じように活動ができる場合は，活動係数は身体状況に合わせて1.50以上を用いることもあるよ．

【用語解説】
非たんぱく質熱量/窒素比(NPC/N：non-protein calorie/nitrogen)：炭水化物と脂質からのエネルギー÷(たんぱく質÷6.25)で算出．アミノ酸が効率よく蛋白合成されているかが，この比率でわかる．窒素1gに対して150 kcalの場合が最も利用効率が高い．

❹ 窒素出納のための計算式

- 窒素出納（g）＝たんぱく質摂取量（g/日）÷6.25－尿中窒素排泄量（g/日）÷0.8
- 窒素出納（g）＝たんぱく質摂取量（g/日）÷6.25－尿中窒素排泄量（g/日）－4（g/日，便）

る．

- 病態を改善させるために特殊なアミノ酸を投与する場合がある．分枝アミノ酸（蛋白質合成促進作用や筋蛋白崩壊抑制作用），グルタミン（たんぱく質節約効果，bacterial translocationや腸管粘膜萎縮の予防），アルギニン（たんぱく質節約効果，ポリアミンの合成，尿素の合成による解毒，免疫機能の増強など）が用いられる．

脂質必要量の算定

- 脂質の適正量は，健康な成人では総摂取エネルギー比率の20〜30％程度が望ましいとされ，「日本人の食事摂取基準」(2020年版)では飽和脂肪酸は総エネルギー比率7％以下を目標量としている．また，n-6系多価不飽和脂肪酸は，成人では性，年齢によって異なるが8〜12g，n-3系は1.7〜2.3gを目安量としている．
- 脂質の摂取不足により，リノール酸，リノレン酸，アラキドン酸などの必須脂肪酸の欠乏が生じ，脂溶性ビタミンの取り込みが低下する．長期間の静脈栄養実施患者には，脂質の欠乏を回避するため脂肪乳剤を用いる．脂質不足で相対的に炭水化物の割合が増えると脂肪肝が生じる恐れがある．
- 病態に応じ，脂質必要量は総エネルギーの15〜40％程度となる．脳出血のリスクは飽和脂肪酸の摂取量が4.5％未満で高まる．脂質異常症や膵臓疾患，胆石・胆嚢炎の急性期では脂質制限が必要であり，クローン病では脂質制限のほかに脂肪酸の種類と比率（n-6系とn-3系の比率など）を考慮する．術後や膵炎，脂肪吸収不全時には中鎖脂肪酸の投与が適している．
- 呼吸不全で人工呼吸器を使用している場合は，呼吸商を考慮して，脂質は総エネルギー量の40〜50％とする．

炭水化物（糖質・食物繊維）必要量の算定

- 炭水化物エネルギー比率は，算定した総エネルギー必要量から，たんぱく質と脂質の必要量にアトウォーター（Atwater）係数をかけたエネルギー量を差し引き，得られた値を総エネルギー量で除して求める．50〜65％が推奨されている．
- 食物繊維の目標摂取量は「日本人の食事摂取基準」に準じる．
- 食物繊維には不溶性と水溶性の2種類がある．不溶性は消化吸収能力が低下している場合に多く摂取すると下痢が生じやすいため，摂取する量や種類に注意する．

ビタミン・ミネラル必要量の算定

- ほとんどのビタミンは生体内での合成ができず，食物などから摂取する必要がある．通常は「日本人の食事摂取基準」に準じる．
- 脂溶性のビタミンは，過剰に摂取すると肝臓に蓄積し，過剰症を呈することがある．水溶性ビタミンは，過剰に摂取しても尿中に排泄されるため，脂溶性ビタミンと比べ過剰症は少ない．
- ミネラルは通常の食生活において欠乏することはないが，特定の食品だけを摂取しつづけたり，加工食品を頻回に摂食することで，欠乏症や過剰症の危険性がある．サプリメントの摂取によって過剰症を呈したり，長期にわたる経腸栄養や経静脈栄養の実施により欠乏する場合もある．また，激しい嘔吐や下痢などにより，大量のミネラルを喪失する場合がある．
- 甲状腺機能異常ではヨード制限が，腎不全および透析治療時にはリンやカリウムの制限が必要となる．
- 薬物との相互作用により特定のビタミンやミネラルの制限が必要となる．
  - 代表的な例としてワルファリンに対するビタミンK（薬効の抑制），ワルファリンに

 豆知識
グルタミン，アルギニン：侵襲時に需要が増大するアミノ酸である．

【用語解説】
中鎖脂肪酸：炭素数8，10の脂肪酸．中鎖脂肪酸から成るトリアシルグリセロールは親水性で，門脈経由で肝臓に入る．胆汁酸を必要とせず消化吸収がよく，効率よくエネルギーに代謝される．

【用語解説】
アトウォーター（Atwater）係数：消化吸収を考慮した三大栄養素の生理的燃焼価算定係数．たんぱく質4kcal/g，脂肪9kcal/g，糖質4kcal/g．

対するビタミンA・E（薬効の増強）などがある．

水分必要量の算定

● 水分必要量は，①体重あたり30〜35 mL／日，②1 mL×総エネルギー必要量，③1,500 mL×体表面積（m²）などで算定される．

● 発熱，循環温度上昇，脱水，浮腫などがあれば，体内に入った量（飲み水＋食物＋代謝水〔体重×5 mL〕）と体外に排出された量（尿量＋不感蒸泄〔体重×15 mL〕）から，その過不足量を算出する．

栄養補給法の選択

● 栄養必要量の決定後，投与ルートを決定する．可能なかぎり経口摂取を選択する．総合栄養食品，機能性食品などを使用し，わずかな不足分に対しては末梢静脈栄養で補う場合もある．

● 経口摂取ができない場合は，静脈栄養か経腸栄養を選択する．消化管が機能していれば経腸栄養を行い，機能していなければ中心静脈栄養とする（3章「3-1 静脈栄養法」〈p.54〉参照）．

● 栄養補給法選択のアルゴリズムは，ASPENのガイドラインがスタンダードとなっている（3章「3-1 静脈栄養法」の❶〈p.54〉参照）．

● 嚥下調整食提供の必要性がある場合には，日本摂食嚥下リハビリテーション学会嚥下調整食分類2021のコードを用いて評価する．

栄養教育（指導）プラン

● 栄養教育（指導）は，対象者や家族などが栄養食事療法を受け入れ，行いやすくすることが目的である．

● 慢性疾患では，栄養教育（指導）をクリニカルパスの必須項目として導入する視点が大切である．

● 栄養ケアプランに栄養教育（指導）を組み入れる際に，以下の点について考慮する必要がある．指導の対象を誰にするか，指導をいつから始めるか，どのような場（集団・個別あるいは外来・入院・訪問）で行うか，1回どのくらいの時間をかけて何回行うか，どのようなツールを用いるか，指導の効果を評価するために指標をどのように設定するか，など．

他領域との連携と情報収集

● 他の職種との連携のためには，NST（nutrition support team）などのチーム医療の実践と，そのための体制づくりが必要である．

● よりよい栄養ケアプランを作成するためには，対象者の栄養素摂取量の目標，疾患と栄養素・食品・料理方法との関連，同時に行われている治療（薬物療法など）の状況，QOLや日常生活状況，治療や栄養食事療法の受け入れ状況（行動変容ステージ），などの多領域にわたる情報を診療録やカンファレンス，ラウンド時に共有し，対応することが大切である．

参考文献
・渡邉早苗ほか編著．Nブックス 四訂 臨床栄養管理．建帛社；2023．
・本田佳子編．新臨床栄養学—栄養ケアマネジメント．第5版．医歯薬出版；2023．
・佐藤和人ほか編．エッセンシャル臨床栄養学．第9版．医歯薬出版；2022．
・公益社団法人日本栄養士会監修．木戸康博ほか編．栄養管理プロセス．第一出版；2018．
・竹谷 豊ほか編．新・臨床栄養学．第2版．講談社；2023．

【用語解説】

代謝水：栄養素が体内で燃焼して生成する水．100 gの炭水化物，脂質，たんぱく質からそれぞれ55 g，107 g，41 gの代謝水が生成される．通常の食事では1日の代謝水の総量は約250 mLである．

不感蒸泄：呼気や皮膚からの蒸散によって失われる水分．1日800〜900 mLに達する．発熱時には増加する．

ASPEN：The American Society for Parenteral and Enteral Nutrition, アメリカ静脈経腸栄養学会

【用語解説】

ラウンド：病棟や病室内の見回りや巡回，回診をラウンドと呼ぶことがある．

カコモン に挑戦 ‼

◆ 第38回-113

50歳，男性．たんぱく質摂取量は50g/日，24時間尿中尿素窒素排泄量は6gであった．尿中尿素窒素以外の窒素損失量を4g/日とした場合の窒素出納値（g）として，最も適当なのはどれか．1つ選べ．

(1) 8
(2) 6
(3) 2
(4) −2
(5) −6

◆ 第35回-113

水分出納において，体内に入る水分量として計算する項目である．最も適当なのはどれか．1つ選べ．

(1) 滲出液量
(2) 代謝水量
(3) 不感蒸泄量
(4) 発汗量
(5) 便に含まれる量

解答&解説

◆ 第38回-113　正解（4）

解説：
摂取，投与されるたんぱく質やアミノ酸の窒素量と，排泄される窒素化合物中の窒素の出納を窒素出納（NB：nitrogen balance），または窒素バランスという．
NB（g）＝投与たんぱく質（g）/6.25−〔尿中尿素窒素排泄量（g/日）＋推定非尿中窒素排泄量（3.5〜4g/日）〕の式に当てはめると，50/6.25−（6+4）＝−2となる．

◆ 第35回-113　正解（2）

解説：
(1) 体外に排泄される水分量である．炎症などにより血管透過性が亢進した結果，組織や細胞からしみ出た液体のことである．
(2) 代謝水量とは，栄養素の代謝過程で生成する水分である．栄養素1gあたりの代謝水量は，糖質約0.6g，脂質約1.0g，たんぱく質約0.4gで，脂質が最も多い．
(3) 〜(5) 体外に排泄される水分量である．ヒトの水分出納で排泄される水分は，成人では，随意尿約1,000mL，不可避尿約500mL，糞便約100mL，不感蒸泄約900mLである．

2 栄養ケアプランの作成

1 問題志向型システム（POS）

- 診療録の記載方法の一つに問題志向型システム（POS：problem oriented system）がある（❶）．POSは問題を解決するためのシステムであり，患者が抱えているさまざまな問題点（problem）を，全人的なケアで解決できるように系統的に整理し，記録するものである．各医療スタッフがチームとして共同して対処しやすいシステムである（❷）．
- POSは，POMR（problem oriented medical record：問題志向型診療録）の作成，POMRの監査，記録の修正の3段階から成る．
- POSを実践するために記載された診療録がPOMRである．POMRは基礎データ，問題リスト，初期計画，経過記録の4つのステップに区分される（❸）．

POMRの作成

基礎データ

- 患者からの栄養状態に関する情報（食歴，体重変化，食欲，咀嚼・嚥下機能，摂食能力，消化器症状，味覚変化，食物アレルギー，食生活習慣，栄養素等の摂取量，食環境など）と栄養評価に必要な項目（患者プロフィール，主訴，病歴，身体計測，臨床検査データ，使用薬剤，身体機能，活動・運動状態，ストレス・認知機能など，❹）を診療録と問診から取得する．
- 栄養ケア・マネジメントを行ううえで必要となる基礎データをあらかじめ決めておき，系統的にもれなく把握できるようにしておく（システムレビュー）．

問題リスト

- 基礎データの中から栄養ケア・栄養教育を実施するうえで問題となる点を拾い上げ，問題リスト（栄養診断）を作成する．主な例を以下に記す．
①エネルギーおよび栄養素の摂取状況：エネルギー摂取過剰・不足，特定の栄養素の過

---

❶ POSとは

P（problem；問題）
- 患者が抱えている肉体的，心理的，社会的，経済的な問題点のことで，生活環境や食生活なども含み，栄養ケアの目標にもなるものである
- これらの情報を集め，客観的・主観的事実に基づいて，問題を整理したものが問題リストである

O（oriented；志向）
- 医療チームの一人ひとりが，患者が抱える問題と向き合い，問題を解決するための手段，プロセスである

S（system；システム）
- 情報把握の方法，栄養ケアを行うためのチーム作り，チーム内でのケアの方法など

POMRは医療スタッフが経時的に同じ記録用紙に記載するのだな．

【用語解説】
システムレビュー：医療面接や診察の際に，系統立てて病歴を聴取し，患者自身が見過ごしていた問題を見落とさないようにすること．

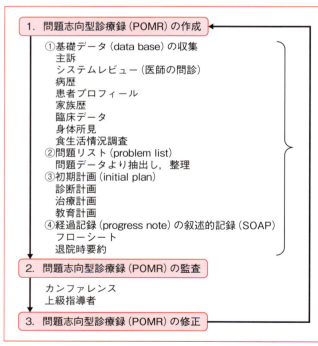

❷ POSの手順
（渡邊早苗ほか編．新しい臨床栄養管理．第3版．医歯薬出版；2014. p.58より）

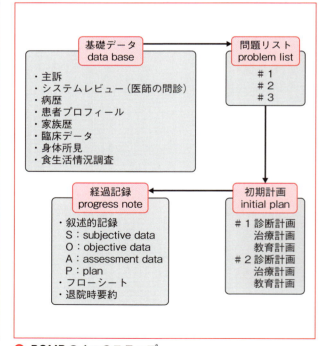

❸ POMRの4つのステップ
（渡邊早苗ほか編．新しい臨床栄養管理．第3版．医歯薬出版；2014. p.58より）

❹ 栄養評価に必要な項目

項目	内容	情報収集のポイント
主訴	患者が来院するきっかけとなった主な訴え	● 医師から病状をどのように説明され，どのように理解しているか
現病歴	いつからどのように主訴が始まり，どのような経過をたどったか	● 現在の治療内容・服薬状況と治療予定
入院時現症	身体所見・視診・聴診・触診による所見，反射・精神状態など	● 身体機能や作業量，活動レベルの変化
検査所見	検体検査・生理機能検査・画像検査の所見など	● 傷病や治療による消耗度，侵襲度
既往歴	過去にかかった疾患	既往の疾患，手術・輸血の有無，ほかの継続治療中の疾患と治療内容
家族歴	家族（両親，きょうだい，配偶者，子ども）の罹患状況	生存者の健康状態，死亡者の死亡年齢と死因
社会歴	日常生活の概要	職業歴（仕事内容），社会的活動，結婚，家族構成，住宅環境，経済状況
個人歴	患者の嗜好・喫煙・飲酒の状態など	常用薬，喫煙・飲酒，月経，妊娠，出産，生活パターン，趣味

【用語解説】

栄養診断：国際標準化へ向け，言語や概念，方法を統一した栄養ケアプロセスが推進されている．栄養診断は，①摂取量，②臨床栄養，③行動と生活環境，の3項目で70種類のコードがある．

剰・欠乏（たんぱく質，動物性脂肪，炭水化物，食物繊維，食塩，ビタミン，ミネラルなど），複数の栄養素の過剰・欠乏，栄養素相互のバランスの崩れた状態など．

②食生活習慣：不規則な食事時間，欠食，間食，早食い，偏食，ソフトドリンクの多飲，アルコール飲料の多飲，ファストフードなどの外食頻度など．

③社会的因子：職種やストレス状態，経済的問題，宗教的問題，単身生活，家族の協力度など．

④その他の因子：食物アレルギー，使用薬剤による消化器症状（食欲不振，嘔吐）など．

● 患者の栄養状態（エネルギーおよび栄養素の過不足など）の判定と，原因は何かを組み合わせて問題点[*1]とする．

● 問題点は解決すべき優先順位の高い順にリストアップする．

初期計画

● 患者との初回面談の際に，個々の問題に対する診断・治療・教育の計画を作成する（初期計画）．

● 初期計画を立案した時点で，それぞれの計画の評価時期を決める．

①診断的計画（Dx：diagnostic plan）：患者の栄養評価のために必要な情報や，栄養ケア・栄養教育を行うために必要な情報を収集する（身体計測，臨床検査，血圧測定など）．エネルギーやたんぱく質，脂質，食塩相当量（ナトリウム），食物繊維，ビタミン，ミネラルなどの必要量の算出を行い，明示する．

②治療的計画（Rx：therapeutic plan，receipt plan）：算出されたエネルギー量，栄養素量などの設定をもとに食品構成や調理形態の選択などを行い，効果的な栄養ケアを計画する．具体的には，どのような種類（食品・料理，経腸栄養剤，輸液など）をどのようなルート（経口，鼻腔，胃管，胃瘻，腸瘻）で，どのくらいの回数・濃度・量・速度で補給するかを決める．経口栄養法では一般治療食か特別治療食かを区分し，食形態（常食，軟食，流動食，ミキサー食，きざみ食，一口大カット食，嚥下調整食など）と1日の食事回数を決定する．

③教育的計画（Ex：educational plan）：患者だけでなく家族に対する栄養教育についても計画する．

経過記録

● 初期計画に従って栄養ケアを実施し，経時的に具体的に記載する．その内容は「S」「O」「A」「P」の4項目に分けて記録し（❺），この記録をたどれば問題解決のプロセスを理解することができる．

[*1] 問題点を4W1Hで考える
When：いつから栄養障害か
Which：どのようなタイプの栄養障害か
What：どの部位が栄養障害を受けているか
Why：なぜ栄養障害になったのか
How：どの程度の栄養障害か

❺ SOAP

S (subjective data)
- 患者自身や家族が直接話した内容（主観的データ）を記載する．患者の社会的背景，家族構成，宗教上の問題などが治療にかかわることもある
- 疾患の受け止め方や食嗜好など，栄養ケア・栄養教育を行ううえでポイントとなることを記載する

O (objective data)
- 摂取栄養量，身体計測値，多領域からの情報（検査値，治療内容，病状，服薬状況など）の客観的データを記載．現状の栄養ケア・栄養教育の内容なども記す

A (assessment)
- SとOに記載された情報をもとに，栄養に関連する内容の評価を行う（栄養診断として「PES」で記録する）
- 実施された栄養ケア・栄養教育を評価し，考察する

P (plan)
- 経過記録中は，目標値と行動目標が明確にできる短期目標とする
- 一つの問題に対して，一つの具体的な解決方法を作成して提示する

- SOAPで記録する重要なポイント[*2]は，「S」と「O」で明らかになった問題点を必ず評価（A）し，「A」に対する計画（P）を立てるという手順が一貫して行われることである．

退院時要約
- 退院する患者について，入院中の栄養ケア・マネジメントのプロセスをまとめ，退院時要約を作成する．入院中の治療内容や栄養ケアの方針が正確に伝わるため，退院後も必要な栄養ケアが継続できる．外来や転院先でも活用できる．

監査と修正
- 栄養ケア記録の全体を最終的に監査する．原則としてPOMRが生かされた記載となっているかを監査するほか，上級指導者のアドバイスやチーム内のカンファレンスによって栄養ケアの内容（計画と結果）を監査する．患者にとって適切な栄養ケアであったか，栄養教育が効果的であったかなどを評価する．監査を行った結果，POMRの記載内容の不備やケア内容の適切でなかった点を修正する．この修正は，患者の栄養ケアの改善につながり，チームの取り組みに教育的な効果をもたらす．

2　他職種との連携

- 栄養ケアプランの作成にあたっては，病態や症状，生活状況などを含め，総合的な判断・評価をふまえることが必要であり，管理栄養士が単独ですべての判断材料を集めることは難しく，他職種からの情報を得なければならない．
- 医師，看護師，薬剤師，臨床検査技師，理学療法士，作業療法士，言語聴覚士，歯科医師，歯科衛生士，社会福祉士など，これらの医療スタッフの協力により，それぞれの立場から栄養ケアに関する情報を得て，患者に最適な栄養ケアプランを提供する．
- 介護・福祉の分野では，上記の職種にケアマネジャー，介護福祉士，ホームヘルパーなどが加わり，協働することによって，よりよいプランが提供できる．
- 特に栄養障害のある患者や，それに近い状態の患者に対しては，栄養サポートチーム（NST：nutrition support team）が介入して栄養ケアを行い，栄養状態の改善や疾患の治癒促進，合併症予防，ADL（activities of daily living，日常生活動作）の維持・改善，QOLの向上をめざす．
- 記録はチーム医療のコミュニケーションツールとして活用できる．診療録や看護記録，体温表，介護記録などを確認し，治療方針や看護計画（介護計画），経過観察などを把握したうえで，他職種との連携を行うことでより効率的となる．

3　栄養ケア報告書の作成

- POSの考え方に従って，栄養ケアプランと報告書を作成する．栄養状態の把握と評

●MEMO●

栄養診断は，「P」（problem or nutrition diagnosis label；問題や栄養診断の表示），「E」（etiology；原因や要因），「S」（symptoms；栄養診断を決定すべき栄養アセスメント上のデータ）の3要素で記載する．

[*2] 特に，患者の病状と栄養の問題，初期計画（栄養ケア目標）がかみ合っていないとSOAPで記述する意味が薄れることがある．そのため，多面的で的確な情報収集とアセスメントの能力が要求される．

●MEMO●

理学療法士：PT（physical therapistまたはphysiotherapist）
作業療法士：OT（occupational therapist）
言語聴覚士：ST（speech-language-hearing therapist）
社会福祉士：SW（social welfare counselor）

2　栄養ケアプランの作成

価，問題点の洗い出し，栄養管理目標，栄養補給計画，栄養教育（栄養食事指導）に関する項目などを記載する．計画の修正や新しい計画作成の土台とすることをねらいとし，フィードバックができるようにまとめる．POSの過程を繰り返すことにより，目標の設定が実現可能なものに洗練される．目標達成期日の予測も可能となり，より効果的な栄養ケアプランの作成・改良につながる．

● 栄養ケアの報告書には，管理栄養士によって患者の栄養状態の評価や栄養教育を実施した際の内容が具体的に記録される．この記録を他職種のNSTメンバーと共有すれば，栄養ケア・マネジメント業務を理解してもらうことが可能となる．また，この記録は患者への説明にも使用できる．担当者が交代した場合でも，患者に対し，一貫した継続的な栄養ケアを行うことが可能となる．

● 患者個々に対する差異が少なく，治療が標準化できる疾患については，クリニカルパスを用いて栄養ケアを行うことができる．クリニカルパスは繰り返し検討された栄養ケアプランと報告書から導かれた計画書ともいえる．

参考文献
・渡邉早苗ほか編著．Nブックス 四訂 臨床栄養管理．建帛社；2023．
・本田佳子編．新臨床栄養学—栄養ケアマネジメント．第5版．医歯薬出版；2023．
・佐藤和人ほか編．エッセンシャル臨床栄養学．第9版．医歯薬出版；2022．
・竹谷　豊ほか編．新・臨床栄養学．第2版．講談社；2023．

カコモン に挑戦 ‼

◆ 第38回-118
50歳，男性．血圧158/105 mmHg．職場の健康診断で要精査となり，外来受診．同日，外来栄養食事指導を受けた．エネルギー摂取量2,800 kcal/日，食塩摂取量16 g/日，ラーメンが好きで週5回食べているとのことであった．エネルギー摂取量および食塩摂取量の過剰と評価し，1日当たりの食事摂取量の目安について指導した．この時のSOAPと記載内容の組合せとして，最も適当なのはどれか．1つ選べ．

(1) S ── 血圧158/105 mmHg
(2) O ── エネルギー摂取量2,800 kcal/日，食塩摂取量16 g/日
(3) A ── 1日当たりの食事摂取量の目安について指導する．
(4) P ── ラーメンが好きで週5回食べている．
(5) P ── エネルギー摂取量および食塩摂取量の過剰と評価した．

◆ 第35回-119
問題志向型診療録（POMR）とその内容に関する記述である．最も適当なのはどれか．1つ選べ．

(1) 問題志向型システム（POS）の第2段階に当たる．
(2) 基礎データは，SOAPに分けて記載する．
(3) 記録は，5W2H方式で記載する．
(4) 問題リストは，基礎データから時間の経過に沿って記載する．
(5) 初期計画は，問題ごとに記載する．

解答＆解説

◆ 第38回-118　正解（2）
解説：正文を提示し，解説とする．
(1) S ── ラーメンが好きで週5回食べている．
(2) O ── エネルギー摂取量2,800 kcal/日，食塩摂取量16 g/日．
(3) A ── エネルギー摂取量および食塩摂取量の過剰と評価した．
(4)，(5) P ── 1日当たりの食事摂取量の目安について指導する．

◆ 第35回-119　正解（5）
解説：正文を提示し，解説とする．
(1) 問題志向型システム（POS）の第1段階に当たる．問題志向型システム（POS）の第1段階は問題志向型診療録（POMR）の作成，第2段階は実施記録の監査，第3段階は実施記録の修正から成る．
(2) 基礎データは，患者の既往歴や臨床検査値などを記載する．
(3) 記録は，SOAPやフローシートで行う．
(4) 問題リストは，患者の症状・異常な検査値などの問題点をリストにしたものである．
(5) 初期計画は，問題ごとに記載する．

3 栄養ケアの実施

3-1 静脈栄養法

1 静脈栄養の適応と栄養投与ルート

静脈栄養の適応
- 腸管が機能している場合は腸を使うというのが，栄養サポートの基本である．
- 経腸栄養が禁忌の場合，静脈栄養（PN：parenteral nutrition）の適応となる．
- 静脈栄養の絶対的な適応となるのはびまん性腹膜炎，腸閉塞，難治性嘔吐，イレウス，難治性下痢，消化管虚血などに限定される（❶）[1]．
- 絶対的な適応ではないが，腸管機能が著しく低下している場合や，経口・経腸的に十分な栄養が投与されない場合には，静脈栄養を考慮する．
- 経口・経腸栄養から必要エネルギーの60％以下しかエネルギーを確保できない状態が，1週間以上続くことが予想される場合には，静脈栄養も考慮する必要がある．

栄養投与ルート
- 静脈栄養法は投与経路により，末梢静脈カテーテル（PVC）を介した末梢静脈栄養（PPN）と，中心静脈カテーテル（CVC）を介した中心静脈栄養法（TPN）に分けられる．
- 米国静脈経腸栄養学会（ASPEN）のガイドライン[1]では，2週間以内の静脈栄養はPPN，2週間以上をTPNとしている．
- PPNでは，脂肪乳剤などを使用しても1,000～1,300 kcal程度しか投与することができない．そのため，TPNの選択基準は投与される期間だけでなく，以下のような場合も考慮する[2]．
  - 経口摂取や経管栄養は可能であるが，必要量が充足できない場合．
  - 術前の栄養状態が比較的良好で，早期に経口摂取が再開できると予想される場合．
  - 腸閉塞や胃腸炎で一時的に経口摂取を中止するが，短期間で再開されると予想される場合．
- 上記に当てはまらない場合は，2週間を待たずにTPNを開始したほうがよいこともある．

PVC：peripheral venous catheter
PPN：peripheral parenteral nutrition
CVC：central venous catheter
TPN：total parenteral nutrition

適切な栄養アセスメントを行ったうえで，患者の栄養状態を評価し，低栄養状態に陥らないようにPPNまたはTPNの投与計画を立案することが重要！

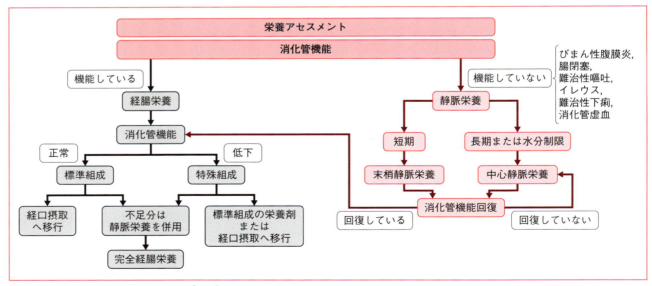

❶ 経腸栄養，静脈栄養の選択アルゴリズム
（ASPEN Board of Directors and the Clinical Guidelines Task Force. Guidelines for the use of parenteral and enteral nutrition in adult and pediatric patients. JPEN 2002；26：1SA-138SAより）

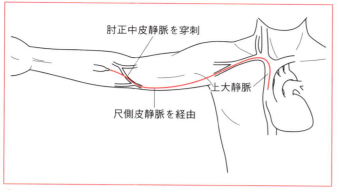

❷ 肘正中皮静脈からの末梢挿入式中心静脈カテーテル（PICC）挿入

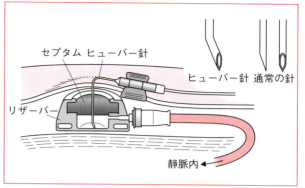

❸ 皮下に埋め込まれたポートとヒューバー針による穿刺

（日本静脈経腸栄養学会．コメディカルのための静脈・経腸栄養手技マニュアル．南江堂；2004．pp.53-133より）

静脈栄養デバイス

- CVCは病態および使用目的，予定期間を考慮してカテーテルを選択する．
- 末梢挿入式中心静脈カテーテル（PICC：peripherally inserted central catheter）は肘静脈などの末梢静脈から中心静脈へ挿入するカテーテルである[3]（❷）．
- CVCは短期用と長期用に分類される．長期用CVCとしては，ブロビアックカテーテル（Broviac® catheter）やヒックマン（Hickman® catheter）がある．これらのカテーテルには，シュアーカフ®（SURECUFF®）がつけられており，事故抜去を予防できる[3]．
- その他に完全皮下埋め込み式カテーテル（CVAD：totally implantable central venous access device，CVポート）も長期留置が予想される場合には適応である（❸）[3]．

2 静脈栄養剤の投与方法の種類

- 静脈栄養の投与方法には，持続投与，間欠的投与方法，周期的投与方法があり，それぞれの病態によって選択する[*1]．
- 在宅静脈栄養法（HPN：home parenteral nutrition）においては，昼間あるいは夜間に必要な輸液を行う周期的TPN（cyclic TPN）という方法が一般的に行われている．

3 輸液の種類と選び方

- 静脈栄養製剤として，糖電解質製剤，アミノ酸製剤，脂肪乳剤，総合ビタミン製剤，微量元素製剤，調整用電解質製剤，およびこれらを組み合わせた製剤がある．
- 静脈栄養の場合はグルコースとして5 mg/kg/分以下（侵襲時は4 mg/kg分以下）の速度で投与する．

末梢静脈栄養輸液製剤

- 末梢静脈栄養輸液製剤は，アミノ酸加糖電解質液とビタミンB_1含有アミノ酸加糖電解質液に大きく分けられる．
- アミノ酸加糖電解質液，ビタミンB_1含有アミノ酸加糖電解質輸液はNPC/Nが64と低く，製剤によって50未満のものもあるため，慢性腎臓病（CKD：chronic kidney disease）患者では腎前性高窒素血症に注意する．
- アミノ酸加糖電解質液にはビタミンがまったく含まれないため，必ずビタミン製剤を加える．
- 脂肪乳剤は投与エネルギーを増加させるうえで有利である．
- NPC/Nを適正に保つためには脂肪乳剤の併用が有用である．

中心静脈栄養輸液製剤

- 高カロリー輸液基本液は高濃度糖液と電解質によって構成されている．アミノ酸配合量はNPC/Nを考慮して決定する．

●MEMO●

シュアーカフ®：カテーテル留置後2～3週間で繊維性癒着により皮下に固定される．抜けるのを防ぐストッパーの役目を果たす．

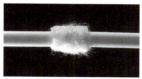

（写真提供：株式会社メディコン）

[*1] ただし，TPNの場合は間欠投与を行うことはほとんどなく，基本的に持続投与を行う．

【用語解説】
NPC/N：非たんぱく質カロリー対窒素比（3章「1 栄養管理の目標」の用語解説〈p.46〉参照）

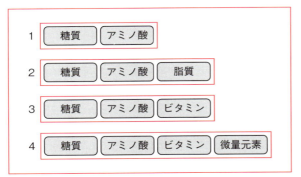

❹ 高カロリー輸液キット製剤の種類

- 中心静脈栄養を急に中断・中止する場合には，低血糖に注意する．
- TPN施行時には，1日推奨量の総合ビタミン剤および微量元素製剤を投与する．
- 高カロリー輸液キット製剤は「糖電解質液＋アミノ酸液」「糖電解質液＋アミノ酸液＋脂肪乳剤」「糖電解質＋アミノ酸液＋高カロリー輸液用総合ビタミン剤」「糖電解質液＋アミノ酸液＋高カロリー輸液用総合ビタミン剤＋高カロリー輸液用微量元素製剤」の4種類が使用可能である（❹）．
- 高カロリー輸液キット製剤の投与量が2,000 mL未満の場合には微量栄養素の投与量が不足する．

アミノ酸製剤

- アミノ酸製剤は，総合アミノ酸製剤，高濃度分岐鎖アミノ酸製剤，病態別アミノ酸製剤（肝不全用，腎不全用，小児用）に分類される．
- 高カロリー輸液キット製剤に含まれるアミノ酸は，総合アミノ酸製剤または高濃度分岐鎖アミノ酸製剤である．

脂肪乳剤

- 静脈栄養施行時には，必須脂肪酸欠乏症予防のため，脂肪乳剤を投与しなければならない．
- 脂肪乳剤は0.1 g/kg/時以下の速度で投与する．
- 中心静脈ラインの側管からの投与が可能である．
- 脂肪乳剤は基本的に他剤と混合して投与することをさける．
- 脂肪乳剤投与中の合併症として高トリグリセリド血症があり，膵炎や肺機能障害をきたすことがあるので，血清トリグリセリド値を注意深くモニタリングする．

ビタミン・微量元素製剤

- ビタミンB_1は1日3 mg以上を投与して，代謝性合併症のウェルニッケ脳症，乳酸アシドーシスを予防する*2．
- 日本で販売されている高カロリー輸液用総合ビタミン剤，微量元素製剤は，成人における1日必要量として設定されているため，1日1セット投与する．
- 微量元素製剤の成分は，鉄，亜鉛，銅，ヨウ素，マンガンである．
- 日本で市販されている微量元素製剤にはセレンが含まれていないので，TPN症例ではセレン欠乏症に注意する．

4 副作用，合併症

- PPNの合併症としては静脈炎があげられる．
- TPNの合併症としては，CVC挿入による機械的合併症，カテーテル関連血流感染症（CRBSI：catheter-related bloodstream infection），代謝性合併症，消化器系の合併症がある（❺）．
- CVCの主な挿入部位は鎖骨下静脈，内頸静脈，大腿静脈である（❻）[4]．
- 挿入部位による，機械的合併症，感染症の発生頻度は❼のとおりである．

● MEMO ●
肝不全用アミノ酸製剤：分枝アミノ酸を増量して，芳香族アミノ酸を減量することによってフィッシャー（Fischer）比を高くしている．
腎不全用アミノ酸製剤：必須アミノ酸ならびにアルギニンを配合した設計となっている．

*2 静脈栄養時と食事，経腸栄養施行時ではビタミンB_1の必要量が大きく異なる．

高カロリー輸液用総合ビタミン剤にはビタミンKが含まれており，ワルファリンの効果に対して拮抗作用を示す．ワルファリン服用中の患者では注意が必要！

● MEMO ●
PPNによる静脈炎：輸液製剤の浸透圧，pH，滴定酸度が影響する．また，カテーテル外径が細いほど静脈炎発生頻度が低いといわれている．

3 栄養ケアの実施／3-1 静脈栄養法

❺ 静脈栄養の合併症

機械的合併症	● 気胸 ● 空気塞栓 ● カテーテル先端位置異常 ● 大血管穿孔
カテーテル感染症	● 感染症
代謝性合併症	● 高血糖 ● 必須脂肪酸欠乏 ● ビタミン欠乏 ● 微量元素欠乏 ● refeeding syndrome
消化器系合併症 （絶食状態）	● 腸粘膜の萎縮 ● bacterial translocation ● 胆囊収縮能の低下による胆石形成・肝機能障害

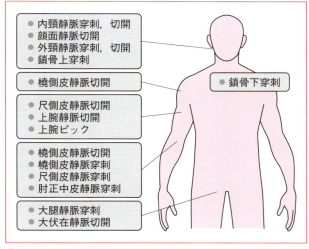

❻ CVCの挿入部位

- PICCは穿刺に伴う合併症が発生しない有用な方法である．また，PICC使用時の感染率は鎖骨下穿刺で挿入した場合とほぼ同様の感染率であり，PICCの有用性が報告されている．
- TPNはPPNに比べ，機械的合併症，感染症，代謝性合併症が起きやすいため，TPNが不要となればすみやかにPPNや経腸栄養（EN：enteral nutrition）へ移行する．

❼ CVC挿入部位による，機械的合併症，感染症の発生頻度

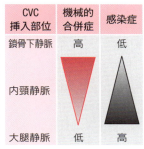

引用文献

1) ASPEN Board of Directors and the Clinical Guidelines Task Force. Guidelines for the use of parenteral and enteral nutrition in adult and pediatric patients. JPEN 2002；26：1SA-138SA.
2) 日本静脈経腸栄養学会編．静脈経腸栄養ガイドライン．第3版．照林社；2014．pp.2-176.
3) 日本静脈経腸栄養学会．コメディカルのための静脈・経腸栄養手技マニュアル．南江堂；2004．pp.53-133.
4) 大熊利忠，金谷節子編．キーワードでわかる臨床栄養．改訂版2011．羊土社；2011．p.207.

カコモン に挑戦 ‼

◆ 第37回-17
中心静脈栄養において，25％ブドウ糖基本輸液1,000 mL（1,000 kcal），総合アミノ酸製剤600 mL（400 kcal，窒素量9 g），20％脂肪乳剤100 mL（200 kcal）を投与した．この時のNPC/N比である．最も適当なのはどれか．1つ選べ．
(1) 67
(2) 110
(3) 133
(4) 155
(5) 178

◆ 第36回-115
静脈栄養法に関する記述である．最も適当なのはどれか．1つ選べ．
(1) 末梢静脈栄養では，2,000 kcal/日投与することができる．
(2) 末梢静脈栄養では，浸透圧比（血漿浸透圧との比）を3以下とする．
(3) 中心静脈栄養の基本輸液剤には，セレンが含まれている．
(4) 腎不全患者には，NPC/N比を100以下にして投与する．
(5) 脂肪は，1 g/kg/時以下の速度で投与する．

解答＆解説

◆ 第37回-17　正解（3）
解説：
たんぱく質は，炭水化物や脂質から十分なエネルギーが投与されないと，体蛋白合成に利用されない．その指標としてNPC/N比が用いられる．以下で算出される．
NPC/N比＝（投与糖質（g）×4＋投与脂質（g）×9）/投与タンパク質（g）÷6.25

◆ 第36回-115　正解（2）
解説：正文を提示し，解説とする．
(1) 一般的には末梢静脈栄養では，約1,000 kcal/日投与できる．それ以上は血管炎や過剰水分による心臓前負荷がかかるため投与しない．
(2) 末梢静脈栄養では，浸透圧比（血漿浸透圧との比）を3以下とする．
(3) 中心静脈栄養の基本輸液剤には，セレンが含まれていない．セレン欠乏は，心筋症，不整脈，易感染性，貧血，筋力低下などを発症し，時には致命的になる．
(4) 腎不全患者には，NPC/N比を200～300以上の目安にして投与する．
(5) 脂肪は，0.15 g/kg/時以下の速度で投与する．

3-2 経腸栄養法

1 経腸栄養の適応と栄養投与ルート

経腸栄養の適応

- 栄養療法の大原則は，「腸が機能している場合は，腸を使う（When the gut works use it !）」である．
- 栄養療法は，静脈栄養法（PN：parenteral nutrition）と経腸栄養法（EN：enteral nutrition）の2つがあり，経腸栄養法は経口摂取と経管栄養法（tube feeding）に分けられる（❶）．
- 経腸栄養法の利点として，消化管を使用することによる腸管粘膜の維持（腸管粘膜の萎縮の予防）がある．
- 長期の絶食はbacterial translocation（BT）の要因となる．経腸栄養法により腸管を使用することで，腸のバリア機能，免疫機能が維持され，BTが回避できると考えられる．
- 経腸栄養法が禁忌で静脈栄養法の絶対適応とされるのは，汎発性腹膜炎，腸閉塞，難治性嘔吐，麻痺性イレウス，難治性下痢，活動性の消化管出血などである[1]（❷）．その他，主治医が禁忌と判断した場合や，患者本人や家族が経腸栄養法の施行に対して拒否がある場合は適応とならない．
- 短腸症候群では，経腸栄養法が禁忌にはならないが，残存腸管が短い場合は消化・吸収不良を生じるため，慎重な投与が必要である．

栄養投与ルート

- 経腸栄養での栄養投与ルートは，経鼻胃管*1，消化管瘻（胃瘻，空腸，経皮経食道胃管挿入術〔PTEG：percutaneous trans-esophageal gastro-tubing〕）がある．
- 経腸栄養が短期間の場合は経鼻胃管を選択し，4週間以上の長期となる場合は胃瘻からの栄養投与を考慮する．
- 胃瘻造設には，医学的に有効か否かにかかわらず，患者自身が胃瘻造設を望まない場合は，適応にならない．
- 胃瘻を造設する方法は，経皮内視鏡的胃瘻造設術（PEG：percutaneous endoscopic gastrostomy）や外科手術などがある．PEGの禁忌は，出血傾向を認める場合，大量腹水，腹膜炎，胃と腹壁のあいだに介存臓器が存在する場合などがある．

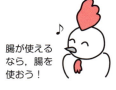

腸が使えるなら，腸を使おう！

【用語解説】
BT：絶食により腸管粘膜が萎縮し，腸管内の細菌やその毒素が体内に侵入することである．

【用語解説】
汎発性腹膜炎：腹膜とは腹腔内を覆う膜であり，本来は無菌である腹腔内に細菌感染や物理的・化学的刺激によって炎症が起こるものを腹膜炎という．腹腔内全体に炎症が広がっている状態を汎発性腹膜炎といい，消化管穿孔による消化液の腹膜への漏出や腹腔内臓器の炎症の波及が原因となる．

*1 経鼻胃管は，カテーテルの留置位置を腹部X線撮影などの適切な方法で確認後，経腸栄養剤の投与を開始することが望ましい．

❷ 経腸栄養法の禁忌
- 食道気管支瘻
- 下部消化管完全閉塞例
- 消化管出血
- 汎発性腹膜炎
- 炎症性腸疾患急性増悪例
- 難治性下痢
- その他，主治医が禁忌と判断した症例

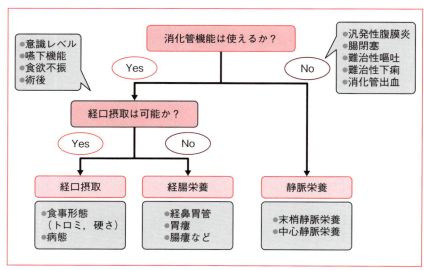

❶ 栄養投与ルート

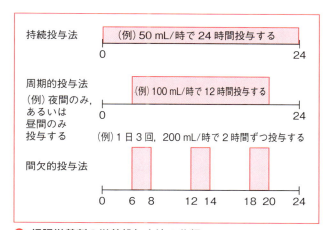

❸ 経腸栄養剤の栄養投与方法の分類
(日本静脈経腸栄養学会編. 静脈経腸栄養ガイドライン. 第3版. p.19より)

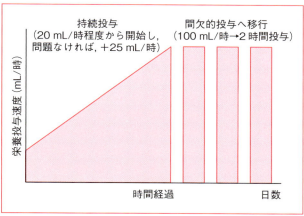

❹ 経腸栄養剤の栄養投与方法例

- 胃瘻造設が不能もしくは困難な場合，PTEGを考慮する．

2 経腸栄養剤の投与方法の種類

- 経腸栄養剤の投与方法には，間欠的投与法，周期的投与法，持続投与法があり，患者の状態や病態により選択する（❸）．
  - 間欠的投与法（intermittent feeding）：食事と同様に朝，昼，夕の1日2～3回に分け，2～3時間程度かけて投与する．より食事に近く生理的な投与方法である．
  - 周期的投与法（cyclic feeding）：夜間のみ，あるいは昼間のみ投与する方法で，1回の投与時間は特には決められていない．夜間や睡眠中のみ投与することもある．
  - 持続投与法（continuous feeding）：24時間かけて投与する．24時間の持続投与法では少量ずつ低速度での投与が可能となるため，重症患者への投与や経腸栄養開始時，小腸投与などで用いられることが多い．また，持続投与法では，一定の速度で投与するために経腸栄養ポンプを使用することが多い．
- 重症患者の場合は，経腸栄養開始時は持続投与法を選択し，少量低速度からの投与が望まれる．経腸栄養投与後，下痢や逆流などの合併症がないことを確認し，徐々に投与速度を上げていき，持続投与法から間欠的投与法へ移行していく（❹）．また，重症患者に限らず経腸栄養開始時には，下痢や逆流などの合併症が生じやすいため，少量低速度からの開始が望ましい．

3 経腸栄養剤の種類と選び方

- 経腸栄養剤の分類の方法はさまざまであり，原材料から天然濃厚流動食と人工濃厚流動食に分けられる．天然濃厚流動食は天然食品由来のもので，人工濃厚流動食は天然の素材を人工的に処理したり栄養素を添加したりしたものである（❺）．

栄養成分による分類

- 成分栄養剤（elemental diet），消化態栄養剤（oligomeric formula），半消化態栄養剤（polymeric formula）の3種類に分けることができる（❻）．
  - 成分栄養剤：脂肪含有量が少なく，食物繊維を含まない．また，消化が不要であるため，短腸症候群や膵外分泌機能不全などの吸収不良症候群や重症急性膵炎に対する早期経腸栄養などに適応である．
  - 消化態栄養剤：成分栄養剤に比べ脂肪含有量が多いものがあるが，無脂肪の栄養剤も存在する．消化は一部必要となり，消化・吸収障害や下痢，周術期などに用いられる．
  - 半消化態栄養剤：現在100種類以上が存在する．特に消化・吸収機能に問題がない

❺ 経腸栄養剤の種類

天然濃厚流動食

人工濃厚流動食
- 成分栄養剤（elemental diet）
- 消化態栄養剤（oligomeric formula）
- 半消化態栄養剤（polymeric formula）

❻ 経腸栄養剤の種類と特徴

	成分栄養剤	消化態栄養剤	半消化態栄養剤
区分	医薬品	医薬品/食品	医薬品/食品
窒素源	アミノ酸	ジペプチド，トリペプチドなど	たんぱく質
脂肪含有量	少量	少ない	多い
消化	不要	一部要	一部要
食物繊維	なし	なし	なし/あり
吸収	要	要	要
残渣	なし	少ない	中等量
粘稠度	低い	やや低い	中等度

❼ 医薬品の経腸栄養剤

	成分栄養剤	消化態栄養剤	半消化態栄養剤
液状	―	ツインライン®	ラコール® エンシュア®・リキッド エンシュア®・H エネーボ®
粉末状	エレンタール® エレンタール®P ヘパンED®	―	アミノレバン®EN

場合は，半消化態栄養剤が第一選択となる．
- 窒素源で分類すると，成分栄養剤の窒素源はアミノ酸である．また，消化態栄養剤の場合は，窒素源がアミノ酸，ジペプチドやトリペプチドで，たんぱく質を含まないのが特徴である．半消化態栄養剤の窒素源はたんぱく質である．

医薬品と食品の分類
- 医薬品と食品の2つにも分類することができる．
- 医薬品は薬として医師の処方箋が必要であり，食品は食事と同様に食事指示箋が必要である．医薬品の経腸栄養剤は食品のものと比べ数は少ない（❼）．

性状による分類
- 製剤の性状は粉末，液状，半固形状などがある．
  - 粉末製剤：溶解・調整を行う必要があり，溶解後の細菌繁殖による汚染のリスクを考慮する必要がある．しかし，消化・吸収能や排便状況に応じて溶解濃度や浸透圧の調整が可能であるため，各栄養剤の特徴を理解したうえで患者に合った栄養剤を選択することが重要である．
  - 液状製剤：溶解・調整が不要である．
  - 半固形状製剤（半固形化栄養剤）：主に胃瘻造設時に適応となる．投与時間を短縮することが可能であるため，介護者の負担の軽減やギャッジアップによる体位保持の時間を短縮することができる．

濃度による分類
- 経腸栄養剤の濃度はさまざまで，より高濃度タイプの栄養剤は少量で高カロリーの摂取が可能であり，投与時間の短縮や少量持続投与でも十分な栄養量の確保が可能である．
- 1 mLあたり2 kcalの栄養剤を使用した場合，1時間あたり25 mLの低速度投与でも1日1,200 kcalの投与が可能である．しかし，その場合，投与水分量は約420 mLと少なく，水分量の確保のため追加水や輸液投与を併用する必要がある．
- 低濃度タイプの栄養剤で十分な栄養量を確保するには，高濃度タイプに比べ投与量が多くなるので投与速度を速くする必要がある．しかし，投与水分量も多くなるため，追加水を減量できる利点がある．近年では，栄養剤のほかに追加水の投与を不要にするため，栄養剤1 mLあたり0.7 kcalなどのより低濃度タイプの栄養剤がある（❽）．

病態別栄養剤
- 病態別経腸栄養剤は，肝疾患，腎不全，呼吸不全，周術期，耐糖能異常，敗血症・急性呼吸窮迫症候群（ARDS：acute respiratory distress syndrome）などに対して考慮されている．
- 肝疾患用の栄養剤は，分枝アミノ酸と芳香族アミノ酸の比が高いのが特徴である．普通の食事ではフィッシャー比は3程度であるが，日本の肝疾患用栄養剤は分枝アミノ

いろんな種類の経腸栄養剤を効果的に使えるようになろう！

豆知識
「経腸栄養剤の容量＝水分量」ではない．
経腸栄養剤に含まれる水分量は濃度によって異なり，おおよそ1 kcal/mLの栄養剤では容量の80％，1.5 kcal/mLで75％，2 kcal/mLで70％程度が水分である．

病態別栄養剤は数多くあるが，栄養サポートの基本は適正かつ十分なエネルギー投与である．エネルギー投与量が不十分であるにもかかわらず，特定の栄養素を強化し投与することはかえって病態を悪化させることもある．

❽ 1,200 mL投与した場合の栄養剤の投与内容

	1 mLあたりのエネルギー(kcal)	投与量(mL)	24時間持続投与1時間あたりの投与速度(mL/時)	水分量(mL)*
高濃度タイプ	2	600	25	420
低濃度タイプ	1	1,200	50	1,020
	0.7	1,700	70	1,500

＊：水分量は目安量．

酸が強化されており，フィッシャー比は12〜61である．
- 腎不全栄養剤は，たんぱく質と電解質の含有量が制限されており，ほかの栄養剤と組み合わせて使用することが想定されている．たんぱく質量は，200 kcalあたり0.7〜3 g程度，ナトリウム，カリウム，リンなどの電解質が制限されている．
- 呼吸不全用栄養剤は，脂質含有量が多いのが特徴である．三大栄養素のなかでは脂質の体内消費のときに最も二酸化炭素の産生が少ない．呼吸不全時は必要エネルギー量が多くなるため，栄養剤の選択よりも十分な栄養量の確保が優先される．
- 周術期には，免疫賦活経腸栄養剤（IED：immune-enhancing diet）の使用が推奨されている．グルタミン，アルギニン，RNA，n-3系多価不飽和脂肪酸が含有されているのが特徴である[*2]．
- 耐糖能異常用栄養剤の特徴は，「炭水化物含量の減量」「糖質の種類」「一価不飽和脂肪酸（MUFA：monounsaturated fatty acid）の強化」「食物繊維の添加」「イソロイシンの強化」など，栄養剤によってさまざまである．

[*2] また，近年では「栄養」を薬剤と同じように治療に役立てようという概念を示す，pharmaconutritionという考え方がある[2]．

4 副作用，合併症

- 経腸栄養法の合併症は，逆流，下痢，便秘などが特徴的である．経口摂取と違いfeeding tubeからの強制栄養であるため，さまざまな消化器症状が生じることがある．
- 逆流の予防として，feeding tubeの留置位置を幽門部以遠にすることや，経腸栄養投与時の体位を上げること，経腸栄養の投与速度を調整することなどが有効である．
- 下痢の予防は，まず下痢の原因の精査が必須である．原因が栄養剤関連のものには，高浸透圧性下痢，吸収不良性下痢，栄養剤の細菌汚染による下痢などがある．栄養剤の変更や投与速度の調整，シンバイオテクスの使用を検討する．
- 乳糖不耐症の場合は，栄養剤に含まれる乳糖により下痢を生じることがある．また，冷たすぎる栄養剤も下痢の原因となるため，常温で投与する．
- 便秘の原因には，水分・食物繊維不足，腸管蠕動の低下などがある．適正な水分量の確保や食物繊維の添加が有効な場合がある．また腸管蠕動を促す薬剤や下剤の使用も検討する．
- 経鼻チューブによる鼻腔の潰瘍形成を予防するため，チューブの固定位置を定期的に変更したり，チューブは余裕をもたせて固定したりする．長期的な経鼻チューブによる経腸栄養が予想される場合は，胃瘻造設も検討する．

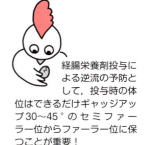

経腸栄養剤投与による逆流の予防として，投与時の体位はできるだけギャッジアップ30〜45°のセミファーラー位からファーラー位に保つことが重要！

引用文献
1) 日本静脈経腸栄養学会．静脈経腸栄養ガイドライン．第3版．照林社；2013．p.15．
2) 福島亮治．ICU患者における感染症発生に対する，高蛋白免疫調整経腸栄養剤と高蛋白標準経腸栄養剤の無作為化比較試験（MetaPlus試験の結果報告）．栄養—評価と治療2015；31：55-56．

カコモン に挑戦!!

◆ 第35回-115
経腸栄養剤に関する記述である．最も適当なのはどれか．1つ選べ．
(1) 消化態栄養剤は，窒素源に低分子ペプチドを含む．
(2) 成分栄養剤は，半消化態栄養剤より浸透圧が低い．
(3) 血糖管理を目的とした経腸栄養剤は，脂肪エネルギー比率を15％Eとしている．
(4) 肝不全用経腸栄養剤は，芳香族アミノ酸が強化されている．
(5) 免疫賦活を目的とした経腸栄養剤は，n-6系脂肪酸が強化されている．

◆ 第35回-114
経腸栄養法が禁忌となる患者である．最も適当なのはどれか．1つ選べ．
(1) 頭頸部がん術後
(2) 食道裂孔ヘルニア
(3) 胃全摘術後
(4) 小腸完全閉塞
(5) 人工肛門造設後

◆ 第35回-115　正解(1)
解説：
(1) 消化態栄養剤は，窒素源に低分子ペプチドを含む．
(2) 半消化態栄養剤の窒素源は卵白，乳たんぱく，カゼイン，大豆たんぱくで，成分栄養剤の窒素源は低分子ペプチドや結晶アミノ酸などを用いており，成分栄養剤のほうが水分に栄養素が高濃度で溶けているため，高浸透圧となっている．
(3) 一般的な経腸栄養剤のエネルギー比は，たんぱく質15～20％，脂質25％以下，糖質50～60％となっているが，血糖管理を目的とした経腸栄養剤は，糖質によるエネルギー摂取を控えるため，脂質によるエネルギー摂取量（脂肪エネルギー比率）が高くなる．
(4) 分枝鎖アミノ酸（BCAA）は，肝臓でエネルギーとして活用されやすく，肝臓でのエネルギー産生（糖新生）やアルブミン合成を促進するため，肝不全用経腸栄養剤では，BCAAが強化されている．
(5) n-6系脂肪酸であるリノール酸から合成されるアラキドン酸は，プロスタグランジンやロイコトリエンなどの炎症性サイトカインの材料となるため，n-6系脂肪酸は炎症系を強め，免疫機能を増悪させる．

◆ 第35回-114　正解(4)
解説：
(1) 頭頸部がん術後は，飲み込みにくさがあるため誤嚥性肺炎のリスクは高まるが，腸管機能は正常なので，経腸栄養は適応となる．食道は横隔膜を経由して胃に接続しているが，この胃本体が何らかの原因で横隔膜の外にある食道へと押し出されている状態となる．
(2) 胃が押し出されることで胃の構造はやや変化するが，消化管に閉塞はなく腸管機能が利用可能なので，経腸栄養は適応となる．
(3) 胃全摘術後は，食道と小腸をつなげる手術を行うので，胃の喪失による消化機能の低下はみられるものの，腸管機能が利用可能なので，経腸栄養は適応となる．
(4) 小腸完全閉塞は禁忌である．
(5) 人工肛門（ストーマ）造設は，肛門や膀胱を何らかの理由（主にがん）で切除した際に，小腸や大腸の一部を使って行う手術で，人工肛門造設後も腸管機能は利用可能なので，経腸栄養は適応となる．

3-3　経口栄養法

- 経口栄養法は，ヒトにとって最も生理的な栄養補給法である．ヒトは，食べ物を食べようとすると脳からの刺激によって消化・吸収の準備がされる．摂食（口に食物を入れる）は消化・吸収の開始の合図であり，咀嚼は利点が多い（❶）ため，可能な限り経口による栄養法を選択する（❷）．
- 低栄養状態や摂食が不十分な患者には，食事だけでなく各種の栄養剤（経口濃厚流動食）を経口投与することもある．

1　食事の分類と栄養基準

- 医療機関の食事は，一般食と特別治療食に分類される（❸）．
  - 一般食：特別な栄養素のコントロールは必要ないが，疾病の早期回復のために全身状態の改善を図ることを目的にした治療食である．常食，全粥，流動食などの形態別に分類されることが多い．
  - 特別治療食：疾病ごとに特別な栄養素のコントロールを必要とする食事である．
- 医療機関における経口栄養法は，一人一人の病態，性別，年齢，活動量，体格などにより求められた栄養必要量を基本とする．しかし，多くの患者各々に適正かつ円滑に食事の提供を実施するため，医療機関の特性から栄養食事基準が設定されている．

一般食の栄養

常　食

- 常食は，特別治療食や軟菜食，流動食を必要としない患者に提供される．日本人の食事摂取基準を参考に，健康な成人が摂取する食品や料理を栄養学的にバランスよく組み入れた食事である．
- 栄養基準は患者の性別や年齢，身体活動レベルを考慮して決定する．必要量との誤差が±200 kcal～300 kcal以内となるように段階的な基準作成が必要となる．
- たんぱく質：エネルギー比率は13～20％（中央値16.5）とする．
- 脂質：エネルギー比率20～30％とする．そのうち，飽和脂肪酸量を7％以下にする．
- 2005年以前は，入院患者を1つの集団として年齢構成をもとに，荷重平均摂取基準を作成していた．現在は個々の患者で栄養管理を行う観点から使用されていないが，給食提供では集団として考えるため，実際には従前の方法を一部活用している（❹）．

軟菜食（全粥食，5分粥食，3分粥食）

- 主食形態が粥である．副食は消化器官に機械的な刺激が少なく，かつ消化吸収の容易なもので，主食の固さに合わせたものを提供する．患者の消化能力，摂食能力にあわせて，食材選択，切り方，調理方法，盛り付けに対応する．
- 粥の濃度（全粥と重湯の割合）により，全粥食，5分粥食，3分粥食の段階に分かれている．診療報酬上では，栄養基準や副食の固さ，使用可能な食材についての明確な決まりはなく，各施設で基準を作る．3分粥食の副菜は，ペースト状のものが多い．

---

❶ 経口栄養法の利点

- 自然で生理的な栄養法である
- 口腔内を通過することで消化・吸収・代謝がスムーズに進む
- 供給される栄養（素）残分組織が豊富であり，微量栄養素の不足が阻止できる
- 未だ未知の栄養成分にも対応できる．
- 精神的な満足感が得られ，長期間対応可能である
- 特別な手技を必要としない

❷ 腸は使えるが経口栄養法が禁忌の場合

- 意識障害
- 口腔機能不全
- 嚥下障害
- 手術後
- 化学療法・放射線治療中（認知症，精神疾患など）

【用語解説】

経口濃厚流動食：食事だけでは十分な栄養が満たされないときに栄養補助として使用される．液状のものが多く，高たんぱく質，高エネルギーで嗜好を考慮されたものも多いが，高価である．診療報酬の加算はない．

入院患者の年齢層が大きい場合は，常食も複数必要になる．

【用語解説】

重湯：米に対して10倍程度の水で炊いた粥の上澄み液．

---

❸ 病院食の分類

分類	一般食	特別治療食
食種名（例）	●常食 ●軟菜食（全粥食，7分粥食，5分粥食，3分粥食） ●流動食 ●小児食（学童食，幼児食，離乳食，調乳食） ●産褥食 ●きざみ食，ペースト食 ●その他	●エネルギーコントロール食 ●たんぱく質コントロール食 ●脂質コントロール食 ●塩分コントロール食 ●易消化食 ●術後食 ●アレルギー食 ●濃厚流動食 ●検査食 ●その他

❹ 常食の食事基準の作り方

- 毎月15日・昼食時の常食喫食患者の性別，年齢区分別の人数を調べ，年間の当該施設での年齢構成を確認する
- 食事摂取基準を参考に年齢区分ごとの基礎代謝量を求め，当該施設で身体活動量を乗じて推定エネルギー必要量を算出する
- 推定エネルギー必要量の中央値から給与エネルギー量を決定する．各年齢区分の推定エネルギー必要量との誤差が200～300 kcal以上にならないようにする
- 誤差が大きくなるときは，複数の基準を作る

流動食
- 主食形態は，流動状の重湯である．副食も流動状で飲み込みやすく，消化・吸収が良く，食物残渣が少なく，水分の補給に重点をおいた食事である．
- エネルギーをはじめとする栄養量を十分に摂取できないことから，長期間利用する場合は，栄養素の欠乏に注意する．できるかぎり速やかに食上げを行う．

特別治療食の栄養基準

エネルギーコントロール食
- 1日に摂取すべき総エネルギーを調節した食事である．決められた総エネルギーのなかでたんぱく質，脂質，炭水化物のエネルギー比率を決め，ビタミンやミネラルが過不足しないように設定する．
- 100 kcalまたは200 kcal間隔で作られることが多い．上限と下限は各施設のニーズで決められる．
- 適応疾患としては，糖尿病，肥満症，脂質異常症，高血圧症，心疾患などがある．

たんぱく質コントロール食
- 1日に摂取すべきたんぱく質量を調節した食事である．たんぱく質のエネルギー比は通常，13〜20％が適当とされるが，低たんぱく食は8〜12％となるため炭水化物エネルギー比や脂質エネルギー比は上がる．
- 食事基準の1日のたんぱく質量は，30〜60 gを10 g間隔で作ることが多い．
- たんぱく質の利用効率は摂取されるエネルギー量に影響を受けるため，十分なエネルギー量を設定する．たんぱく質量が十分でも，エネルギー不足であるとたんぱく質の分解が亢進し窒素平行は負になる．
- 低たんぱく食では，アミノ酸組成を考慮し積極的に動物性のたんぱく質を摂取する．
- 低たんぱく食の適応疾患には，腎不全，肝不全，非代償性肝硬変などがある．

脂質コントロール食
- 脂質コントロール食は，脂質の消化能力が低下している場合，あるいは脂質代謝の改善のために，脂質の質や量を調節した食事である．
- 脂質の量を制限するので，エネルギーの多くは炭水化物で満たす．消化管への刺激を避けるために易消化食を心がける．
- 脂質量を制限する適応疾患は，膵炎，胆のう炎，急性肝炎などである．制限が長期間になる場合は，必須脂肪酸と脂溶性ビタミンの不足に注意する．
- 脂質代謝改善のために質を考慮する場合は，飽和脂肪酸エネルギー比を7％以下にし，n-3系多価不飽和脂肪酸を増やす．コレステロール量とエネルギー量は低めに設定する．
- 脂質の質を考慮する疾患は，脂質異常症，高血圧症，脂質代謝異常症などである．

食塩コントロール食
- 食塩コントロール食は，ナトリウム量（食塩相当量）を制限した食事である．制限の程度は，病態により個人差はあるが，一般的には1日6 g未満が用いられる．極端な食塩制限は，末梢循環血液量を減少させると考えられており，極端な食塩制限は（1日3 g以下）勧められない．
- 食塩相当量で換算されるので，塩分の添加量に食品中のナトリウム量を合算する．よって，食材の栄養成分を考慮して，献立作成を行う必要がある．
- 適応疾患には高血圧症，心疾患，腎疾患，肝硬変などがある．

2　院内約束食事箋 ❺

- 本来は，患者一人一人に合わせた栄養基準が作られることが理想だが，病院給食ではあらかじめ施設の栄養基準を作成している．こうした基準は院内約束食事箋と呼称される．それぞれの施設の栄養食事療法の根幹となる．

【用語解説】
食上げ：食事形態または食事内容を上げていくこと．たとえば，流動食から3分粥に，3分粥から5分粥に，また，脂質を3 gから10 g，15 gなどに変更することである．

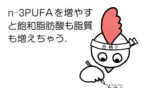

n-3PUFAを増やすと飽和脂肪酸も脂質も増えちゃう．

3　栄養ケアの実施／ 3-3　経口栄養法

- 日本人の食事摂取基準や各疾患の治療のためのガイドラインなどを参考に，院内の栄養委員会で作成される．毎年，見直しを行い治療に最適な内容に改定する．ただし，この院内約束食事箋の改定は，電子カルテなどの変更，献立作成，栄養食事指導の資料の改定など，非常に大きな労力を必要とする．
- 疾病ごとに管理する疾患別食事箋と栄養組成の特徴を食種名にした栄養成分食事箋がある．疾患別は，糖尿病食20単位，腎臓病食1度，2度，3度というように決められる．また，栄養成分別は，エネルギーコントロール食やたんぱくコントロール食のように作られ，対応疾患に使われる．
- 診療報酬上の入院時食事療養では，特別食加算は疾患別で表記されている．加算には，特別食名と加算対象となる病名が必要なので，疾患別は診療報酬の特別食加算の管理がしやすい．しかし，常に疾患名と必要とする食種名が一致するとは限らない．病態にあわせた栄養量を選べる点で成分別は有用であるが，栄養残分量以外の疾患や病態特有の栄養食事療法に応えにくい場合もある．
- 疾患別でも成分別でも優劣はなく，各医療機関のニーズに合ったものを選択する．

3　献立作成

献立の立案

- 献立は対象者の経口栄養法の具体的な内容である．栄養目標量から給与栄養量の決定，食品構成をもとに具体的な料理を組み合わせる．
- 病院給食における献立作成は給食運営計画である．献立表は品質仕様書で，おいしく，栄養内容が整った，安全な食事であることはいうまでもないが，食材調達，施設，設備，衛生，人員，作業能率，流行，コストなどを勘案して作成される．
- 給食管理の成否はすべて献立作成に左右されるといっても過言ではない．献立作成には，多方面における知識と感性が必要とされ，病院の管理栄養士の最重要業務である．

食品構成表

- 食品構成表とは，1日の給食目標量を食品群ごとの使用量で表したもので，食種ごとに作られる．食品構成をもとに献立作成をすると，おおよその基準を満たすことができる．
- 食品構成表を作るには，各食品群ごとの基準栄養素量（食品群別加重平均栄養成分表）を算出する．食品群別加重平均栄養成分表は各施設で異なる．また，同一施設でも常食と軟菜などのように使用する食品に大きな違いがある場合は，それぞれに合った成分表を作成する（❻）．
- 食品群別加重平均栄養成分表の作り方は，ある期間の献立から各食品の総使用量を求め，各食品群に分類する．その食品群のなかでその食品の占める割合を百分率にする．各食品の百分率をそれぞれの重量として栄養価計算をする．食品群ごとの食品の栄養価の合計がその食品群の100gあたりの栄養量成分値となる．
- 近年では，コンピューターを使用して献立作成を行うと，使用量と食品群別の百分率を計算して，自動的に成分値を算出することができる．

献立の展開

献立の展開

- 約束食事箋にあるすべての食種の献立表を準備する．対象者に確実に提供するためには，時間内に調理可能な合理的な献立作成が必要である．
- 基本になる献立をもとに，エネルギー量やたんぱく質量，食事量や固さなどの調節を食材量や調理法，または料理そのものを変更し献立を立案していくことを**献立の展開**という．医療機関の特性により基本となる献立は異なるが，多くは常食をもとに展開する．
- 約束食事箋ごとに食品群別食品構成（❼）を作成し，エネルギーやたんぱく質の増減

【用語解説】
栄養委員会：病院長の諮問機関であることが多い．医師，看護師，管理栄養士，その他の医療職種，事務部などで構成され，院内の栄養に関することを協議する．

病院の食事は栄養計画の「DO：実施」なんだ．

食品群別加重平均栄養成分表は施設ごとに作るんだ．よく使用する食品が異なるからね．九州はアジ，北海道はタラの使用頻度が高い？

【用語解説】
献立の展開：基本献立をもとに，設定された食種にあわせて献立を作ること．たとえば，常食を基本に全粥食や高血圧食，糖尿病食，また，5分粥食を基本に離乳食を作るなどである．材料や，調理の手間を省くことができる．

❺ 約束食事箋

分類	食種	エネルギー (kcal)	たんぱく質 (g)	脂質 (g)	炭水化物 (g)	塩分 (g)	備考
一般食	常食	1800	70	50	270	7.5	
	3分粥食	1200	50	40	160	7.5	
	5分粥食	1400	60	40	200	7.5	
	全粥食	1600	68	45	230	7.5	
	流動食	1000	30	35	150	7.5	
特別治療食	エネコン800	800	50	20	100	6未満	コレステロール200 mg以下
	エネコン1000	1000	50	30	125	6未満	プリン体200 mg以下
	エネコン1200	1200	60	35	165	6未満	
	エネコン1400	1400	67	40	190	6未満	コレステロール300 mg以下
	エネコン1600	1600	68	50	220	6未満	プリン体300 mg以下
	エネコン1800	1800	72	60	250	6未満	
	エネコン2000	2000	80	65	275	6未満	
	心臓1600	1600	68	45〜55	210〜230	6未満	n-3系PUFA　2 g
	心臓1800	1800	72	50〜60	240〜270	6未満	食物繊維 15〜20 g
	腎P30 g　1400	1400	30	40	230	6未満	カリウム2000 mg以下
	腎P30 g　1600	1600		50	260	6未満	プリン体450 mg以下
	腎P30 g　1800	1800		55	310	6未満	
	腎P30 g　2000	2000		60	350	6未満	
	腎P40 g　1400	1400	40	40	220	6未満	カリウム2000 mg以下
	腎P40 g　1600	1600		50	240	6未満	プリン体600 mg以下
	腎P40 g　1800	1800		55	270	6未満	
	腎P40 g　2000	2000		60	300	6未満	
	腎P50 g　1400	1400	50	35	220	6未満	カリウム2000 mg以下
	腎P50 g　1600	1600		40	260	6未満	プリン体750 mg以下
	腎P50 g　1800	1800		50	290	6未満	
	腎P50 g　2000	2000		55	330	6未満	
	脂質5 g	900	15	5	200		流動食
	脂質15 g	1200	35〜40	10〜15	230		3分粥食
	脂質15 g	1400	50	15	270		5分粥食
	脂質20 g	1600	60	20	300		全粥食・常食
	脂質30 g	1800	68	30	315		全粥食・常食
	消化管術後1	500〜600	20	5〜10	90〜100		5回食, 流動形態
	消化管術後2	1000	30〜50	10〜20	175		5回食, 重湯, ピューレ
	消化管術後3	1400	60	20〜30	235		5回食, 5分粥食
	消化管術後4	1600	68	30〜40	250		5回食, 全粥食
	消化管術後5	1800	72	40〜50	275		5回食, 常食
	IBD 1	900	25	8	180		食物繊維5 g, 3分粥食
	IBD 2	1200	50	15	220		食物繊維5 g, 5分粥食
	IBD 3	1500	55	25	260		食物繊維10 g, 全粥食
	IBD 4	1800	65	35	310		食物繊維10 g, 常食・全粥菜
	PIH 1600	1600	72	45	230	6	
	PIH 1800	1800	72	50	270	6	

（帝京大学医学部附属病院2024年4月より一部抜粋）

の規則を作っておくと便利である．たとえば，エネルギーの増減は主食，砂糖類，油脂の順で行い，夕食，朝食，昼食の順にエネルギーを増していくなど施設での決まりを作っておくとわかりやすい．全体のバランスを考えながら，調理が煩雑にならないように工夫する．

献立の評価

● 実施献立内容の評価は，給食食品量表（栄養出納表）と栄養計画で作成された食品構成との比較，検食表，残食量，嗜好調査などで行う．

● 給食食品量表は，実施献立から各食品の総使用量を求め，各食品群に分類する．コンピューターを献立作成に使用していれば自動計算ができる．

サイクルメニュー

● サイクルメニューとは，一定期間の献立を作成し繰り返し使用するものである．病院給食の献立は，食種ごとの献立が必要なため1日でも献立数が多い．そのためサイクルメニューを使っている施設が多い．

3　栄養ケアの実施／ 3-3　経口栄養法

❻ 食品構成および食品群別加重平均栄養成分表（常食）

	分量(g)	エネルギー(kcal)	たんぱく質(g)	脂質(g)	炭水化物(g)	カルシウム(mg)	鉄(mg)	レチノール当量(μg)	ビタミンB1(mg)	ビタミンB2(mg)	ビタミンC(mg)	食物繊維(g)
穀類・米	180	643	11.0	1.6	139.5	9	1.4	0	0.14	0.04	0	0.9
穀類・パン	80	247	7	7	39	35	0.5	0	0.08	0.05	0	1.6
穀類・小麦粉	10	35	0.8	0.1	7.3	2	0.1	0	0.01	0.00	0	0.3
芋類	100	97	1.7	0.2	22.4	19	0.5	1	0.80	0.2	1	1.5
砂糖類	15	42	0.0	0.0	10.6	1	0.0	0	0.02	0.00	0	0.1
油脂類	15	125	0	14	0	1	0	39	0	0	0	0.0
豆・大豆製品	70	74	5.4	4.4	3.2	70	1.1	2	0.06	0.03	1	1.4
魚介類	80	119	15	5	1	34	2	73	0	0	1	0
肉類	70	122	13.2	7.0	0.4	3	0.7	8	0.30	0.13	3	0.0
卵類	50	79	5.1	5.5	1.6	25	0.7	32	0.03	0.18	1	0.0
牛乳	180	121	5.9	6.3	9.9	203	0.0	63	0.07	0.27	2	0.0
牛乳・その他	0	0	0.0	0.0	0.0	0	0.0	0	0.00	0.00	0	0.0
野菜・緑黄	150	56	2.9	0.3	12.0	75	1.1	479	0.11	0.14	33	3.5
野菜・その他	200	52	2.4	0.2	12.2	48	0.6	12	0.08	0.06	28	3.0
果実類	100	63	0.8	0.1	16.4	13	0.2	19	0.05	0.03	24	1.1
海藻類	5	3	0.3	0.1	1.1	22	0.1	4	0.00	0.01	0	0.4
合計		1877	71.2	51.6	276.8	560	8.5	731	1.82	1.11	94	13.7

（帝京大学医学部附属病院より一部改変）

3

栄養ケアプランの実施

❼ 食種別食品群別食品構成　　　　　　　　　　　　　　　単位：g

	常食	5分粥	DM 1600	P40 2000	脂質 20 g
穀類・米	180	105	150	50	270
穀類・パン	80	0	75	たんぱく調整米360	0
穀類・小麦粉	10	10	10	10	10
芋類	100	100	50	100	100
砂糖類	15	30	5	40	30
油脂類	15	20	15	50	5
豆・大豆製品	70	豆腐100	70	40	豆腐100
魚介類	80	白身80	80	45	白身60
肉類	70	ささみ80	60	45	ささみ60
卵類	50	50	25	50	20
牛乳	180	200	180	0	0
脱脂ヨーグルト	0	100	0	0	100
野菜・緑黄	150	100	150	150	150
野菜・その他	200	200	200	200	200
果実類	100	100	100	50	100
海藻類	5	0	5	0	5

- サイクルの期間は，施設の平均在院日数をもとに4週間（28日），3週間（21日）など，週単位で決められることが多い．週単位で作成すると，材料の納品の都合や調理作業員の人員計画もしやすい．

- サイクルメニューの利点は，献立作成時間を大幅に削減でき，調理業務の完成度を向上できることである．欠点は対象者も調理担当者もマンネリ化することで，この欠点を補う方法としては，サイクルメニューを四季ごとにつくる，行事食を適宜組み込む，食材の一部を旬の材料に代えるなどが考えられる．

カコモン に挑戦 ‼

◆ 第27回-126
経口栄養法が適応できる患者である．正しいのはどれか．1つ選べ．
- (1) JCS (Japan Coma Scale) が100である．
- (2) 嚥下が不可能である．
- (3) 上部消化管に閉塞がある．
- (4) 胆のうが摘出されている．
- (5) 小腸に穿孔がある．

◆ 第26回-127
経口栄養法に関する記述である．誤っているのはどれか．1つ選べ．
- (1) 軟食は，主食の形態による分類である．
- (2) 流動食の目的の一つは，水分の補給である．
- (3) 常食は，患者の年齢も考慮した食事である．
- (4) 特別食加算の貧血食は，溶血性貧血が対象である．
- (5) 注腸造影検査食は，食物繊維を少なくした食事である．

解答＆解説

◆ 第27回-126　正解（4）
解説：
- (1) JCS (Japan Coma Scale) が100とは，痛みに対して払いのける動作はあるが意識は覚醒しておらず，経口栄養法は禁忌である．
- (2) 嚥下が不可能であれば，食物を飲み込めないため，経口栄養法は禁忌である．
- (3) 上部消化管に閉塞がある場合は，経口栄養法は禁忌である．
- (4) 胆のうが摘出されている場合，脂肪の消化能力が低下することはあるが，経口栄養法が適応できる．
- (5) 小腸など消化管に穿孔がある場合は，経口栄養法は禁忌である．

◆ 第26回-127　正解（4）
解説：正文を提示し，解説とする．
- (1) 軟食は，主食の形態（粥：全粥，七分，五分，三分，一分）による分類である．
- (2) 流動食は水分量が多く，目的の一つは，水分の補給である．
- (3) 常食は，「日本人の食事摂取基準」に基づくため，患者の年齢ほか，性別や身体活動レベルなどに考慮した食事である．
- (4) 特別食加算の貧血食は，鉄欠乏性貧血が対象である．血中ヘモグロビン濃度が10 g/dL以下の場合に特別食加算が算定できる．
- (5) 注腸造影検査食は，大腸内に残渣が残らないように食物繊維を少なくした食事である．

3-4 栄養教育

- 本書では「栄養指導」と栄養教育を同意語として扱う．傷病者に対する療養のため必要な栄養指導は，管理栄養士の主要な業務である．
- 栄養教育の実践は，栄養素，食品，料理，食事レベル，これらを統合し，かつ食行動に基づき行う．そして，疾病の自己管理ができるよう療養への食生活の実践を目指して個人指導や集団指導などの栄養教育が行われる．

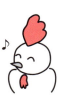

臨床現場での栄養教育は，「疾病の自己管理」ができることをねらいとして行われるんだ！

1 意義と目的

- 栄養教育とは，患者自身が疾病治療のために必要とする「知識」と「技術」を教育し，療養を自己管理できるよう支援することである．
- 患者の日常生活が治療行為となる疾患では，知識や技術の習得への教育のみでなく，自己管理への動機づけ，実践・維持・継続の必要性を教育する．
- 生活習慣病は，生涯にわたる食事・日常生活への自己管理が必要となり，習得した技術の習慣化を教育する．

2 教育形態と特徴

- 栄養指導の教育形態としては，複数の人数のグループで行う集団指導と，患者本人と家族を対象とした個人指導，個人指導の一部であるものの指導場所が医療機関内ではなく，患者の居宅に管理栄養士が出向いて指導する訪問栄養指導がある．それぞれに利点・欠点があり，教育形態を組み合わせると教育・指導の効果と効率が高まる．

集団指導

- 集団指導は罹患頻度の高い疾病ごとに行わる．個人，個人間レベルによる教育目標とプログラムを設定し行う．知識の伝達に特徴づけられる講義形式の体験学習や参加型学習の指導がある．
- 疾病への知識や標準的な治療法について学ぶため，療養に対する動機づけに役立つ．患者同士での体験談などの話し合いは行動変容のきっかけになるだけでなく，療養の継続にも効果的である．
- 複数の患者を同時に指導できることから，指導の時間を効率的に活用できる．しかし，患者の理解度や療養環境などがそれぞれ異なるため，集団指導を円滑に進めるためには，教育目標とプログラムの設定が不可欠となる．
- 同じ疾病であっても病期や心理状態が異なることに留意する．

個人指導

- 個人指導は，個々の患者の病態，生活環境，心理状況を把握したうえで患者個人に合わせ指導が行われる．個々の問題点を抽出し，問題解決のための具体的な指導を行い，行動変容へとつなげる．
- 患者個人の知識・理解力に合わせて指導ができる．
- 患者のプライバシーに入り込むので，信頼関係の構築が必要である．そのためには，指導者は患者の話を聞くこと（傾聴）ができ，療養環境を認識し，受け止め，対応することが求められる．

在宅訪問栄養指導

- 通院は困難であるが，在宅での療養生活が必要な患者が対象となる．近年，在宅療養が推進されていることから，在宅でも十分な栄養補給ができるよう支援する．
- 指導の目的は，個人指導と同様に栄養教育であるが，実際に患者の療養環境をみることにより，咀嚼能力や摂食状況を評価できる．調理方法や食事方法，栄養剤の情報提供など，具体的な指導が可能になる．

【用語解説】
体験学習：調理実習や治療食の試食などを体験することにより，理解度が増す．講義と組み合わせると，効果はさらに上がる．設備や経費が必要になる．
参加型学習：参加者が主体的にかかわる学習法．座談会やパネルディスカッションなど参加者同士での対話から知識が深まるとともに，仲間意識が形成される．

● MEMO ●
「傾聴」で気をつけること
- 思い込みをしない
- 説教しない
- 説得しない
- 批判しない
- 意見を押し付けない
- 先読みしない
- 都合のいいように整理しない　など

❶ 厚生労働大臣が定める特別食加算

- 腎臓食
- 肝臓食
- 糖尿食
- 胃潰瘍食
- 貧血食
- 膵臓食
- 脂質異常症食
- 痛風食
- 心臓疾患及び妊娠高血圧症などに対する減塩食
- 十二指腸潰瘍に対する潰瘍食
- 消化器術後に対する潰瘍食
- クローン病及び潰瘍性大腸炎による腸管機能の低下に対する低残渣食
- 高度肥満症に対する治療食
- フェニールケトン尿症食
- 楓糖尿食
- ホモシスチン尿症食
- ガラクトース血症食
- 治療乳
- 無菌食
- 経管栄養のための流動食
- 特別な場合の検査食
- 次のいずれかの患者
  - がん患者
  - 摂食機能あるいは嚥下機能が低下した患者
  - 低栄養状態にある患者

❷ 診療報酬上の栄養食事指導料と注意点（初回／2回目以降）

	集団栄養食事指導料	入院栄養食事指導料	外来栄養食事指導料	在宅患者訪問栄養食事指導料	糖尿病透析予防指導管理料	慢性腎臓病透析予防指導管理料
点数 （1点10円）	80点	Ⓐ 260点／200点 Ⓑ 250点／190点	外来栄養食事指導料1 Ⓒ 260点／200点 Ⓒa 235点／180点 外来栄養食事指導料2 Ⓓ 250点／190点 Ⓓa 225点／170点	Ⓔa：530点 Ⓔb：530点 Ⓔc：530点 Ⓕa：510点 Ⓕb：460点 Ⓕc：420点	350点	300点（情報通信機器を用いた場合261点），初回から1年を超えた場合250点（情報通信機器を用いた場合218点）
指導時間	40分以上	Ⓐ30分以上／20分以上 Ⓑ30分以上／20分以上	30分以上／20分以上	30分以上	—	—
人数制限	15名以下	個人	個人	個人	個人	個人
算定回数の制限	月1回 入院中は2回まで	入院中2回（週1回まで）	月1回（初回月2回）	月2回	月1回	月1回
対象	特別食加算の算定用件に合った患者				HbA1c 6.5%以上または薬物療法を行っている患者	
備考		具体的な献立等による指導（Ⓒa，Ⓓaは電話または情報通信機器による必要な指導）	食事の用意や摂取等に関する具体的指導	医師，看護師と共同して行う	医師，看護師と共同して行う

Ⓐ：入院栄養食事指導料1，Ⓑ：入院栄養食事指導料2，Ⓒ外来栄養食事指導料1，Ⓓ：外来栄養食事指導料2，Ⓒa，Ⓓa：情報通信機器を用いた場合，Ⓔ：在宅患者訪問栄養食事指導料1，Ⓕ：在宅患者訪問栄養食事指導料2，Ⓔa，Ⓕa：単一建物診療患者が1人の場合，Ⓔb，Ⓕb：単一建物診療患者が2人以上9人以下の場合，Ⓔc，Ⓕc：Ⓔa～b，Ⓕa～b以外の場合．詳しくは付録「診療報酬制度」（p.159）参照．

3 診療報酬上の栄養食事指導

- 厚生労働大臣が定める特別食（❶）を医師が必要と認めた患者に対して，管理栄養士が栄養食事指導を実施して算定要件を満たした場合，診療報酬（❷）を算定することができる．
- 算定できる指導料は，集団栄養食事指導料，入院栄養食事指導料，外来栄養食事指導料，在宅患者訪問栄養食事指導料，糖尿病透析予防管理指導料などである．

4 効果的な実施方法

栄養教育のマネジメントサイクル

- ①アセスメント（評価）→②栄養計画→③実施→④チェック→⑤終了または再計画というサイクルで，患者の望ましい食行動や食習慣への変容と変容の継続を支援する（❸）．

①アセスメント（評価）—課題の整理

- アセスメントに必要な情報を収集する．身体計測，生理・生化学検査，臨床診査（現病歴，既往歴，家族歴，生活状況など），食生活状況（食事時間，摂食内容，嗜好，飲酒，調理担当者など）の情報を得る．表情や動作，心理状態，栄養状態を表す皮膚や毛髪などについても観察する．
- 患者の栄養状態を評価し，栄養教育上の課題を整理する．栄養改善の妨げとなっていると考えられる課題から優先順位をつける．

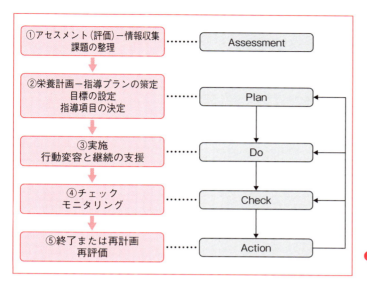

❸ 栄養教育のマネジメントサイクル

❹ 5つの行動ステージ

無関心期
今後6か月以内に実行しようと思っていない

関心期
今後6か月以内に始めようと思っている

準備期
行動を1か月以内に始めようと思っている

実行期
実行を始めて6か月未満

維持期
行動を始めて6か月以上

②栄養計画―指導プランの策定

- **目標の設定**：栄養教育を行うことで期待できる結果（目標）を具体的に策定する．目標の内容と到達達成までの期間を患者と相談して設定する．しかし，患者と指導者の目標が必ずしも常に一致するとは限らない．最終目標（なりたい自分），中目標（一定の到達期限の目標　例：3か月後），小目標（次回面接時）というように最終目的までに段階を区切り，一段ずつ目標に到達するようにする．
- **指導項目**：目標を達成するために，患者自身が実践する具体的な行動内容を盛り込んだ項目を策定する．少しの努力で実行可能な程度の内容で，モニタリングや再評価に利用できるように具体的なものにする．
- **心理のプロセス**：指導した内容の実践（行動）を始めるのは患者自身である．患者のおかれたステージ（❹）を見極めたうえで，そのステージに合わせた働きかけをする．

③実施―行動変容と継続の支援

- **栄養指導の教材**：使用する教材によって教育効果に違いが出る．効果的に指導を進めるには，対象者の目的と目標，理解力に合わせ，教育時間や指導環境などを考慮して決める．よく使われるものは，個人指導ではフードモデルや特殊栄養食品の試供品，パンフレットや疾病別の食品交換表などである．集団指導では，スライドやビデオ，ゲームなど[*1]，体験学習では実物の料理や食品が用いられる．
- **行動ステージの特徴と支援方法（❺）**：患者に指導内容を実践してもらい，続けてもらうためには，いくつかの内容を組み合わせた支援方法が必要である．1つ上のステージを目標にしつつ，逆戻りをしない対策も考える．

④チェック―モニタリング

- 小目標や中目標の時期に評価を行う．目標達成のためのプランのなかの具体策の達成度，栄養・食事内容，検査値などの数値的なデータと，食意識や食行動，満足度などの質的データを併せて評価する．
- 評価が良好な場合は，さらに大目標に向かっての栄養計画を立て，不良の場合は，計画や実施の段階に戻って見直しを行う．繰り返しチェックを行い，行動が習慣化するように支援する．

⑤終了または再計画

- 目標を達成できたかを評価する．達成ならば，終了とする．しかし，慢性的な疾病である場合は，治療目標が達成できたとしても，定期的にチェックを続けて行動が続くように支援する．

[*1] 近年は，パソコンやスマートフォンなども媒体として活用されている．

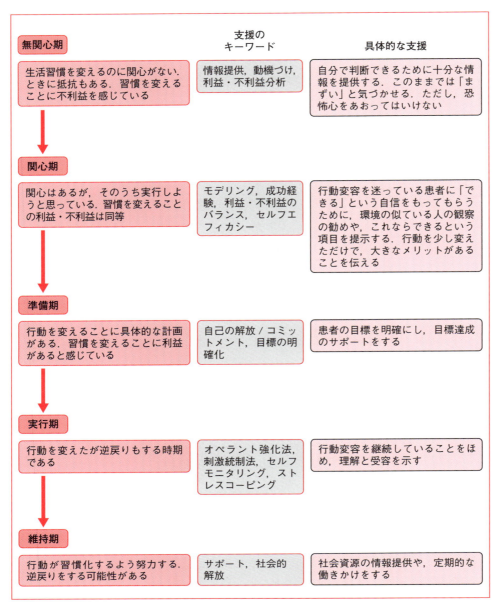

❺ ステージ別の特徴と支援方法（3章「3-5 栄養カウンセリング」の❽〈p.80〉参照）

5 栄養教育の評価と効果

①患者に対する評価

- 客観的な評価と主観的な評価を行う．客観的な評価は，治療に貢献できたかを検査値や体重，食事記録などから行う．主観的な評価は，知識や技能，態度などから行う．
- 目標の到達度と，残された課題を明らかにする．患者自身が，自立して自分の栄養管理が続けられるかどうかを総合評価する．

②指導者自身と教育プログラムの評価

- 教育目標を達成できたかを評価する．達成できた場合とできなかった場合の要因を分析する．
- 指導内容，指導回数が結果に対して適正であったか，指導環境は適正であったか，他職種との連携は良好であったかを評価する．
- 定期的に臨床面および経済面における効果，目標達成者数と中断者数の把握，患者や家族，他職種からの評価などをもとに，指導者の指導力と教育プログラム全体を評価する．

❻ 栄養管理業務のコード例

栄養アセスメントデータの5つの領域

FH	food/nutrition-related history 食物・栄養関連の履歴
AD	anthropometric measurements 身体計測
BD	biochemical data, medical tests and procedures 生化学データ, 医学検査と手順
PD	nutrition-focused physical findings 栄養に焦点を当てた身体所見
CH	client history 個人履歴

栄養診断の4つの領域

NH	nutrition intake エネルギー・栄養素摂取量	NC	nutrition clinical 臨床栄養
NB	nutrition behavioral/environmental 行動と生活環境	NO	nutrition other その他の栄養

栄養介入の4つの領域

ND	food and/or nutrient deliver 食物・栄養素の提供		
E	nutrition education 栄養教育	C	nutrition counseling 栄養カウンセリング
RC	coordination of nutrition care 栄養ケアの調整		

(栄養管理プロセス研究会監修. 改訂新版 栄養管理プロセス. 第一出版;2022. p.144[1]より)

❻ 指導記録

- 栄養指導は診療行為の一つである. 栄養指導内容は診療録(カルテ)に記録し, 栄養指導の依頼医に報告する. 同時に, その内容はチーム全員で共有される. したがって, 指導記録は必要事項をわかりやすく簡潔に書く必要がある.

- よく使われている指導記録の書き方としては, POSの考え方で書くPOMR(problem oriented medical record)がある. 詳しくは3章「2 栄養ケアプランの作成」(p.50)を参照のこと.

栄養管理プロセス(NCP)

- 栄養管理の手順や用語・概念の国際標準化を進める栄養管理の手法であり, ①栄養アセスメント, ②栄養診断, ③栄養介入, ④栄養モニタリングと評価の4段階で構成されている. 地域, 在宅, 施設での標準化した栄養ケアを目指し, 栄養診断により対象者個々の特性を活かした個別栄養管理を実施することに特徴を持つ. 業務内容を標準化した用語で記録し, コード化して対象者の栄養ケアの標準化を目指すだけでなく, 栄養ケアを提供する過程の標準化を目的としている. コードの一例を❻に示す.

- NCPには栄養診断の根拠を示すPES(problem related to etiology as evidenced by signs and symptoms)報告が導入されており, その報告は問題が生じている根拠(sign/symptoms)と原因(etiology)を明確に示し, 栄養状態の問題(problem)を総合的に判定(栄養診断)する記載方法である.

引用文献

1) 栄養管理プロセス研究会監修. 改訂新版 栄養管理プロセス. 第一出版;2022. p.144.

参考文献

・日本栄養士会監訳. 国際標準化のための栄養ケアプロセス用語マニュアル. 第一出版;2012.
・日本栄養士会ホームページ. 栄養管理の国際基準を学ぶ. https://www.dietitian.or.jp/career/ncp/

【用語解説】

栄養診断:栄養評価を基に対象者の栄養状態を総合的に判定すること. 判定は栄養補給法である「経口栄養補給法」「経腸栄養補給法」「静脈栄養補給法」を総合的に考え, 以下の4つの領域で構成される. ①NI(nutrition intake, 摂取量)栄養素の摂取量が必要栄養素量と比較し過剰か不足かなど. ②NC(nutrition clinical, 臨床栄養)身体状況や各種検査状況, 疾病などが関わる栄養問題など. ③NB(nutrition behavioral/environmental, 行動と生活環境)知識や信念, 態度, 環境や食物の入手, 食の安全など. ④NO(nutrition other, その他の栄養)摂取量, 臨床または行動と生活環境の問題として分類されない栄養学的所見.

3-5 栄養カウンセリング

1 栄養カウンセリングの意義と目的

- 栄養カウンセリングは，専門的な立場から，食事・栄養にかかわる行動変容，適応，対処能力の向上について焦点を当てたカウンセリングである．管理栄養士に求められることは，患者とのあいだに豊かな関係性を築き，専門職として患者と協働して食事療法の実践，そして健康の維持・回復に向かうことである．
- 人間の欲求のなかで，食（飢えや渇き），睡眠，排泄，呼吸，身体的苦痛の回避など生存に不可欠なきわめて基本的な欲求を一次的欲求という．これらの生理的欲求が満たされることで生じる心理社会的欲求を二次的欲求という．マズローは人間のもつ多様な欲求は階層構造をなしているとし，階層の基底には生理的欲求があり，次に安全欲求，所属と愛情欲求，承認欲求，自己実現欲求の5つの階層で示している（❶）[1]．
- 栄養カウンセリングでは，人間の生理的欲求の一つである「食」に焦点を当てつつ，高次欲求である心理社会的視点でも患者を理解し，尊重することが重要である．「病む」ということは，身体的な問題にとどまらず，これまでと今後の社会的役割や立場，環境の変化など心理的あるいは社会的にも多くの問題を併せ持つことである．
- より患者に適した栄養ケアプランを行うためには，情報収集，アセスメント，計画，実行，評価のいずれのプロセスにおいても，患者と協働して行うすべての場面でカウンセリング技法を活用すべきである．信頼関係を築くことができなければ，患者から真の情報を十分に得ることができず，問題を適切に把握することも不可能である．
- 管理栄養士は，患者のコンプライアンス（指示に対する遵守）を高めることよりも，アドヒアランスの強化を重視すべきである．エンパワーメントアプローチにより，患者が，食事療法に受け身ではなく主体的に取り組めるよう，成長を援助する．

2 コミュニケーション

- コミュニケーションには，情報（メッセージ）を送る，受け取る，解読するという要素があり，この過程を相互に循環して機能を果たす．
- 情報のやりとりは，言葉による言語的コミュニケーション（verbal communication）で行うものととらえられがちであるが，実際は，相手を理解するときの情報として，表情やしぐさなどの非言語的コミュニケーション（nonverbal communication）（❷）のほうが多く用いられるものである[2]*1．
- ただし，臨床場面で向き合う患者は，脳の高次機能障害，視聴覚障害など感覚機能低下，認知機能の低下などさまざまな健康障害により，これらがうまく機能できない場

【用語解説】
カウンセリング：言語的・非言語的コミュニケーションを通して，尊重された関係性を基盤に，クライエントの環境適応や対処能力の向上などの成長を支援することである．

【用語解説】
アドヒアランス：治療目標に対する患者の関心や積極性．
エンパワーメントアプローチ：患者が自律的にセルフケアを決定しコントロールしていく能力を獲得することを援助すること．

*1 対人理解における手がかりは，非言語的コミュニケーションが6～7割を占める．

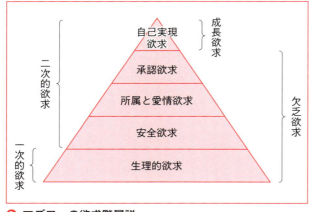

❶ マズローの欲求階層説

❷ 非言語的コミュニケーション

時間的行動
面接の時間配分，話すときの間合いのとり方，沈黙
空間的行動
距離のとり方，座席の位置
音声
声の大きさ，話す速さ，言葉づかい，語調や抑揚
身体的行動
表情，視線の向け方，体や手の動き
外観
服装など身だしなみ，姿勢

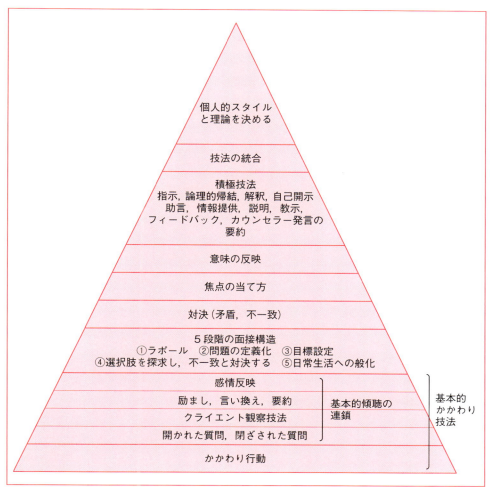

❸ マイクロ技法
(福原眞知子監修．マイクロカウンセリング技法．風間書房；2007より)

【用語解説】
般化：ある刺激に条件づけられた反応が，他の類似した刺激に対しても生じること．

合があることを認識し，状況に配慮した対応が必要である．

3 カウンセリング技法

- カウンセリングを行う際，どの理論を用いる場合であっても基本的技法として習得しておくべきスキルに，マイクロカウンセリングのマイクロ技法（❸）がある．あらゆる場面でのコミュニケーションの促進に役立つものである[3-5]．
- この土台となる重要な技法が基本的かかわり技法で，かかわり行動（主として非言語的コミュニケーション）と基本的傾聴の連鎖（開かれた質問と閉ざされた質問，クライエント観察技法，励まし・言い換え・要約，感情の反映）で構成される．
- カウンセリング技法は，一つの技法を単独で，あるいは型にはめて用いるものではなく，あくまでもクライエントとのかかわりの自然な流れのなかで，いくつもの技法を複合的に，適切なタイミングで用いるものである．

【用語解説】
マイクロカウンセリング：アイヴィによって開発された，カウンセリングに必要な技法を系統的に示したものである．

かかわり行動
- 非言語的かかわりにより，自身に関心をもってもらっているという安心感をクライエントがもてるようにすることである．

基本的傾聴
質問技法（開かれた質問と閉ざされた質問）
- 開かれた質問（open question）：「どのような…？」「なぜ…？」「どのように…？」などといった質問で，自由な応答を促すものである．クライエントの主観的な発言を引き

出すことができる．話したいと思っている場合，満足度は高まるが，質問が漠然としすぎると何を話せばよいかわからなくなる場合があるので注意する．
- 閉ざされた質問（closed question）：「はい」「いいえ」あるいは一言で答えられるような質問である．聴き手の意図に従って情報を引き出そうとするときに用いられるが，クライエントは受け身になりやすい．

クライエント観察技法
- クライエントの応答の言葉や表情・態度の変化や矛盾を観察する．

励まし
- クライエントの反応に対する話を続けやすくするための応答，「なるほど」「そうですか，それで」などの相づち，うなずきを励ましという．理解したことを伝え，ときには会話の方向を変えるきっかけとなるよう，はたらきかける．

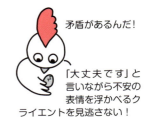

言い換え
- クライエントが言ったキーワードをそのまま繰り返したり，あるいは自らの言葉を用いて言い換えたりする．

要約
- クライエントの話の内容をまとめて簡潔に提示することが要約である．要約を適宜用いることでクライエントの思考を整理し，内容についての理解を共有することができる．

感情の反映
- クライエントの言葉や言語化されない感情を観察し，フィードバックすることである．クライエント自身の感情の明瞭化につながる技法である．

4 カウンセリングのプロセス

- カウンセリングの面接は構造化され，一般的に次の5段階を経過するといわれている．
①ラポールの形成：クライエントに対する共感的理解と受容的態度により，信頼関係を構築する．
②問題の定義化：情報を収集し，クライエントの問題を的確にとらえる．
③目標設定：クライエントがどうなりたいのかを理解し，価値観と一致する実現可能な目標を定める．
④選択肢の探求：目標を実行するために何が可能であるかを考える．
⑤課題実行のための援助：課題を実現できるよう援助し，フィードバック（自己評価と課題の修正）を行う．

●MEMO●
共感的理解：クライエントの感情状態をありのまま受け止め，クライエントを理解しようとすること．共感は，基本的なカウンセリング態度の一つである．

5 カウンセリング理論

- カウンセリングの際に知っておくべき理論として行動療法と認知行動療法がある．これらの理論と関連する技法について解説する．

行動療法
- 人の行動は学習によって習得される，との考えに基づき，客観的に観察や測定のできる行動，生理的反応，情動や態度，認知の変容に焦点を当て，症状の除去や行動の変容，あるいは新たな認知学習を促すことで問題の改善を目指すものである．

刺激-反応理論
- 行動は，刺激に対する反応とその結果により強化されるという考え方である．

レスポンデント条件づけ（古典的条件づけ）
- 先行する刺激によって反応がコントロールされる．
- 特定の誘発刺激によって引き起こされる反応があり，特に反応のなかった刺激を随伴して体験させることで特に反応のなかった刺激だけでも同様に条件反応を起こすよう

3　栄養ケアの実施／3-5　栄養カウンセリング

になること．

- 例：胃切除術後の患者が，煮魚を食べて嘔吐してしまった．その後は魚料理を見るだけで嘔気を感じるようになり，さらに食事の匂いを嗅いだだけで嘔気を感じ，経口摂取がうまく進められない状況になった．
  - このような患者に対して，食事の摂り方に関する十分な教育を行ったうえで，まずは匂いのないもの，次に食べやすいもの，最終的には魚料理というように，不安や嫌悪感の軽いものから段階的に反応を消去するための学習を促す．また，経口摂取が進められたことを家族が喜ぶなどすることは，新たに刺激に対する良好な反応を条件づけることとなる．

オペラント条件づけ

- 先行する条件によって行動がコントロールされる．
- 先行刺激によってある行動が引き起こされ，後に生じた結果によって，その行動を再び起こす確率が高くなったり低くなったりする，という現象である．なぜ，ある行動が頻繁に起こるのかを分析することは，食事指導においてもたいへん重要である．刺激統制法，行動置換などの技法が行動変容に役立つ．
- 例：仕事帰りに駅前でケーキを買って帰宅したところ，妻と娘にいつになく喜ばれた．「これほど喜ばれるのなら」と，よくケーキを買って帰るようになり，夕食後に家族で食べるととてもおいしかった．そのうち，ケーキを買って帰らない日は，娘から不満を言われるようになり，仕事帰りにケーキや菓子を買って食後に食べるのが，当たり前の生活になっていた．
  - 食事指導では，単にケーキのエネルギーの高さを示したり，控えるよう説明したりするだけでは不十分である．毎日のようにケーキを食べるという食行動が，どのような要因で起こるのかを分析し，行動変容を援助していく．

刺激統制法

- 好ましい行動を引き起こす刺激を増やし，好ましくない行動を引き起こす刺激を制御するという方法．
- 例：減量に取り組む患者が，菓子など手に取りやすい食品の買い置きをやめたり，目の届かない場所に保管したりして，食べたい刺激を減らすことなど．

行動置換

- 好ましくない行動を好ましい行動に置き換えること．
- 例：昼食後にはいつも菓子を食べてのんびりしていたが，散歩に出かけるようにすることなど．

社会的認知（学習）理論

- 人間の学習は，自分自身が体験して獲得する直接学習以外に，実際に行ったり報酬を得たりする体験がなくても，他者（モデル）の行動やそれに対する報酬あるいは罰などの結果（強化）を観察（モデリング）することで成立する間接学習がある．
- モデルが受ける行動に対する報酬や罰を代理強化という．観察者が学習したことを自身の行動として遂行するかどうかは，この代理強化や自己効力感に影響を受ける．

自己効力感（self-efficacy）

- 行動を起こす要因は，先行要因，結果要因，認知要因である．先行要因には，効力予期と結果予期があり，特に行動を起こす要因として重要視されているのが，効力予期である．「自分にもこのような行動ができる」とみなす考えのことで，効力予期の程度を高めることが自己効力感を高めることとなる．セルフコントロールの能力向上に，たいへん重要である．
- 糖尿病など長期にわたってセルフケアが必要な慢性疾患患者に，燃えつき状態（バーンアウト）がみられることがある．その背景には，絶望感や低い自己効力感が存在することが多い．

【用語解説】
燃えつき状態（バーンアウト）：慢性疾患など長期にわたってセルフケアが思うようにいかない患者に多くみられる．努力がほとんど報われないという無力感，不適応感，罪悪感，絶望感などを伴う反応で，根本には低い自己効力感がある．カウンセリングでは，強い陰性感情に注意を払い，燃えつき状態に気づくことも大切である．

- 例：同じ糖尿病で入院中，同室の患者が透析導入となり，その原因が通院自己中断によることを知った．このことで糖尿病の合併症の怖さ，治療継続や自己管理の重要性について学習した．退院後，少し食生活に気をつけたところ検査値が改善した．管理栄養士から食事内容の改善点について具体的にほめられ，主治医からは励ましを受けたことで，自己管理に自信がもてるようになった．
- 自己効力感の構成要因を❹に示す．

スモールステップ法

- スモールステップ法とは，実行しやすい課題を設定し成功経験させ，少しずつ目標を高くして，その積み重ねで最終目標の達成を目指す方法である．また，失敗よりも成功に注意を向けさせ，成功の可能性を繰り返し伝えることで，「できる」という信念を徐々に形成できるよう援助する．自己効力感を高めて行動変容を促す援助法である．
- 例：入院患者が病院の減塩食を食べ，料理の味の薄さに制限の厳しさを実感していた．このような患者に対する減塩指導では，まずは漬物をやめてみることから始め，達成できたら次にみそ汁の回数を減らすなどを目標にする．患者にとって「これならできる」と思える実行可能な目標設定の積み重ねで，段階的に食塩1日6g未満の減塩食実践の達成を目指していく．

認知行動療法

- 人の反応は刺激や環境によってのみ影響を受けるのではなく，どのように受けとめているかという認知過程に影響を受けるとの考えに基づき，認知の修正を通して行動変容を目指す理論が認知行動療法（CBT：cognitive behavior therapy）である（❺）．
- 不適切な出来事に関してクライエント自身が抱いている不合理な信念，習慣的な思い込みを認知という概念でとらえ，この悲観的な認知や陰性感情を行動療法の手法（セルフモニタリングなど）を用いて適切な認知，陽性感情へと変容させようとするものである．
- セルフモニタリングは，クライエント自身が課題に関連する出来事や測定結果，そのときの感情や考えなどの記録を行う．食事指導では，管理栄養士が患者と協議して，個々人に合わせたモニタリング項目を設定し，評価する．

論理療法（合理情動行動療法：REBT）

REBT：rational emotive behavior therapy

- クライエントの「～すべきだ」「～ねばならない」といった論理的につじつまの合わない思い込み（ビリーフ）が，不合理であることに気づかせ，合理的な考え方に修正していく療法で，ABC理論として示される（❻）．
- 例：「以前の糖尿病栄養指導で，摂取エネルギーの1日の目安は1,600 kcalと言われた」という出来事（A）に対し，「食事療法は面倒で，自分には無理だとあきらめた」と

---

❹ 自己効力感の構成要因

- 熟達の経験（遂行行動の達成）：成功経験や失敗経験
- 社会的なモデリング（代理経験）：自分に似た他者の経験を観察することで自分自身の可能性についての確信も強くなる
- 社会的・言語的説得：自己効力感をもった行為について認められ，励ましを受けることで自信をもつ
- 生理的・情動的喚起：生理的な反応や状態，あるいはその解釈の仕方

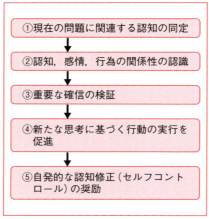

❺ 認知行動療法の基本的な流れ

3 栄養ケアの実施／3-5 栄養カウンセリング

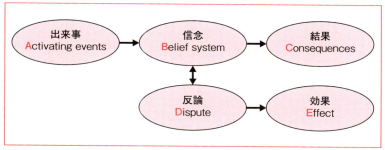

❻ 論理療法のABC理論

❼ 認知の歪みの例
- 恣意的推論：証拠が不十分なまま思いつきを信じ込む
- 二分割思考：白黒つけようとする
- 選択的抽出：情報の選択に偏りがある
- 拡大視・縮小視：ある事柄だけを重要視し，その他のことに盲目的になる
- 極端な一般化：決めつけてしまう
- 情緒的理由づけ：自分の感情を基準に現実を判断してしまう
- 自己関連づけ：すべてのことを自分に関連づけてしまう

いう結果（C）が発生していた．この患者が面倒だと感じた理由の一つとして，「糖尿病の食事療法では，必ずカロリー計算をしなければならない」という思い込み（B）をもっているということが見つかった．そこで，「必ずしもカロリー計算をしなくても，揚げ物を控えるだけでカロリーオーバーは改善される」などと説明し，合理的でない思い込みを修正し，ポジティブにとらえられるように反論（D）する．その結果，「食事療法も，自分なりに取り組むことができる」という合理的な考え方，新しい効果（E）をもたらす．

認知療法
- 認知と情動反応の関連に焦点を当て，認知過程の歪みを修正することで情緒的な障害の改善を目指すものである．
- 認知の歪み（❼）は，自動思考（自動的に浮かんでくる考え）とスキーマ（その自動思考を生み出す，より深層にある信念）に分けられる．どんな状況でどんな感情が起こり，どう考えたか，などを記録することで否定的自動思考やスキーマを同定し，クライエントが現実的に評価するのを援助する．その結果，思考が偏っていたり，クライエントの支障となったりしている場合は認知の修正を目指して援助する*2．
- 例：食事指導では，患者自身に飲食したものの内容やそのときの感情や思考，生活スケジュール，あるいは体重や血圧，血糖値などを記録してもらう（セルフモニタリング）．改善すべき行動や思考の明確化，あるいは行動変容による効果の検証に役立つ．

行動変容ステージモデル
- 行動変容の過程をその準備状態によって5段階に分け，それぞれの段階に応じた介入方法が示されている．
- 活用の仕方例：具体的な介入方法について❽に示す．

6 患者（クライエント）との関係性と専門職としての役割

- 援助の専門職に求められる基本的姿勢として，次のことがあげられる．
①援助者の価値観をクライエントに押し付けないこと．
②倫理観を守ること（個人情報の保持，患者の権利尊重，福利優先など）．
③情緒的客観性を保つこと（患者との適切な距離を保つことなど）．
- 患者と医療者との相互の信頼関係を築く際，情報をゆがめる要因として，ステレオタイプという認知がある．また，否定的な認知であれば，それは偏見となる．
- コミュニケーションの注意点として，情報提供がある．医療者がもつ情報は多く，専門的である．専門的な内容を説明したり協議したりする際は，患者の理解力に合わせ，専門用語の使い方に注意するとともに，平易な言葉に置き換えた結果，内容が不十分にならないようにしなければならない．
- 管理栄養士は多くの診療情報からアセスメントを行うが，患者に対する情報提供は医師や看護師など他職種との連携のなかで適切な判断のもとに行う必要がある．

*2 クライエントの思考がネガティブなものはすべて修正する必要があるわけではない．特に臨床場面ではネガティブな思考も現実に即している場合があり，そのような場合は状況に対処できるように援助する．

 豆知識

リスボン宣言（「患者の権利に関する世界医師会リスボン宣言」）：医療従事者が知っておくべき患者の権利として1981年世界医師会総会において採択されたもので，以下の11項目が示されている[6]．
①良質の医療を受ける権利
②選択の自由の権利
③自己決定の権利
④意識のない患者
⑤法的無能力の患者
⑥患者の意思に反する処置
⑦情報に対する権利
⑧守秘義務に対する権利
⑨健康教育を受ける権利
⑩尊厳に対する権利
⑪宗教的支援に対する権利

【用語解説】
ステレオタイプ：人間が集団を理解したり区別したりする過程で，あるカテゴリーに属する人を類似しているように知覚し，同じ属性を共通してもっているかのような印象を形成することである．

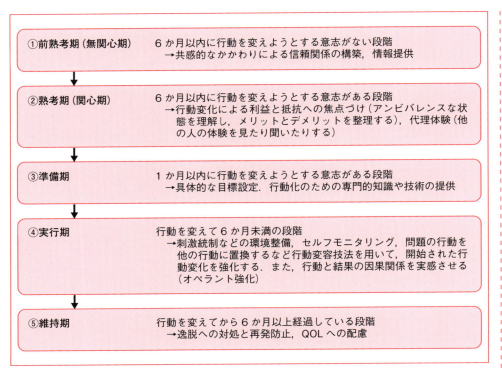

①前熟考期（無関心期）	6か月以内に行動を変えようとする意志がない段階 →共感的なかかわりによる信頼関係の構築，情報提供
②熟考期（関心期）	6か月以内に行動を変えようとする意志がある段階 →行動変化による利益と抵抗への焦点づけ（アンビバレンスな状態を理解し，メリットとデメリットを整理する），代理体験（他の人の体験を見たり聞いたりする）
③準備期	1か月以内に行動を変えようとする意志がある段階 →具体的な目標設定，行動化のための専門的知識や技術の提供
④実行期	行動を変えて6か月未満の段階 →刺激統制などの環境整備，セルフモニタリング，問題の行動を他の行動に置換するなど行動変容技法を用いて，開始された行動変化を強化する．また，行動と結果の因果関係を実感させる（オペラント強化）
⑤維持期	行動を変えてから6か月以上経過している段階 →逸脱への対処と再発防止，QOLへの配慮

❽ 行動変容ステージモデル（3章「3-4 栄養教育」の❺〈p.72〉参照）

【用語解説】
アンビバレンス：相反する感情や思考を同時に持ち合わせること．動機づけ面接法では，変化を促すことを目的としているために，「変わりたい，でも変わりたくない」という両価的状態が生まれる．このような内部の変化を行動の変容への手がかりとして支援する．

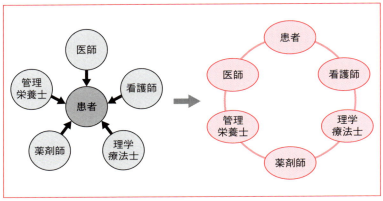

❾ 患者中心の医療からパートナーシップモデルへ

パートナーシップアプローチ

- 医療者と患者との関係性のなかで，支援を受ける立場である患者は弱者となりやすく，医療者が気をつけていなければ対等な関係が成立しにくい状況がある．パートナーシップモデルでは，医療者と患者は対等なパートナーであるという考えから，患者もチーム医療の一員として主体性をもって治療に参加する．医療者が患者に提供するのではなく，患者と協働して治療に取り組むという考え方である（❾）[7]．

引用文献
1) Maslow AH. Motivation and Personality, 2nd ed. Harper & Row；1970.
2) Birdwhistell RL. Background to kinesics. Etc 1983；40：352-361.
3) Ivey AE, Glickstern NB. Basic Attending Skills. Microtraining Associates；1982.
4) Ivey AE, Authier J. Microcounseling. Charles C Thomas Publishers；1978.
5) Ivey AE. Intentional Interviewing and Counseling. Brooks/Cole；1983.
6) WMA Declaration of Lisbon on the Rights of the Patient (Adopted by the 34th World Medical Assembly, Lisbon, Portugal, September/October 1981 and amended by the 47th WMA General Assembly, Bali, Indonesia, September 1995 and editorially revised by the 171st WMA Council Session, Santiago, Chile, October 2005 and reaffirmed by the 200th WMA Council Session, Oslo,

3 栄養ケアの実施／3-5 栄養カウンセリング

Norway, April 2015)

7) Emmons KM, Rollnick S. Motivational interviewing in health care settings. Opportunities and limitations. Am J Prev Med 2001；20：68-74.

参考文献

・國分康孝. カウンセリングの技法. 誠信書房；2012.
・玉瀬耕治. カウンセリング技法入門. 教育出版；2010.
・中島義明. 心理学辞典. 有斐閣；2007.
・無藤　隆. 心理学. 有斐閣；2007.
・伊藤まゆみ. 看護に活かすカウンセリング. ナカニシヤ出版；2014.
・アレン・E・アイビィ. マイクロカウンセリング. "学ぶ-使う-教える"技法の統合：その理論と実際. 川島書店；1985.

カコモン に挑戦 ‼

◆ 第36回-103
食事療法に消極的だった糖尿病患者の男性が，糖尿病を患っていた父親の死をきっかけに，食事療法に真剣に取り組むようになった．半年後にHbA1cの改善がみられたときの本人の発言である．オペラント強化の社会的強化を示す発言として，最も適当なのはどれか．1つ選べ．

(1) この半年頑張れたので，これからもやれると自信がつきました．
(2) ご褒美に，欲しかったゴルフ用品を買おうと思っています．
(3) これからは時々，適量の範囲で晩酌もしようと思います．
(4) 子どもたちにも，「よく頑張っているね．」と言われます．
(5) 昼食は，糖尿病の食事療法を行っている同僚と一緒に食べるようにします．

◆ 第34回-102
健康のために，飲酒量を減らしたいと考える男性社員の行動のうち，行動変容技法の刺激統制に該当するものである．最も適当なのはどれか．1つ選べ．

(1) 飲酒量を減らすことで得られるメリットを思い出す．
(2) お酒を控えていることを職場の同僚に話す．
(3) 適度な飲酒量をスマートフォンの待受画面に表示しておく．
(4) 飲み会に誘われたときの断り方を考えておく．
(5) 飲みたくなったら，ノンアルコール飲料にして我慢する．

解答＆解説

◆ 第36回-103　正解（4）
解説：
オペラント条件づけとは，ある刺激により行動が引き起こされ，その結果が新たな刺激になって行動が強化されることである．この行動の頻度を増やしたり減らしたりする行動変容の技法がオペラント強化である．強化子のなかでも社会的強化は，他者からの承認や賞賛によって行動がより起こりやすくなる強化子を意味する．

◆ 第34回-102　正解（3）
解説：
刺激統制法は，好ましい行動を引き起こす刺激を増やしたり，好ましくない行動を引き起こす刺激を制御したりすることにより，行動変容を促す方法である．適度な飲酒量をよく目につくように表示しておくことは，刺激を与えることによって過度な飲酒を回避しようとするものであり，刺激統制であるといえる．

3

栄養ケアプランの実施

3-6 クリニカルパス

1 クリニカルパスとは

- クリニカルパス（以下，パス）は，一定の疾患における治療や検査ごとに，その段階および最終的に患者が目指す最適な状態（アウトカム）に向け，医療の介入内容をスケジュール化したもので，多くは入院期間中の時間軸を基準として作成されている．
- クリニカルパスの有用性を❶に示す．
- 入院から退院までの処置，検査，投薬，食事などのケア計画を標準化して示しており，医療計画の全体を表している（❷）．

2 クリニカルパスと栄養管理・栄養食事指導

- 患者にとって最適な治療を行うために，医師をはじめさまざまな医療スタッフが介入している．管理栄養士はパスに携わる構成スタッフの一員として重要な役割を担う．
- 栄養管理の面からかかわるパスでは，栄養アセスメントを実施し，入院時および入院中の栄養状態や食事摂取量，摂取状況などを確認し，食事内容（食種，量，形態など）や必要栄養量を検討する．また必要に応じて栄養補給方法の検討を行い，医師に提案していく．
- 栄養食事指導が組み込まれたパスとしては，糖尿病教育入院，冠動脈カテーテル施行，血液透析導入，胃腫瘍手術療法（❷）がある．
- 患者の生活管理の一環として取り入れる場合，"教育パス"としてかかわってくる．入院時の問題点（検査値など）から中間達成目標，最終達成目標を設定し，最終的な治療目標に到達できるよう，専門職としてのかかわり方をパスの作成の段階から考えていく必要がある．

3 クリニカルパスと医療安全

- パスは1980年代のアメリカで，DRG（診断群別分類）/PPS（診断群別包括支払い方式）の導入に際して，在院日数と医療費の削減を目的として誕生した．
- 現在，日本ではDPC/PDPSという急性期入院医療に対する診療報酬の包括評価制度が導入されている．この制度では診断群で定められた支払額以外に行った医療行為に関わる医療費を医療機関が負担することになるため，より効果的・効率的な医療が求められるようになった．そのツールとしてパスの普及が進むこととなった．
- 日本を含めアメリカ，イギリス，オーストラリア，カナダなどの先進各国では，1990年代後半に起きた重大な医療事故〔患者取り違い事件（1999年，日本），抗がん剤過量

●**MEMO**●
クリニカルパス（clinical pathway）：「患者状態と診療行為の目標，および評価・記録を含む標準診療計画であり，標準からの偏位を分析することで医療の質を改善する手法」と日本クリニカルパス学会で定義されている．

【用語解説】
アウトカム：治療目標，特に標準的な患者状態の目標をいう．多くは最終的に患者が目指す到達目標を指す．

●**MEMO**●
時間軸：クリニカルパスにおける時間軸は入院期間中の最後までとなる．時間軸の段階は必ずしも日次単位である必要はなく，日数，週間数，時間数，訪問回数，疾病段階などを用いてもよい．

DRG：diagnosis related group

PPS：prospective payment system

DPC/PDPS：diagnosis procedure combination/per-diem payment system

---

❶ クリニカルパスの有用性

医療上の有用性
● 計画性のある標準的な医療が提供できる
● 医師や看護師の業務軽減につながる
● うっかりミスが減少し，医師や医療スタッフが代わっても同様の医療が継続できる
● 医師や医療スタッフの役割分担が明確となる
● 標準からの逸脱を発見しやすく，早期に対応できる
● パスの作成・運営により他職種間の協調性が高まる
● 入院期間の短縮，治療費の削減に寄与する　　　　　　　　　　　　　　など

患者からみた有用性
● 入院中の治療予定がわかるため，患者の自己管理意識を高めることができる
● 医療者側からの情報提供により入院の不安を緩和することができる
● 医療スタッフとのコミュニケーションが増し，信頼関係を築きやすい
● 患者が治療に参加し，各医療行為の最終的なチェックを行うと，医療安全効果が高まる　　など

クリニカルパス記録 (1/16)

【疾病名：胃腫瘍】
【パス名：胃腫瘍手術療法】
【術式名：噴門側胃切除・幽門側胃切除
胃全摘・腫瘍摘出術】
作成日：2014年1月14日

氏名：　　　　　　様
性別：男・女

入院日：　　年　　月　　日
手術日：　　年　　月　　日
退院日：　　年　　月　　日

説明日　西暦　　年　　月　　日
担当医師名（署名）：
主治医名：
担当看護師名（署名）：

適応基準
1. 胃腫瘍の術式が噴全摘または噴全摘術を行う場合
2. 85歳未満であること

除外基準
1. 胃全摘のうちPS（膵体尾部切除，脾摘）+左開胸の場合
2. 85歳以上

特別な栄養管理の必要性（有）
退院基準
1. 食事摂取可能である
2. 術後の食事指導について本人・家族が理解できる

特記事項

医師指示書（併用・無し）
看護記録3（併用・無し）
体温表　　　　（無）　（併用）
日めくり

❷ 胃腫瘍手術療法クリニカルパス例

投与事件（1994年，アメリカ），高率の小児心臓手術死亡事件（1997年，イギリス）など〕が医療安全に取り組む大きな契機となり，医療安全に対する意識が高まり，さまざまな対策が打ち出された．
- 医療安全の基本は情報の共有と標準化である．一方パスの活用効果も情報共有と医療の標準化の結果としてもたらされるものである．パスは医療安全上，有用なツールとして国内で広まった．
- パスの導入によって，①医療の質の向上と標準化，②業務の効率化，③チーム医療の推進，④在院日数の短縮と医療費の節減，⑤インフォームド・コンセントの充実などが期待されている．

4　クリニカルパスの意義（❶）

- パスの導入によって，医師ごとの慣例や診療の進め方，いわゆる「診療のばらつき」に左右されることなく，各疾患の患者に対しては標準化された一定水準の医療サービスを効率的に提供することができる．そのため，パスの作成にはエビデンスに基づいた診療ガイドラインの使用が推奨される．
- また，患者自身にも治療経過を理解してもらうことで，患者中心の医療となり，患者満足度の向上につながることも期待できる．

5　クリニカルパスの作成の流れ

- パスの基本的な形態は「オーバービューパス」で，横軸に時間軸をとり，縦軸に達成目標（アウトカム）と介入項目をとった予定表である．治療の一連の流れを一覧できる医療管理用のツールとなる．縦軸の介入項目には，薬剤，注射，観察項目，清潔保持，栄養，安静度，指導など，各医療スタッフが関与するものがある．したがって，パスの作成は，そのパスにかかわる多職種が共同で作成することが望ましい．
- オーバービューパスが治療の全体経過を一覧するのに対して，1日分の内容を詳細に閲覧・評価するために「日めくり式パス」を作成する．日めくり式パスは各医療スタッフの記録と評価を行う役割を担っている．
- パス作成の基本原則を（❸）に示す．

適応基準，除外基準

- 適応基準，除外基準は，パスが適切かどうかを確認するために，非常に重要である．たとえば同じ疾患名の患者でも，原疾患の違い，合併症の有無などによって治療内容が異なる場合があり，不適切なパスでは的確なアウトカムとならないからである．

目標管理

- パスでは治療目標，特に標準的な患者状態の達成目標（アウトカム）をあらかじめ設定し，チーム全体でその目標を共有し，最適な治療効果を得ようという"目標管理型"の医療を推進する．パスの作成時は，初めに最終アウトカム（退院基準，終了基準）を決める．そして，最終アウトカムに至る中間アウトカムを順番に考えていく．
- アウトカムが達成されたかどうかを判断するために，目標はあいまいな表現でなく，具体的な数値や行動を設定する（❶）．

患者用クリニカルパスの作成

- パスは医療者用と患者用をペアで作成することが原則である（❹）．患者用パスは，入院中の治療予定がわかり，インフォームド・コンセントに役立つだけでなく，医療スタッフとのコミュニケーションが増え，患者の治療に対する自己管理意欲が高まる．また，医療者と情報を共有することで，患者自身が各医療行為に対して最終的なチェックをすることができ，医療安全効果が高まってくる．

クリニカルパスの見直し

- パスを見直すことはPDCAサイクルによる医療の質の改善に重要である．なんらか

【用語解説】
インフォームド・コンセント：患者に対する説明と同意．医師が患者に十分に情報を提供したうえで患者から同意を得る作業である．承諾を得ないでなされた医療行為は原則的に違法な医療行為といえる．

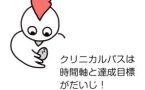
クリニカルパスは時間軸と達成目標がだいじ！

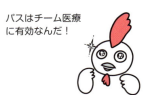
パスはチーム医療に有効なんだ！

❸ クリニカルパス作成の基本原則

- クリニカルパスの適応基準，除外基準をつくる
- 達成目標を立てる
- 関連職種のスタッフ全員参加でつくる
- EBMを参考にしてつくる
- 患者用もつくる
- 標準様式でつくる
- 見直す

3　栄養ケアの実施／3-6　クリニカルパス

糖尿病3泊4日週末検査入院をされる患者様へ

患者様用

お名前	様		主治医	受け持ち看護師	

項目 月日	/	/		/	/
達成目標	糖尿病の合併症が理解できる 食事・運動療法が理解できる				
治療・薬剤 （点滴・内服） 処置 リハビリ	・おくすりは、今内服しているものを飲んでください。 ・ウエストとヒップを測定します。	・リハビリ（運動療法）を行います。動きやすい服装でお待ちください。前後に血糖値を測ります。			・3泊4日入院アンケートを看護師にお渡しください。
検査	採血、尿、便、レントゲン、心電図、血圧脈波検査があります。	・朝6：00より蓄尿をします。 ・食事負荷試験と1日血糖検査を行います。前日に詳しく説明いたします。		・朝採血があります。 ・10：00眼科受診があります。	
食事	kcalのお食事になります。	・食事負荷試験のため400kcalの朝食となります。			
清潔	決められた入浴時間外にシャワーを浴びることも可能です。看護師に声をおかけください。				
患者様及びご家族への説明 栄養指導 服薬指導	・　：　より栄養指導があります。ご家族の方の参加もお待ちしております。 ・食事療法について理解度アンケートを行います。 ・15：30よりフットケアを行います。また糖尿病のビデオを見て学習します。	・看護師より糖尿病テキストに沿って日常生活についてお話があります ・日常生活について理解度アンケートを行います。 ・糖尿病のビデオを見て学習します。	糖尿病のビデオを見て学習します。	・13：20より大会議室で糖尿病教室があります。家族の方も是非ご参加ください。 ・糖尿病教室の後病棟で理解度アンケートを行います。わからない事などご相談ください。 ・会計を済ませお部屋でお待ちください。主治医からお話があり、その後退院となります。4日間お疲れ様でした。	
その他	ビデオやアンケートの時間は当日の担当看護師にお聞きください。ご都合があれば調節いたします。				患者様の後に入院される方のため、糖尿病教室の前にはベッドを空けていただきます。ご協力お願い致します。

クリニカルパス名　　　　　　　　　　　　　　　　　　　　　　　　　　　　　　　　　　　　　　医療者用

患者氏名　　　　　　　　　　様　　歳　指示日（平成　／　／　）　　指示医署名：　　　　　指示受け看護師署名：

月 日 経 過	/	/	/	/	/	/	/
達成目標							退院基準
治療・処置 薬剤 リハビリ							
検査							
活動・安静度							
栄養（食事）							
清潔							
排泄							
教育・指導 （栄養・服薬） ・説明							
観察							
記録							
時系列記録有	○　　△	□　○　△	□　○　△	□　○　△	□　○　△	□　○　△	□　○　△
バリアンス	△有・無	△有・無	△有・無	△有・無	△有・無	△有・無	○有・無
担当看護師署名	○　　△	□　○　△	□　○　△	□　○　△	□　○　△	□　○　△	○　○　△

注）深夜を□，日動を○，準夜を△で表示する。

2004.04 作成
2007.08 改訂

④　糖尿病検査入院のクリニカルパス例（患者用・医療者用）

の原因によってパスの標準的な経過から外れた状態（バリアンス）を集めて分析すると，PDCAサイクルを回し，最終的にパスが医療の質を上げる有力なツールとなる．

● PDCAサイクルを継続的に運用することで，パスの中身だけでなく，運用にかかわるスタッフや組織の進化・成長につながっていく．パスは内容を常に見直すことを前提とすることが重要で，パス導入を成功させる要因となる．

6　クリニカルパスによる効果と地域連携

● パスにはチーム医療を推進するためのツールとして使える利点がある．パスの標準治療計画書には，どの職種がその時点でどう介入するかが明記されている．看護師だけでなく，薬剤師，管理栄養士，理学療法士などの医療スタッフがどのようにかかわっていけばよいかがわかる．エビデンスに基づく医療やケアは学生や新人の系統的な教育ツールとしても有効である．

● また，地域医療連携との関連性から地域連携パスも作成されている．脳卒中，糖尿病，がんの術後，大腿骨頸部骨折などの疾患に対して，一つの医療機関内だけでなく，地域の診療にあたる複数の医療機関が，診療の役割分担を決め，連携施設および支援者間で共有すべき情報と診療方針を示している．今後は医療の切れ目をなくし，在宅医療における栄養管理の充実を図っていく必要がある．

参考文献
・日本クリニカルパス学会学術委員会監修．基礎から学ぶ　クリニカルパス実践テキスト．医学書院；2012.
・山中英治ほか．日本クリニカルパス学会企画委員会編．そこが知りたい！　クリニカルパス．医学書院；2004.
・カレン ザンダーほか．アウトカムから作成するクリニカルパス活用ガイド．照林社；2001.
・小西敏郎，石原照夫．電子カルテとクリティカルパスで医療が変わる．インターメディカ；2002.
・日本クリニカルパス学会学術委員会監修．クリニカルパス概論──基礎から学ぶ教科書として．サイエンティスト社；2015.
・本田佳子編．新臨床栄養学 栄養ケアマネジメント．第5版．医歯薬出版；2023.

カコモン に挑戦 ‼

◆ 第35回-112
クリニカルパスに関する記述である．最も適当なのはどれか．1つ選べ．
(1) 入院患者は対象としない．
(2) 時間軸に従って作成される．
(3) バリアンスとは，標準的な治療の内容をいう．
(4) アウトカムとは，逸脱するケースをいう．
(5) 医療コストは増加する．

◆ 第21回-121
クリニカルパスに関する記述である．正しいのはどれか．
(1) 目的は，ターミナルケアである．
(2) 作成にあたり，治療の標準化が必要である．
(3) インフォームドコンセントには，役立たない．
(4) チーム医療を行っている場合では，不要である．
(5) 時間軸を含まないクリニカルパスがある．

【用語解説】
PDCAサイクル：パスの作成（Plan）→作成されたパスに基づいて治療・ケアの実施（Do）→実施内容や状況を評価し問題点の検討（Check）→検討に基づいたパスの見直し（Act）のサイクルを回す運用．業務を円滑に進め，継続的に改善するための手法の一つ．
バリアンス：アウトカムが達成されない状態をいう．標準的な治療経過から外れることを意味する．標準より良い方向に外れる場合（正のバリアンス）と悪い方向に外れる場合（負のバリアンス）があるが，通常，バリアンスといった場合は負のバリアンスを指す．
地域医療連携：それぞれの医療機関の機能を有効に利用するために，病院と診療所，あるいは病院同士が相互に連携を図り，患者が地域で効率的・継続的な医療を受けられるようにする取り組みである．

解答＆解説

◆ **第35回-112　正解(2)**
解説：正文を提示し，解説とする．
(1) 入院中に実施するケアに関する治療計画であり，入院患者が対象となる．
(2) 時間軸に従って作成される．
(3) バリアンスとは，計画の実行後に生じる逸脱したケースのことである．
(4) アウトカムとは，クリニカルパス作成時に設定する患者の最終的な達成目標である．
(5) クリニカルパスにより，入院期間の短縮，医療費削減などが期待されるため，医療コストは削減される．

◆ **第21回-121　正解(2)**
解説：正文を提示し，解説とする．
(1) 目的は，疾患ごとの標準的な治療計画書であり，ターミナルケアではない．
(2) 作成にあたり，エビデンスに基づいた治療の標準化が必要である．
(3) 患者自身が治療に参加するために，インフォームドコンセントは必要である．
(4) チーム医療を行っている場合，さらなる推進につながる．
(5) クリニカルパスは時間軸を基準に，介入項目と内容を示した計画書である．

3-7 特別用途食品，保健機能食品

1 食品の機能表示制度の概要

- 日本では人が経口摂取するもので，医薬品以外のものがすべて食品に該当し，食品に対して疾病の診断・治療・予防の表示をすることはできない．また，特別用途食品および保健機能食品に該当しなければ，「特別の用途に適する表示」や「身体の構造や機能に影響する表示」をすることが認められていない（❶）．
- 保健機能食品は，特定保健用食品，栄養機能食品，機能性表示食品の総称名である．特別用途食品（特定保健用食品を含む）の表示は，消費者庁長官の許可[*1]を受ける必要があり，製品には許可証票（いわゆる許可マーク）が付けられている．栄養機能食品と機能性表示食品には許可証票はなく，「特定保健用食品と異なり，消費者庁長官による個別の審査を受けたものでない旨」と「機能性及び安全性について国による評価を受けたものではない旨」の表示をしなければならない．
- 特別用途食品は健康増進法，保健機能食品は内閣府令の食品表示基準（食品表示法の具体的事項を示したもの）に明確に定義されている．一方，健康食品やサプリメントという名称には法令上の定義はない．国は，医薬品以外で経口的に摂取され，健康の維持・増進に特別に役立つことをうたって販売したり，そのような効果を期待して摂られている食品を「いわゆる『健康食品』」としたりして，その中に保健機能食品も含めた考えを示している．
- 食品に対して違法に医薬品成分を添加したり疾病の治療などを表示したりすると，医薬品医療機器等法（旧薬事法）違反となり「無承認無許可医薬品」として行政の摘発を受ける．

特別用途食品

- 特別用途食品（特定保健用食品を除く）は，乳児の発育，妊産婦・授乳婦，病者など，医学・栄養学的な配慮が必要な対象者の発育や健康の保持・回復に適するという，「特別の用途表示」が消費者庁から許可された食品である．その歴史は古く，1952年に制定された栄養改善法（現行の健康増進法）の「特殊栄養食品」に始まり，1991年の特定保健用食品制度の創設の際に，現在の特別用途食品になった．
- 2009年に抜本的な制度改正が行われ，それまで認められていた病者用食品のなかで，「低ナトリウム食品」「低カロリー食品」「低（無）たんぱく質高カロリー食品」「高たんぱく質食品」は食品表示基準（以前の栄養表示基準）で対応することになった．その後，高齢者用食品は，「えん下困難者用食品」という新しい分類となり，その中に「とろみ調整用食品」が追加された．また，「乳児調製用粉乳」は「乳児用調製乳」となり，その中に新たに「乳児用調製液状乳」（いわゆる液体ミルク）が追加された．
- 現在，特別用途食品としては，病者用食品（低たんぱく質食品，アレルゲン除去食品，

[*1] 内閣総理大臣からの権限の委任で消費者庁長官の許可となり，許可証票には消費者庁許可と記載される．当初は厚生労働省が所管していたため，許可証票も厚生労働省許可となっていた．
証票には許可と承認がある．許可証票は国内において製造・貯蔵された製品に，また，承認証票は国外で表示された製品に対して付けられるものである．製品の審査等に関して，許可証票と承認証票に違いはない．

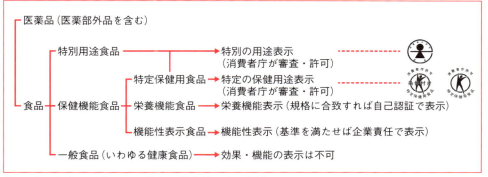

❶ 医薬品と食品の大まかな分類と機能等の表示制度

特別用途食品と特定保健用食品は国の審査と許可が必要なんだ！特定保健用食品は特別用途食品と保健機能食品の両方に位置づけられているよ．

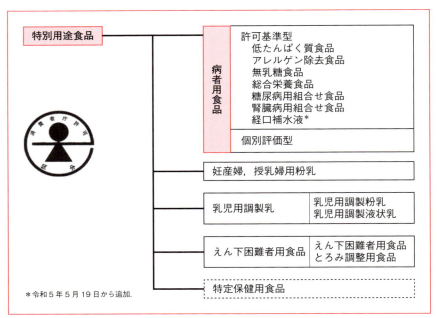

❷ 特別用途食品の分類
（消費者庁．特別用途食品について．https://www.caa.go.jp/policies/policy/food_labeling/foods_for_special_dietary_uses より）

無乳糖食品，総合栄養食品，糖尿病用組み合わせ食品，腎臓病用組み合わせ食品，経口補水液），乳児用調製乳，妊産婦・授乳婦用粉乳，えん下困難者用食品，特定保健用食品がある（❷）．特定保健用食品は，特別用途食品と保健機能食品の両方に位置付けられている（❶，❷）．

- 基本的には，医師，管理栄養士らの相談や指導を受けて利用される点が，保健機能食品とは異なる．

保健機能食品
特定保健用食品

- 特定保健用食品（トクホまたは特保）は，1991年に創設された保健機能の表示制度である．機能性食品（functional food）とよばれる食品のなかで，その保健の用途および人における有効性・安全性などを，個別製品ごとに国が審査し，その表示が消費者庁から許可された食品である．
- 2001年から錠剤やカプセル状の製品も認められることとなり，2005年には「条件付き（従来の審査で要求している有効性の科学的根拠のレベルには届かないが，一定の有効性が確認されるもの）」「規格基準型（許可実績が多く科学的根拠が蓄積されている関与成分を含むもの）」「疾病リスク低減表示（医学的・栄養学的に疾病リスクの低減効果が確立されているもの）」の類型が追加された．なお，リスク低減は予防を意味するものではない．
- 当初のリスク低減表示は，カルシウムと骨粗鬆症，葉酸と胎児の神経管閉鎖障害のみであったが，う蝕に係る疾病リスク低減表示，個別評価によるリスク低減表示も可能になった．個別評価によるリスク低減が認められた例として，DHAとEPAを豊富に含む食品と心血管疾患になるリスク低減表示がある．また，リスク低減表示の文言は，"リスクを低減するかもしれません"から，"リスクを低減する可能性があります"に変更された．葉酸には天然型の食事葉酸と合成型のプテロイルモノグルタミン酸があるが，リスク低減表示ができる成分は，合成型のプテロイルモノグルタミン酸である．
- 2024年から特定保健用食品の審査方法が変更され，消費者委員会による審査はなくなった．その結果，効果は消費者庁の「特別用途表示の許可等に関する委員会」が審

●MEMO●
特定保健用食品は保健機能食品の一つであるが，その制度が創設された当時（1991年）に特別用途食品として位置づけられた経緯から，現在も保健機能食品と特別用途食品の両方に分類されている．

●MEMO●
消費者委員会，消費者庁，食品安全委員会は，いずれも内閣府の組織である．

査し，安全性については食品安全委員会，薬機法による表示規制の抵触については厚生労働大臣の意見をそれぞれ聴いて，最終的に消費者庁長官が特定保健用食品の表示を許可することになった．

栄養機能食品

- 栄養機能食品は，特定の栄養成分の補給を目的に摂取される食品に対して，栄養成分の機能表示をした食品である．栄養機能表示が認められている栄養成分は，人の生命活動に不可欠なものであって，その科学的根拠が医学・栄養学的に確立したものである．
- 現在，栄養機能表示ができる栄養素は，ビタミン13成分（全てのビタミン）とミネラル6成分（亜鉛，カリウム，カルシウム，鉄，銅，マグネシウム），n-3系脂肪酸の合計20成分である．容器包装に入れられたものであれば，生鮮食品，加工食品，サプリメント（錠剤，カプセル）まで表示が可能である．過剰摂取によるリスクの懸念から，カリウムについては錠剤・カプセルの製品への機能表示ができない．
- 製品の1日あたりの摂取目安量に含まれる栄養成分量が，定められた上限値および下限値の範囲内に適合していれば，国への許可申請や届出をしなくても，自己認証によって定型文の栄養機能表示ができ，「栄養機能食品（表示する栄養素名）」と製品に表示される．
- 下限値は「日本人の食事摂取基準」に示されている各栄養成分の値を性および年齢階級ごとに人口により加重平均した値である**栄養素等表示基準値（NRV）の30%**，上限値は，基本的に医薬部外品の最大分量を超えない値である．上限値・下限値，栄養機能表示と注意喚起表示の定型文の具体例を❸に示した．

機能性表示食品

- 機能性表示食品は，2015年に導入された食品の機能性の表示制度である．製品の販売60日前までに安全性および機能性の根拠に関する資料などを消費者庁長官に届出ることで，事業者の責任において，科学的根拠に基づいた機能性が表示できる食品である．
- 疾病に罹患している者・未成年者・妊産婦（妊娠を計画している者を含む）・授乳婦，特別用途食品や栄養機能食品，アルコール飲料・脂質やナトリウムなどの過剰摂取につながる食品は，対象とはなっていない．また，疾病リスク低減表示もできない．
- 製品の安全性と機能性が，最終製品を用いたヒト試験で評価されている場合には，"「○○の機能が<u>あります</u>」"と表示され，最終製品または製品に含まれる機能性関与成分に関する研究レビューで評価された場合には"「○○の機能が<u>あると報告されています</u>」"と表示される．
- 食品形状には，サプリメント形状，その他の加工食品，生鮮食品があるが，現在，届出られている食品の半分以上はサプリメント形状である．
- 機能性表示食品と一般に認識されている機能性食品（functional food）は同じではない．機能性表示食品の名称は，食品表示基準（内閣府令）の中に明確に定義されている．

2 特別用途食品および保健機能食品の利用法など

- 特別用途食品および保健機能食品には，それぞれ想定される利用対象者がある．特別用途食品は医学・栄養学的に特別な配慮が必要な者，保健機能食品は日常の食生活において多様な食品の選択肢の一つとして利用したい者である．保健機能食品には，表示に病名は入っておらず，「食生活は，主食，主菜，副菜を基本に，食事のバランスを」という表示が義務づけられている．

特定保健用食品

- 特定保健用食品は，国が有効性・安全性を審査した製品であるが，その有効性の根拠は限定的な条件で得られていることを理解し，ふだん利用している同種の製品と置き換え，生活習慣の改善につなげる動機づけとして利用することが妥当である．また，

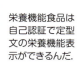
栄養機能食品は自己認証で定型文の栄養機能表示ができるんだ．

【用語解説】
栄養素等表示基準値（NRV：nutrient reference value）：国民の健康の維持増進等を図るために示されている性別および年齢階級別の栄養成分の摂取量の基準を，性および年齢階級（18歳以上に限る）ごとの人口により加重平均した値である．

機能性表示食品の表示は，消費者庁長官への届出が要る！

❸ 栄養機能食品における栄養機能表示文，注意喚起表示文，1日あたりの摂取目安量に含まれる栄養成分量の上・下限値の規格基準の例

栄養成分	*上限値-下限値 （単位）	栄養成分の機能	摂取するうえでの注意事項
全ての栄養素に 共通	―	―	本品は，多量摂取により疾病が治癒したり，より健康が増進するものではありません．一日の摂取目安量を守ってください．
n-3系脂肪酸	2.0-0.6 (g)	皮膚の健康維持を助ける栄養素です．	
亜鉛	15-2.64 (mg)	・味覚を正常に保つのに必要な栄養素です． ・皮膚や粘膜の健康維持を助ける栄養素です． ・たんぱく質・核酸の代謝に関与して，健康の維持に役立つ栄養素です．	亜鉛の摂り過ぎは，銅の吸収を阻害するおそれがありますので，過剰摂取にならないよう注意してください．乳幼児・小児は本品の摂取を避けてください．
カリウム	2,800-840 (mg)	正常な血圧を保つのに必要な栄養素です．	腎機能が低下している方は本品の摂取を避けてください．
カルシウム	600-204 (mg)	骨や歯の形成に必要な栄養素です．	
鉄	10-2.04 (mg)	赤血球を作るのに必要な栄養素です．	
銅	6.0-0.27 (mg)	・赤血球の形成を助ける栄養素です． ・多くの体内酵素の正常な働きと骨の形成を助ける栄養素です．	乳幼児・小児は本品の摂取を避けてください．
マグネシウム	300-96 (mg)	・骨や歯の形成に必要な栄養素です． ・多くの体内酵素の正常な働きとエネルギー産生を助けるとともに，血液循環を正常に保つのに必要な栄養素です．	多量に摂取すると軟便（下痢）になることがあります．乳幼児・小児は本品の摂取を避けてください．
ナイアシン	60-3.9 (mg)	皮膚や粘膜の健康維持を助ける栄養素です．	
パントテン酸	30-1.44 (mg)	皮膚や粘膜の健康維持を助ける栄養素です．	
ビオチン	500-15 (μg)	皮膚や粘膜の健康維持を助ける栄養素です．	
ビタミンA	600-231 (μg)	・夜間の視力の維持を助ける栄養素です． ・皮膚や粘膜の健康維持を助ける栄養素です．	妊娠3か月以内又は妊娠を希望する女性は過剰摂取にならないよう注意してください．
ビタミンB₁	25-0.36 (mg)	・炭水化物からのエネルギー産生と皮膚や粘膜の健康維持を助ける栄養素です．	
ビタミンB₂	12-0.42 (mg)	・皮膚や粘膜の健康維持を助ける栄養素です．	
ビタミンB₆	10-0.39 (mg)	・たんぱく質からのエネルギーの産生と皮膚や粘膜の健康維持を助ける栄養素です．	
ビタミンB₁₂	60-0.72 (μg)	・赤血球の形成を助ける栄養素です．	
ビタミンC	1,000-30 (mg)	・皮膚や粘膜の健康維持を助けるとともに，抗酸化作用を持つ栄養素です．	
ビタミンD	5.0-1.65 (μg)	・腸管でのカルシウムの吸収を促進し，骨の形成を助ける栄養素です．	
ビタミンE	150-1.89 (mg)	・抗酸化作用により，体内の脂質を酸化から守り，細胞の健康維持を助ける栄養素です．	
ビタミンK	150-45 (μg)	・正常な血液凝固能を維持する栄養素です．	血液凝固阻止薬を服用している方は本品の摂取を避けてください．
葉酸	200-72 (μg)	・赤血球の形成を助ける栄養素です． ・胎児の正常な発育に寄与する栄養素です．	葉酸は，胎児の正常な発育に寄与する栄養素ですが，多量摂取により胎児の発育がよくなるものではありません．

＊一日当たりの摂取目安量に含まれる機能を表示する栄養成分の量．
(注1) ビタミンAの前駆体であるβ-カロテンについては，ビタミンAと同様の栄養機能表示を認める．この場合，「妊娠3か月以内又は妊娠を希望する女性は過剰摂取にならないよう注意してください．」旨の注意喚起表示は，不要とする．
(注2) ビタミンAの前駆体であるβ-カロテンについては，ビタミンA源の栄養機能食品として認めるが，その場合の上限値は7,200 μg，下限値1,620 μgとする．

内閣府令第十号食品表示基準の別表第十一（第二条，第七条，第九条，第二十三条関係）から抜粋．

有効性だけでなく，表示されている利用上の注意喚起情報も参照する必要がある．
● 特定保健用食品の保健作用に関与する成分（関与成分）とその保健機能には特徴がある（❹）．「おなかの調子を整える」表示の関与成分となっているオリゴ糖や食物繊維は，小腸での消化吸収を免れて大腸で腸内細菌によって資化される．「血圧が高めの方」に適する表示の関与成分の多くは，ACE（アンジオテンシン変換酵素）阻害作用を有するもので，医薬品のACE阻害薬との併用には注意が必要である．また，難消

3　栄養ケアの実施／3-7　特別用途食品，保健機能食品

❹ 代表的な特定保健用食品の表示内容と保健機能に関与する成分

表示内容例	代表的な関与成分
おなかの調子を整える	オリゴ糖（大豆オリゴ糖，フラクトオリゴ糖，乳果オリゴ糖，ガラクトオリゴ糖，キシロオリゴ糖，イソマルトオリゴ糖）
	食物繊維類（難消化性デキストリン，ポリデキストロース，グアーガム分解物）
	乳酸菌類（乳酸菌やビフィズス菌）
血圧が高めの方に適する	サーデンペプチド，カゼイン由来ペプチド，ラクトトリペプチド，ゴマペプチド，杜仲葉配糖体，γ-アミノ酪酸（GABA），酢酸
血糖値が気になる方	難消化性デキストリン，L-アラビノース，グァバ茶ポリフェノール
虫歯の原因になり難い歯を丈夫で健康にする	パラチノース，マルチトール，茶ポリフェノール
	PO$_s$Ca（リン酸化オリゴ糖カルシウム），CPP-ACP（乳タンパク質分解物）
血中中性脂肪が気になる方	難消化性デキストリン，中鎖脂肪酸，EPAとDHA，ウーロン茶重合ポリフェノール，グロビンたんぱく分解物
体脂肪または内臓脂肪が気になる方	茶カテキン，難消化性デキストリン
コレステロールが高めの方	植物ステロール，大豆タンパク質，キトサン，茶カテキン
骨の健康が気になる方	大豆イソフラボン，MBP（乳塩基性たんぱく質），ビタミンK$_2$
ミネラルの吸収を助ける	CCM（クエン酸リンゴ酸カルシウム），フラクトオリゴ糖，ヘム鉄

化性デキストリンは，おなかの調子，血糖値，血中中性脂肪，体脂肪などに対する効果の表示など，複数の製品の関与成分となっている．

- 難消化性デキストリンのように，同じ関与成分を含む複数の製品があるため，関与成分の過剰摂取となる可能性に留意する必要がある．

栄養機能食品

- 栄養機能食品は，表示されている栄養成分が不足している者が，補助的に摂取した条件で有益となる．
- 栄養機能食品として表示できる成分には，1日摂取目安量の上限値と下限値がある（❸）．その表示値を参照することにより，該当する栄養素の必要量や摂取量を把握することができる．
- 栄養機能食品はあくまで食品の一つであり，製品中のビタミンなどの含有量は医薬部外品よりも少ない．また，医薬品のようにすべて適正製造規範（GMP）によって製造された一定の品質が確保された製品とは限らない．サプリメント形状の製品を利用する際には，習慣的な摂取量が日本人の食事摂取基準で示されている耐容上限量（UL：tolerable upper intake level）を超えないように注意する必要がある．
- 亜鉛，銅およびマグネシウムについては，乳幼児・小児が栄養機能食品から摂取することをさけるように注意喚起されている（❸）．これは，乳幼児・小児については，当該成分は基本的に通常の食生活で満たされることから，あえてサプリメントとよばれる錠剤やカプセル状の形状で，それらの成分を補給・補完する必要性がないためである．

機能性表示食品

- 機能性表示食品は特定保健用食品と異なり，事業者の責任において機能性が表示されている．特定保健用食品のように国の審査を受けていないため，標榜されている効果や安全性が不確かな製品があるかもしれない．
- 表示対象となる成分の大部分は，法令で定められた栄養素ではないため，摂取成分の不足の判断は難しい．
- サプリメント形状の製品については，特定成分が濃縮されているため，生体に対する作用も現れやすく，医薬品との相互作用も起こりやすい可能性がある．また，製品の

●MEMO●

適正製造規範（GMP：good manufacturing practice）： 誰がいつ作業しても，必ず同じ品質の製品が製造できるようにするため，医薬品はすべてGMP基準で製造されている．

有効かつ安全な利用には，特定成分の摂取量と生体影響の関係（用量—反応関係）を十分に認識する必要がある．

参考文献
・食品表示基準（内閣府令）．https://elaws.e-gov.go.jp/document?lawid=427M60000002010
・日本臨床栄養協会編．NR・サプリメントアドバイザー必携．第6版．第一出版：2023.

●MEMO●
2024年3月，紅麹を含むサプリメント形状の機能性表示食品の利用によって，多数の腎障害が起きていたことが発覚した．

●MEMO●
日本人の食事摂取基準や食品表示基準で扱われている栄養素は，厚生労働省令第86号（健康増進法施行規則〈平成15年4月30日〉）に示されている．

カコモン に挑戦 ‼

◆ 第38回-58
特別用途食品および保健機能食品に関する記述である．最も適当なのはどれか．1つ選べ．
(1) 特別用途食品（とろみ調整用食品）は，特別用途食品の類型である病者用食品の1つである．
(2) 栄養機能食品は，特別用途食品の1つである．
(3) 特定保健用食品（規格基準型）は，規格基準を満たせば国の許可は不要である．
(4) 機能性表示食品は，安全性や機能性の根拠に関する情報を厚生労働省に届け出る必要がある．
(5) 機能性表示食品の対象には，生鮮食品が含まれる．

◆ 第37回-58
栄養機能食品として表示が認められている栄養成分と栄養機能表示の組合せである．誤っているのはどれか．1つ選べ．
(1) カリウム ——— 「正常な血圧を保つのに必要な栄養素です」
(2) 鉄 ——————「赤血球を作るのに必要な栄養素です」
(3) ビタミンB$_1$ ——「炭水化物からのエネルギー産生と皮膚や粘膜の健康維持を助ける栄養素です」
(4) ビタミンD ——— 「骨粗鬆症になるリスクの低減を助ける栄養素です」
(5) ビタミンK ——— 「正常な血液凝固能を維持する栄養素です」

解答&解説

◆ 第38回-58　正解（5）
解説：正文を提示し，解説とする．
(1) 特別用途食品（とろみ調整用食品）は，特別用途食品の1つだが，病者用食品ではない．
(2) 栄養機能食品は，保健機能食品の1つである．
(3) 特定保健用食品は規格基準型であっても，国の許可が必要である．
(4) 機能性表示食品は，消費者庁に届け出る必要がある．
(5) 機能性表示食品の対象には，生鮮食品が含まれる．

◆ 第37回-58　正解（4）
解説：
栄養機能食品では，リスク低減表示はできない．他は正しい．

3-8 栄養ケアと薬物療法

- 栄養状態は薬物療法の効果や安全性に影響を与える場合がある．特定の栄養素が欠乏すると薬物の代謝や吸収に影響を与える可能性がある．
- 逆に，薬物療法も栄養状態に影響を与えることがあり，栄養素の吸収を妨げたり，代謝を変化させたりする可能性がある．
- そのため，効果的な治療をするには，栄養状態を適切に評価し，栄養ケアと薬物療法を調整する必要がある．

1 食品や栄養が医薬品に及ぼす影響

- 食品と栄養が医薬品に及ぼす影響には薬物の濃度に影響を与える薬物動態学的作用と，薬物の作用に影響を与える薬理学（薬力学）的相互作用が関与している．2つの相互作用を同時に起こす食品や栄養がある（❶）．

薬物動態学的相互作用

- 薬は，消化管を介して，吸収，分布，代謝，排泄という過程で体外に排出される．つまり，胃・腸から吸収され，門脈を経て肝臓に入り，主として肝臓で代謝されて脂溶性の高い薬を水溶性の高い物質に変える．腎臓では尿，肝臓では胆汁として排泄されやすい形にされる．食品や栄養はこの過程で，薬の体内動態に影響を与えることがある．

吸収過程での相互作用

- 食品は消化管粘膜を保護するので，薬物による粘膜障害を予防するため，多くの薬物は食後に服用される．食後に服用された薬物は，口腔，食道を通り，胃で胃液，食品と混ざりしばらく滞留する．その後，胃内容物とともに幽門から排泄され，主に小腸から吸収される．

食事と薬の服用時間

- 一般に，食事をすると，胃内容排泄速度は遅くなるため，食後に薬物を服用すると吸収は遅くなる．
- 一方，睡眠薬のクアゼパム（ドラール®）にように，食後に服用することで吸収量が増加する薬物もある．
- また，脂質異常症治療薬のイコサペント酸エチル（エパデール®）とオメガ-3系脂肪酸エチル（ロトリガ®）は，食直後に服用するのが望ましい薬物であり，空腹時での服用では薬物の吸収量が低下する．

食品成分により吸収が影響されるもの

- 牛乳：食事によって吸収が減少する薬物も多くある．ビスホスホネート系の骨粗鬆症治療薬は，カルシウムとキレートを形成して吸収を抑制する（❷）．便秘治療薬のビサコジルは腸内で溶けて効果を示すが，牛乳とともに服用すると，胃がアルカリ性に傾くことで胃内で溶解し，腹痛や悪心，嘔吐を引き起こすことがある．
- 緑茶：緑茶と経口鉄剤の相互作用に関して，緑茶の成分であるタンニン酸が鉄剤中の

薬物を服用するタイミングを守らないと，薬物の効果が増強したり減弱したりする場合があるんだ！

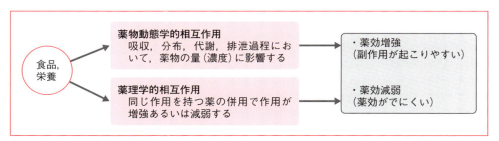

❶ 食品や栄養が医薬品に及ぼす影響

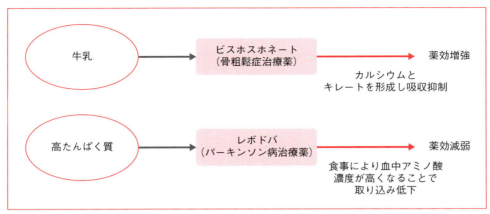

❷ 牛乳，高たんぱく質により吸収が阻害される薬物

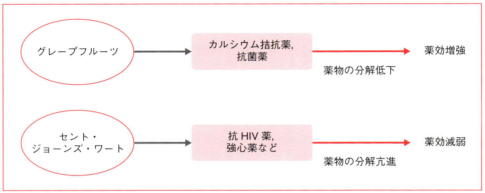

❸ グレープフルーツ，セント・ジョーンズ・ワートにより薬物代謝が増減する薬物

鉄とキレート化合物をつくり，吸収を妨げる可能性が指摘されていた．しかし，吸収を阻害する量は投与量と比べると少ないため，現在は鉄剤の服用の際に緑茶をさける必要はない．

- 高たんぱく質：食事に多くのたんぱく質が含まれると薬物の吸収が阻害される場合がある．パーキンソン病治療薬レボドパはアミノ酸トランスポーターによって脳内に運ばれ，ドパミンとなって効果を示す．しかし，高たんぱく質食を摂取すると，血液中のアミノ酸含量が増加することで，レボドパの脳内への取り込みが低下し，十分な効果が得られない場合がある（❷）．
- 食物繊維：強心薬のジギタリスや抗凝固薬のワルファリンは食物繊維に吸着されやすく，吸着されると消化管から吸収されにくくなることがある．

薬物代謝への影響

- 食物の成分が薬物の代謝に影響し，作用を強めたり，弱めたりすることもある．薬物を代謝する酵素として，シトクロムP450（CYP）があり，臨床で使用されている薬物の8割以上の代謝に関与するといわれている．

- グレープフルーツジュース：グレープフルーツジュースに含まれるフラノクマリン誘導体が消化管粘膜中のCYP3A4を強力に阻害することで，薬物代謝が遅れ，薬物が血中に移行されるために血中濃度が高くなり，薬物作用を高める（❸）．これらの作用はカルシウム拮抗薬や抗菌薬，免疫抑制薬，副腎皮質ステロイド，抗てんかん薬など多くの薬に影響を与える．グレープフルーツ以外にはブンタンを食べても同じような作用が起こる．

- セント・ジョーンズ・ワート（和名：セイヨウオトギリソウ）：セント・ジョーンズ・ワートは，ヨーロッパでは民間薬として利用されており，やけどや外傷に対する効

CYP：cytochrome

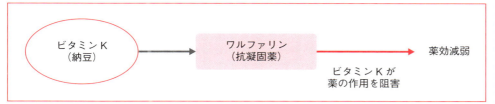

❹ 食品成分と相互作用のある薬物

能，抗ウイルス作用，利尿作用，うつ病の治療薬として知られている．しかし，抗HIV薬（ネビラピン），強心薬（ジゴキシン），免疫抑制薬（シクロスポリン），気管支拡張薬（テオフィリン），血液凝固抑制薬（ワルファリン），経口避妊薬を服用しているときに，セント・ジョーンズ・ワートを摂ることで肝臓あるいは小腸の薬物代謝酵素が増加し，それぞれの薬物の代謝が促進されて血中濃度が低下し薬効が弱まる場合がある（❸）．

- チーズやビール：抗結核薬であるイソニアジドは，アミン酸化酵素に対して阻害作用がある．チーズやビールなどと一緒に摂取すると，チラミンが体内に蓄積し，血圧上昇や動悸，血糖値の上昇，頭痛，悪心・嘔吐，発汗などの症状を呈することがある．

薬理学的相互作用

- 同じ作用を有する薬物と食品が併用された場合に生じる協力作用（相加作用と相乗作用）と反対の作用を有する薬物と食品が併用された場合に生じる拮抗作用がある．
- ビタミンK：抗凝固薬のワルファリンは，肝臓でビタミンK依存性の行幸因子の合成を阻害し，血栓形成を抑制する．ワルファリン服用者は，ビタミンKを多く含む納豆，ブロッコリー，青汁，クロレラを摂取すると薬効が減弱する場合がある（❹）．そのため，納豆などの摂取量を制限する必要がある．このような問題があるために，ビタミンK摂取に関係しない抗凝固薬が開発されており，臨床現場でも使用されはじめている．
- 甘草：甘草の主成分であるグリチルリチン酸は，抗炎症作用や血圧を上昇させる作用がある．そのため，降圧薬の作用を減弱させたり，利尿薬の副作用を増したりする場合がある．さらに強心薬を服用していると作用が増強し，嘔吐や下痢などの症状を起こす危険性があるため，強心薬の服用時は甘草の摂取には注意する必要がある．
- アルコール：ニトログリセリンの服用時に飲酒をすると，血管が拡張するため過度の血圧低下が起こる．中枢抑制薬と一緒に摂ると，作用が増強する．

2 薬物が味覚・食欲に及ぼす影響

- 薬物の副作用によって，味覚や食欲が変化したり，嚥下障害を生じたりすることがある．これらの副作用は摂食に影響を及ぼし，間接的に栄養状態に影響を与える可能性がある．また，悪心・嘔吐，下痢などの消化器系の副作用をもつ薬物も多く，栄養状態に影響を及ぼす．

味覚への影響

- 味蕾の味細胞への刺激の伝達系に影響する薬物は味覚を変化させる可能性がある．また，口腔乾燥症や亜鉛不足によっても味覚が変化することがあり，無味覚症，味覚不全，味覚減退，幻味などの味覚異常が生じることがある．

口腔乾燥症，口渇による味覚異常

- 抗コリン作用薬は消化器のけいれんや痛み，消化性潰瘍，徐脈性不整脈，パーキンソン病で使われるが，唾液の分泌が減少することで味覚が変化する．

亜鉛欠乏による味覚異常

- 食事：食事による亜鉛の摂取不足，食品成分や添加物（フィチン酸やポリリン酸）な

HIV：human immunodeficiency virus，ヒト免疫不全ウイルス

【用語解説】
ビタミンK摂取に関係しない抗凝固薬：DOAC（direct oral anticoagulant，経口直接Xa阻害薬，経口直接トロンビン阻害薬）ともいう．トロンビンに直接作用する抗トロンビン薬とビタミンKにかかわらない凝固因子を阻害してトロンビンの生成を抑制するものがある．

どにより亜鉛の吸収が妨げられることによって生じる.

- 薬物性：ACE阻害薬のカプトリルや抗リウマチ薬のペニシラミンは，亜鉛との結合が強いため，吸収の減少や排泄が促進され欠乏することがある.

食欲への影響

- 食欲の増進に関わる医薬品として，健胃薬，整腸薬，消化薬などが食欲不振時に用いられる．また，センブリ製剤（健胃消化剤），ワイン（その他の滋養強壮剤）は食欲増進の適用がある.
- 食欲を減退する薬物として，アンフェタミン類のメタンフェタミン（精神刺激薬），メチルフェニデート（注意欠如・多動症薬），ペモリン（精神刺激薬），カフェイン，テオフィリン（気管支拡張薬）などがある．その他，抗ヒスタミン薬，抗悪性腫瘍薬，抗菌薬，抗てんかん薬，降圧利尿薬など多くの薬物で悪心・嘔吐，消化器系の不快感や食欲不振とともに食欲減退を生じる可能性がある.

悪心，嘔吐，下痢

- 悪心や嘔吐は直接食欲に影響する要因となる．血中に入った有害な化学物質に刺激されることで起こる．ジギタリスやアポモルヒネなどで生じる.

嚥下に影響する薬物

- 嚥下は延髄の嚥下中枢により生じる反射であり，不随意運動である．薬物性の嚥下障害はいろいろあるが，向精神薬などでは発熱，発汗，筋強調，振戦などとともに嚥下障害が起こることがある.

ACE：angiotensin converting enzyme，アンジオテンシン変換酵素

参考文献
- 伊豆津宏二ほか編．今日の治療薬（2024年版）．南江堂；2024.
- 城西大学薬学部医療栄養学科．やさしくわかりやすい　食品と薬の相互作用．カザン；2007.
- 須永克佳，菊地秀与．薬物と食品の相互作用．臨床栄養 2023；142（7）：1073-1080.

カコモン に挑戦 !!

◆ 第38回-127
脳梗塞の入院患者．ワルファリンによる薬物療法が開始となり，併せて栄養食事指導を行うことになった．薬物との相互作用の観点から注すべき食品として，最も適当なのはどれか．1つ選べ.
- (1) みかん
- (2) カリフラワー
- (3) 牛乳
- (4) コーヒー
- (5) 青汁

◆ 第36回-117
食事・食品が医薬品に及ぼす影響に関する記述である．最も適当なのはどれか．1つ選べ.
- (1) 高たんぱく質食は，レボドパ（L-ドーパ）の吸収を促進する.
- (2) 高脂肪食は，EPA製剤の吸収を抑制する.
- (3) ヨーグルトは，ビスホスホネート薬の吸収を促進する.
- (4) グレープフルーツジュースは，カルシウム拮抗薬の代謝を抑制する.
- (5) セント・ジョーンズ・ワートは，シクロスポリンの代謝を抑制する.

解答&解説

◆ 第38回-127　正解（5）
解説：
ワルファリンは抗凝固薬である．ビタミンKを多く含む納豆や青汁を摂取することで，ビタミンKが血液凝固因子（プロトロンビン）の産生を促進し，抗凝固薬の効果を減弱させる.

◆ 第36回-117　正解（4）
解説：正文を提示し，解説とする.
- (1) 高たんぱく質食は，レボドパ（L-ドーパ）の吸収を阻害する.
- (2) 高脂肪食は，EPA製剤の吸収を促進する．EPA製剤に含まれるEPAは，脂溶性であるため食後の服用がすすめられている.
- (3) ヨーグルトは，ビスホスホネート薬を抑制する．ヨーグルトに含まれるカルシウムやマグネシウムなどの金属イオンと，難治性のキレートが形成されることで薬剤の吸収が阻害される.
- (4) グレープフルーツジュースに含まれる成分が，薬物の代謝に関与する酵素活性を阻害することにより，カルシウム拮抗薬の代謝を抑制し，薬物の効果は増強する.
- (5) セント・ジョーンズ・ワートは，シクロスポリンの代謝を亢進し薬理効果を低下させる．セント・ジョーンズ・ワートは，HIV治療薬や，抗凝固剤，強心薬など多くの薬の効果を減弱する作用がある.

4 モニタリングと評価

1 臨床症状や栄養状態のモニタリング

- 栄養ケア・マネジメントにおけるモニタリングとは,「栄養ケアを実施した際の問題点の有無に関して,検査などを通じ,継続して情報や状況を把握すること」であり,評価とは,「モニタリングで得られた結果をもとにプランを見直し,改善点を見出して修正すること」をいう.
- モニタリングを行う際は,短期目標や長期目標で設定された検査項目ごとにモニタリング計画を立てると実施しやすい.
- 具体的には,栄養ケアプランの実施中あるいは実施後,栄養状態の改善状況や栄養ケアによる合併症の発症リスク・有無などを把握するために,検査項目や病態の改善指標などを設定し,定期的にモニタリングする.この結果をもとに,必要に応じて栄養ケアプランの内容を修正・変更し,ケアプラン自体を評価する.この手順を通じて,栄養ケアプランはより適切なものとなっていき,栄養治療としての効果を得ることに結びつく(❶).
- モニタリングの項目は,バイタルサイン,体重変化,体脂肪率,消化器症状(便秘,下痢,嘔吐など),皮膚症状(弾力性,乾燥,爪・毛髪の状態),血液生化学検査,尿検査,尿量,経口摂取量などについて行う.栄養教育(指導)の際には,行動変化,満足度,生活の質(QOL)などがモニタリング項目として必要となる.
- 入退院時の栄養状態の評価にGLIM基準が提唱され,より効果的な栄養治療が可能となる.
- モニタリングの項目を時系列で示すことで経時的変化がわかりやすく評価しやすい.
- 低栄養で経管栄養を行っている患者やPEGを造設した患者などは,安定期では1〜2週間に1回程度のモニタリングを行うのが望ましいなど,モニタリングの期間はそれぞれの患者によって異なる.
- モニタリングの注意点として,検査値は食事の前後,薬剤の影響,測定ミスなどで正しい値が得られない場合があることを理解しておく.常に得られた値が正しいかを意識し,見極める必要がある.

動的栄養指標 (❷)

- 動的栄養指標は,主に術後や急性期など,短期間のモニタリングに用いられる指標

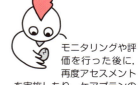
モニタリングや評価を行った後に,再度アセスメントを実施したり,ケアプランの内容を見直すこと!

【用語解説】
バイタルサイン:生命徴候を指す.脈拍,血圧,体温,呼吸,意識から判定する.

【用語解説】
GLIM (global leadership initiative on malnutrition) 基準:2018年に日本栄養治療学会(JSPEN)を含むPEN society (Parenteral and Enteral Nutrition, 静脈経腸栄養関連学会)が協力して,低栄養の診断基準を提唱.表現型(体重低下,低BMI〈body mass index〉,筋肉量減少)と病因(食事摂取量減少/消化吸収能低下,疾病負荷/炎症)により診断し,重症度を判定する.
PEG (percutaneous endoscopic gastrostomy):経皮内視鏡的胃瘻造設術.外科的開腹術を必要とせずに内視鏡下で胃瘻を造設する方法.胃瘻そのものを指す場合もある.

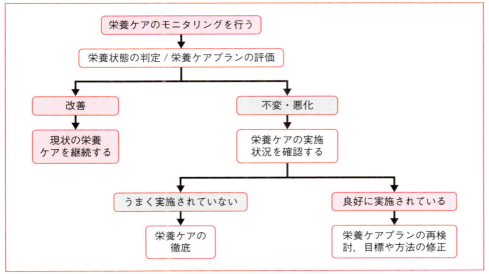

❶ モニタリング・評価の手順

❷ 栄養状態のモニタリング

	静的栄養指標	動的栄養指標
血液・生化学的指標	● 血清総蛋白 ● （血清）アルブミン ● コレステロール ● コリンエステラーゼ ● 尿中クレアチニン ● 血中ビタミン ● ミネラル ● 末梢血中総リンパ球数	● 短半減期蛋白（RTP） 　トランスフェリン 　レチノール結合蛋白 　トランスサイレチン（プレアルブミン） ● 蛋白代謝動態 　窒素平衡，尿中3-メチルヒスチジン ● アミノ酸代謝動態 　アミノグラム 　分枝アミノ酸/芳香族アミノ酸比 　分枝アミノ酸/チロシン比
身体計測指標	● 身長・体重：BMI ● 上腕三頭筋皮下脂肪厚 ● 上腕筋囲 ● 体脂肪率 ● 握力	● 安静時エネルギー消費量 ● 呼吸商 ● 糖利用率

で，代謝・栄養状態のリアルタイムの評価が可能である．

● 具体的な指標としては**短半減期蛋白（RTP）**，特に腎機能や貧血の影響を受けにくいトランスサイレチンの測定が推奨される．RTP値は炎症があると変動するため，炎症のマーカーである**CRP**値も測定する．

● ほかに**安静時エネルギー消費量**，**呼吸商**，糖利用率，たんぱく質やアミノ酸代謝動態なども使用される．

静的栄養指標（❷）

● 静的栄養指標には，血清総蛋白，（血清）アルブミン，コレステロール，尿中クレアチニン，血中ビタミンなどの血液生化学検査値のほか，BMI（body mass index），上腕三頭筋皮下脂肪厚，上腕筋囲，体脂肪率，握力などの身体計測指標が用いられる．

免疫機能

● 免疫能の指標には，総リンパ球数，免疫グロブリン，遅延型皮膚過敏反応であるツベルクリン反応などがある．

静脈栄養・経腸栄養のモニタリング

● ❸に示すような代謝性合併症が起こりうるので，これらを予防するために定期的なモニタリングを行う．

● 血糖値：導入時は毎日，安定期は週1回を目安としてモニタリングする．尿糖・尿ケトン体も併せてモニタリングする．

● 水分量：投与量（摂取量）と排泄量を継続的にチェックし，体重も併せてモニタリングする．

● その他：肝機能，腎機能，血清トリグリセリド，動脈血中CO_2分圧，呼吸商，ビタミン・ミネラルの欠乏・過剰など．

● 栄養障害が高度な患者では**リフィーディング症候群（refeeding syndrome）**が発生しやすいため，栄養ケアプランの開始時に血清リン，マグネシウム，カリウム，血糖値の値を把握し，注意深くモニタリングする．

● 経腸栄養では，消化器症状（腹部膨満感，下痢，嘔吐など）の有無のチェックも重要である．栄養管理別モニタリングのポイントを示す（❹）．

2 栄養ケアの評価（再評価）

栄養投与量の評価

● モニタリングしていた動的栄養指標，静的栄養指標の変化を確認することで，栄養投与量の評価ができる．

【用語解説】
短半減期蛋白（RTP：rapid turnover protein）：肝臓で合成される蛋白のうち，半減期が短いもの．
トランスサイレチン（プレアルブミン，PA）2〜3日／トランスフェリン（Tf）7〜10日／レチノール結合蛋白（RBP）0.5日．Tfは鉄欠乏時に高値となったり，腎障害でRBPは上昇したりするなど，疾患による影響を受ける．

CRP：C-reactive protein，C反応性蛋白

【用語解説】
呼吸商：生体内で栄養素が分解されてエネルギーに変換するまでの酸素消費量に対する二酸化炭素排出量の体積比．体内でどのような割合で栄養素が燃焼しているのかの指標．慢性閉塞性肺疾患（COPD）や肝硬変の非代償期では呼吸商は低下する．

❸ 栄養療法施行中の代謝性合併症

● 高血糖および低血糖
● 水分バランスおよび電解質異常
● 酸・塩基平衡異常
● 肝機能異常
● 脂肪乳剤投与中の高トリグリセリド血症
● 糖質過剰に伴う高炭酸ガス血症
● 高窒素血症
● 栄養素欠乏症（ビタミン，特にビタミンB_1欠乏症，ミネラル欠乏症，必須脂肪酸欠乏症）および過剰症
● 骨代謝異常
● リフィーディング症候群など

【用語解説】
リフィーディング症候群（refeeding syndrome）：長期間絶食状態が続き，低栄養状態に陥った患者に対し，急速に栄養補給を行った際に発症する可能性がある代謝性合併症．急激な低リン血症が最も重要な異常所見である．

❹ 栄養管理別モニタリングのポイント

静脈栄養管理	輸液ライン，カテーテル，カテーテル挿入部の皮膚 投与栄養量の過不足，電解質の異常の有無 代謝性合併症
経腸栄養管理	投与速度，チューブの衛生管理，意識，咀嚼嚥下機能 消化器症状：嘔気・嘔吐，腹部膨満感，腹痛，下痢，胃食道逆流 呼吸器症状：誤嚥性肺炎など 代謝性合併症
経口栄養管理	摂取量，食事摂取状況（ムラ，嗜好，時間など），嚥下状態 代謝性合併症

代謝性合併症のモニタリングのポイント

血糖	高血糖・低血糖
浸透圧	浸透圧利尿，非ケトン性高浸透圧性昏睡
水・電解質	脱水，水・電解質異常
酸塩基平衡	酸塩基平衡異常
肝機能	肝機能障害，脂肪肝，胆石
血漿アミノ酸値	高アミノ酸血症
栄養	必須脂肪酸欠乏，ビタミン欠乏症・過剰症，微量元素欠乏症
痛み	関節痛，骨痛，血管炎・血管痛
精神状態	うつ

- 外傷や熱傷，褥瘡のほか，手術やドレーン排液など，明らかに創傷からの滲出液の排出で栄養素や電解質が失われる場合は，喪失分を上乗せした栄養投与量とする．
- 投与栄養量は，輸液，栄養剤，食事・間食として摂食したものすべてを把握し算定する．

投与エネルギー量の評価

- エネルギー量のモニタリングでは，体重の変化が指標として重要である．体重変化率，筋肉や体脂肪量の変化，基礎代謝量や身体活動量も併せて評価する．投与エネルギー量に対し，予想外の著しい体重増加がある場合は，心不全や肝硬変などで浮腫が生じていないか，測定体重が正確であるかの確認が必要である．

投与たんぱく質量の評価

- 窒素出納（NB：nitrogen balance）が負の場合には体蛋白の消耗やたんぱく質・エネルギー量の摂取不足，正の場合は体蛋白の合成・蓄積を示す．窒素出納は体蛋白全体を評価している（3章「1 栄養管理の目標」の❹〈p.47〉参照）．
- アルブミン値は栄養状態の評価の指標の一つとされるが，その低下は栄養不足だけを意味しない[*1]．アルブミンは肝臓で合成されるため，肝機能障害があれば値は低下し，手術や感染・炎症などの侵襲によっても低下する．腎臓や消化管，皮膚などから蛋白が漏出する場合も低下することを理解しておく．
- 高齢者では加齢に伴い，腎臓の機能が低下する．血清クレアチニンが基準域内であっても，上昇傾向がみられれば，投与たんぱく質量に注意する．

投与脂質量の評価

- 静脈栄養の場合は過剰投与（基本：1.0 g/kg/日以下），投与速度（0.1 g/kg/時以下）に注意し，血清トリグリセリド，必須脂肪酸を評価する．

投与糖質量の評価

- 静脈栄養の場合は過剰投与（グルコース5 mg/kg/分以下，侵襲時4 mg/kg/分以下）に注意する．

投与ミネラル量の評価

- 輸液と食事併用の場合，食事摂取量の増加とともにカリウム摂取量が増加し，血清カリウムが高値になる場合があるので注意する．

【用語解説】

ドレーン：体腔内にたまった水や血液，リンパ液などを体外に排出するために用いられる管のこと．ドレーンを使った処置をドレナージという．

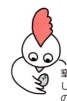

窒素出納は，摂取したたんぱく質中の窒素量と尿や便から失われる窒素量の差で示されるよ．

[*1] アルブミン値と水分量には密接な関係がある．入院数日後のアルブミン急低下は，脱水が補正されて真の値になった場合が多い．浮腫が改善されて値が改善することもある．また，アルブミン製剤の投与により上昇する場合もある．

投与水分量の評価

- 水分量の評価では，水分の投与量（摂取量）と排泄量を比較して検討する．投与水分量は，飲水量や代謝水のほか，経口摂取であれば食事中に含まれる水分量，静脈栄養では投与製剤に含まれる水分量，経腸栄養ではフラッシングに使用される水分量を忘れずに計上する．排泄量は尿量，糞便に含まれる水分，不感蒸泄を計上するが，不感蒸泄量は気温や活動量によっても変化する．
- 水分の出納は，発熱や下痢，嘔吐，多尿などにより変化する．過度の発汗や大量出血なども影響する．
- BUN/Cr比は正常では約10であり，たんぱく質摂取量の多寡の評価指標であるが，25より大きく，ヘモグロビンの急な低下がなければ脱水を疑う[1]．脱水が明らかな場合には，水分摂取量のほか，症状による不感蒸泄量の変化，心不全治療時では利尿薬の薬剤量などを確認する．
- 透析療法下の患者の水分量は，日本透析医学会の『維持血液透析ガイドライン：血液透析処方』（2013）[2]によると，最大透析間隔日の体重増加を6％未満にすることが望ましいとされている．食塩摂取量，飲水量，尿量，透析による除水量の確認が重要である．

栄養補給法の評価

- 栄養量の摂取率が悪い場合，経口摂取では咀嚼や嚥下機能の確認や，薬剤の副作用による食欲不振，嗜好による偏食の有無などの確認を行う．経腸栄養では，下痢や腹痛などの消化器症状や，その他の合併症の有無，静脈栄養では，代謝異常の有無，消化管を使うことのメリットから経管栄養への移行の可能性などを検討し，栄養補給法を評価する．
- 経口摂取が可能かどうかを検討する際には，反復唾液嚥下テスト・改訂水飲みテストの施行，嚥下訓練の施行と評価，嚥下食の導入などを実施する．
- 患者の栄養状態のほかに，家族や介護者の療養生活をとりまく環境の問題なども考慮する．

3 栄養ケアプランの修正

- 栄養補給による栄養状態の改善・維持などの成果をもとに，栄養ケアプランを見直す．問題点があった場合は，何が原因かを考えつつ，目標設定や栄養ケアの内容を再検討する．目標を変更して新しいケアプランとした場合には，今後の栄養状態はどのように変化するか予測し，問題が生じないことを確認して導入する．
- よりよい栄養ケアを行うためには，栄養ケア・マネジメントの評価が重要となる．上級指導者のアドバイスやチーム内のカンファレンスを通じて，目標の達成度や効率面からの実施方法，スタッフの配置と役割などについて精査・評価する．
- 栄養ケア・マネジメントの評価の際には，ケアプランの過程に沿っていくつかの視点から検討を行う．スクリーニングで見出した対象者をアセスメントし，目標設定から計画立案までを行う「企画評価」，栄養ケアの実施中に行う「経過評価」，短期目標・長期目標に対する「影響評価」「結果評価」がある．そのほか「経済評価」もあり，これには社会資源などの観点も含まれている．経済的側面の評価は，有床の医療施設では入院日数の短縮化などの医療費の削減にもつながる．
- 栄養ケアプランの総合評価には，患者満足度やQOLの向上なども含める．

引用文献
1) 足立香代子, 小山広人編. NSTで使える栄養アセスメント＆ケア. 学習研究社；2007. p.17.
2) 一般社団法人日本透析医学会. 維持血液透析ガイドライン：血液透析導入. 透析会誌 2013；46：1107-55.

1 kcal/1 mLの濃度の経腸栄養栄養剤100 mLの水分含有量は約80〜85 mLだよ．

【用語解説】
フラッシング：経腸栄養のチューブの閉塞などを予防するために栄養剤の投与後に，少量の微温湯や水をチューブ内に流し洗浄すること．

 豆知識

BUN/Cr比による推定：BUN/Cr比が10以上の場合は，たんぱく質の摂りすぎ，消化管出血，脱水，発熱，ショックなどが，10以下の場合は，低たんぱく食・重症肝不全などが推定できる．

4 モニタリングと評価

参考文献
・渡邉早苗ほか編著．Ｎブックス 四訂 臨床栄養管理．建帛社；2023.
・本田佳子編：新臨床栄養学―栄養ケアマネジメント．第5版．医歯薬出版；2023.
・長浜幸子ほか編．コンパクト臨床栄養学．朝倉書店；2014.
・一般社団法人日本栄養治療学会．GLIM基準について．https://www.jspen.or.jp/glim/glim_overview

カコモン に挑戦 ‼

◆ 第38回-117

急性心不全で緊急入院した患者に対し，集中治療室で利尿薬投与による加療が行われた．入院4日目，症状は軽快し，一般病棟に転棟して経口摂取が開始された．入院日から4日目までの臨床症状の変化をモニタリングした結果として，最も適当なのはどれか．1つ選べ．

項目	入院日	4日目
(1) Japan Coma Scale	Ⅱ-20	Ⅲ-100
(2) 起座呼吸	なし	あり
(3) 体重 (kg)	55	52
(4) 頸静脈怒張	なし	あり
(5) 心拍数 (回/分)	60	120

◆ 第37回-117

たんぱく質・エネルギー栄養障害患者に対し，栄養療法を開始したところ，リフィーディング症候群を呈した．その際の病態に関する記述である．最も適当なのはどれか．1つ選べ．

(1) 血清カリウム値は，上昇している．
(2) 血清リン値は，低下している．
(3) 血清マグネシウム値は，上昇している．
(4) 血清ビタミンB_1値は，上昇している．
(5) 血清インスリン値は，低下している．

解答＆解説

◆ 第38回-117　正解(3)
解説：
(1) JCS (Japan Coma Scale) は意識レベルの評価指標の一つ．Ⅱ-20は，刺激すると覚醒する状態（刺激をやめると眠り込む）大きな声または身体をゆさぶることにより開眼するレベルである．Ⅲ-100は，刺激をしても覚醒しない状態で痛み刺激に対し，払いのけるような動作をするレベルで，Ⅱ-20からⅢ-100は症状が悪化している．
(2) 起座呼吸は，左心不全で肺循環系に強くうっ血が出現した状態である．「なし」から「あり」は症状の悪化を示す．
(3) 集中治療室での利尿薬投与による加療は，うっ血に基づく労作時呼吸困難，浮腫などの症状を軽減するために有効である．入院時に循環血液量や心胸比の増大が推測される．利尿薬により過剰な水分が排泄され，体重が減少する．
(4) 頸静脈怒張は，右心不全徴候の特徴的な所見である．座位での頸静脈怒張は中心静脈圧の上昇であり，強い異常所見である．
(5) 心不全は，心臓のポンプ機能が低下し，十分な血液を全身に送り出すことができなくなる．これに対応するため心臓は拍動の回数を増加させ血液を送り出そうとし，脈拍が速くなる．回数の増加は症状の悪化を示す．

◆ 第37回-117　正解(2)
解説：
(2) 飢餓状態や低栄養状態が継続したたんぱく質・エネルギー栄養障害患者では，糖質摂取量減少のためインスリン分泌が減少し，糖質の代わりに遊離脂肪酸とケトン体がエネルギー源として利用されている．この状態では細胞内電解質，とくにリンが枯渇している．そこへ多量のエネルギー源として炭水化物とともに水分，食塩が供給されると，エネルギー源が脂質から糖質に急速に切り替わってインスリン分泌が増加し，ブドウ糖だけでなくリン，カリウム，マグネシウムの細胞内取り込みが促進される．特にリンの細胞内への移動が重要で，重篤な低リン血症によって心不全，横紋筋融解，呼吸不全，不整脈など多臓器不全をきたす．低マグネシウム血症，低カリウム血症なども引き起こされる．
(4) 飢餓状態や低栄養状態では，糖質代謝に利用されるビタミンB_1も欠乏状態であり，再栄養投与によるビタミンB_1消費によってビタミンB_1欠乏症が起こり，乳酸アシドーシス，心不全やウェルニッケ脳症などの欠乏症状が出現する．

3

栄養ケアプランの実施

101

第2部

治療と栄養ケア

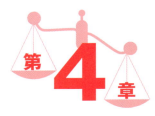

第4章 症候への栄養ケア

- 発熱の症候と診断，治療，栄養ケアを学ぶ
- ビタミン欠乏症の症候と診断，治療，栄養ケアを学ぶ
- 下痢，便秘の診断，治療，栄養ケアを学ぶ
- 褥瘡の診断，治療，栄養ケアを学ぶ

- 発熱（疾患による体温上昇）は，外因性や内因性の発熱物質が体温調節中枢に作用して，設定温度を正常以上に上昇させるもので，悪寒や食欲低下を伴う．エネルギー必要量や水分必要量は増加する．
- ヒトに必要なビタミンは13種類で，脂溶性と水溶性に分けられ，必要量は年齢や性別によって異なる．
- 下痢は1日の糞便中の水分が200 mL以上（または糞便の重量が200 mg以上）と定義され，急性の下痢の多くは細菌性食中毒である．
- 便秘は器質性便秘，機能性便秘，全身疾患による便秘，薬剤の副作用による便秘などに分けられる．
- 褥瘡は皮膚局所，同一部位への持続的圧迫によって発生し，特に低栄養は褥瘡を生じやすい．

1 発 熱

1 症候の概要

- ヒトの体温は，熱産生と熱放散により35～37℃の幅で保たれ，生理的には早朝（午前2～4時）に最低値，夕方（午後4～6時）に最高値となる．
- 日内変動は0.5℃であり，1℃以上は異常である．
- 健常成人では，早朝37.2℃以上，夕方37.7℃以上を発熱とする．
- 女性では，排卵期から月経まで0.6℃上昇する．
- 小児は，成人よりも約0.5℃高い．
- 測定部による体温は，腋窩温＜口腔内温＜直腸温の順に高く，それぞれ約0.2℃，0.6℃の差がある．
- 疾患による体温上昇を発熱と定義する（発熱≠体温上昇）（❶）．
- 生理的な体温上昇や激しい肉体運動時の体温上昇は，発熱ではない．

病 態
- 体温調節には日周期リズムがある．
- 体温調節部位は，間脳の視索前野・前視床下部にある体温中枢である．
- 体温は，体温調節中枢により一定に維持されている．この体温調節中枢に作用して，その設定温度を正常以上に上昇させるのが発熱物質である．
- 発熱物質は，外因性発熱物質（通常，体の中にはない）と内因性発熱物質（体の中でつくられる）がある．
  - 外因性発熱物質：グラム陰性菌の内毒素，グラム陽性菌などがある．
  - 内因性発熱物質：インターロイキン（IL）-1α，IL-1β，IL-6，インターフェロン（IFN）-α，腫瘍壊死因子（TNF：tumor necrosis factor）-αなどがある．
- 発熱のメカニズムを❷に示す．

豆知識
汗：汗腺から分泌される汗は，そのまま体表で気化される．このような水分の蒸発により体表面から熱を発散して，過熱から身を守っている．

❶ 発熱の定義

微熱	37.1～38.0℃
軽度発熱	38.1～38.5℃
中等度発熱	38.6～39.0℃
高熱	39.1℃≦

❷ 発熱のメカニズム

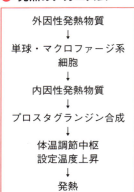

❸ 主な熱型と典型的な疾患

熱型		主な疾患
稽留熱 sustained fever	日差1℃以内で持続	大葉性肺炎，腸チフス，ブルセラ症，粟粒結核
弛緩熱 remittent fever	日差1℃以上で，最低体温が37℃以上	敗血症，膿瘍，膠原病，成人スチル病
間欠熱 intermittent fever	高熱期と無熱期の日差が1℃以上で最低体温が37℃以下	マラリア，敗血症，フェルティ症候群
回帰熱 relapsing fever	数日の正常体温期の間に短期間の有熱期間	ボレリア感染，ホジキンリンパ腫
周期熱 periodic fever	規則的な周期をもつ発熱	マラリア（三日熱，四日熱）
波状熱 undulant fever	有熱期と無熱期が不規則に交互に現れる	ブルセラ症

（矢﨑義雄総編集．内科学．第10版．朝倉書店；2013より）

症　状

- 悪寒（寒気），熱感．
- 食欲低下．

2　鑑別診断

- 発熱の原因となる疾患として，次のものがあげられる．
  - 感染症（ウイルス，細菌，真菌など）
  - 内分泌疾患（バセドウ病など）
  - 血液疾患（白血病など）
  - 消化器疾患（肝炎など）
  - 膠原病（SLE〈全身性エリテマトーデス〉など）
  - 薬剤性
- 主な熱型と典型的な疾患を❸に示す．

3　治療・栄養ケア

- 発熱原疾患に対する治療．
- 現在の摂取エネルギー量と必要エネルギー量の確認．
- 発熱により基礎代謝が増加しエネルギー必要量が増加する．
  - 推定エネルギー必要量＝基礎代謝量×活動係数×ストレス係数（❹）
- 発熱により不感蒸泄が増加し，水分必要量が増加する．
  - 水分必要量は，体温36.5℃以上では，200 mL×（体温－36.5℃）をプラスする．

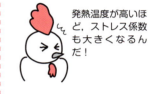
発熱温度が高いほど，ストレス係数も大きくなるんだ！

❹ 体温とストレス係数

体温	ストレス係数
37℃	1.2
38℃	1.4
39℃	1.6
40℃以上	1.8

カコモンに挑戦!!

◆第35回-96
ストレス時（抵抗期）の生体反応に関する記述である．最も適当なのはどれか．1つ選べ．
(1) エネルギー消費量は，低下する．
(2) たんぱく質の異化は，抑制される．
(3) 脂肪の合成は，亢進する．
(4) 糖新生は，抑制される．
(5) ビタミンCの需要は，増加する．

◆第26回-89
エネルギー代謝に関する記述である．正しいのはどれか．1つ選べ．
(1) 基礎代謝量は，除脂肪体重（LBM）に反比例する．
(2) 基礎代謝量は，幼児期に最大となる．
(3) 基礎代謝量は，甲状腺機能の亢進により増加する．
(4) 非たんぱく質呼吸商は，糖質の燃焼割合が高いほど小さくなる．
(5) 安静時のエネルギー消費量は，発熱により減少する．

解答&解説

◆第35回-96　正解(5)
解説：正文を提示し，解説とする．
(1) ストレス時（抵抗期）において，エネルギー消費量は増加する．
(2) ストレス時（抵抗期）において，たんぱく質の異化は亢進される．
(3) ストレス時（抵抗期）において，脂肪の合成は抑制される．
(4) ストレス時（抵抗期）において，糖新生は亢進される．
(5) ストレス時（抵抗期）において，ビタミンCの需要は増加する．

◆第26回-89　正解(3)
解説：正文を提示し，解説とする．
(1) 基礎代謝量は，除脂肪体重（LBM）に比例して高くなる．
(2) 体重あたりの基礎代謝量は，乳幼児期（1〜2歳）に最大となる．
(3) 基礎代謝量は，甲状腺機能の亢進により増加する．
(4) 非たんぱく質呼吸商は，糖質の燃焼割合が高いほど大きくなる．
(5) 安静時のエネルギー消費量は，発熱により増加する．

2 ビタミン欠乏症

1 症候の概要

- ビタミンは微少量で生体に影響を及ぼす有機化合物の総称で，生体内で合成できないため体外から摂取しなければならない．ヒトに必要なビタミンは13種類である．
- ビタミンA，D，E，Kなどの脂溶性ビタミンと，B_1（チアミン〈thiamine〉），B_2（リボフラビン〈riboflavin〉），B_6，B_{12}，葉酸，ナイアシン，パントテン酸，ビオチン，ビタミンCなどの水溶性ビタミンに分類される．水溶性ビタミンは，一般的に必要量を超えると尿中に排泄される．
- ビタミンの必要量は，年齢，性別，体重，身体活動量により異なるため，厚生労働省が「日本人の食事摂取基準」にて，栄養素の指標として「推定平均必要量」「推奨量」「目安量」「耐容上限量」を定めている．
- 先進国においては，摂取不足によるビタミン欠乏症は非常にまれな疾患である．
- 血清ビタミン値は，必ずしも生体内の欠乏状態を反映していないので，欠乏症が疑われる場合，すみやかにビタミン補充による診断的治療を行うことが重要である．

病態
脂溶性ビタミン
ビタミンA
- 化学名はレチノイドであり，レチノール，レチナール，レチノイン酸に分類される．経口摂取した場合，体内でビタミンA活性を有する化合物は約50種類ある．
- 食事摂取基準の数値をレチノール相当量として示し，レチノール活性当量（RAE：retinol activity equivalents）という単位で設定されている．
- 網膜細胞の保護作用や視細胞における光刺激反応に重要な物質である．
- 動物性食品から主にレチニル脂肪酸エステルとして，植物性食品からプロビタミンAであるカロテノイドとして摂取される．レチニル脂肪酸エステルは小腸吸収上皮細胞において，刷子縁膜（小腸吸収上皮細胞の上側にある膜．微絨毛が密に形成されている）に局在するレチニルエステル加水分解酵素によりレチノールとなって細胞内に取り込まれる．
- 欠乏症は，不十分な摂取，脂肪吸収不良，肝疾患によって起こる．

ビタミンD
- 供給源は2つある．
  ①皮膚

  プロビタミンD_3 $\xrightarrow{紫外線}$ プレビタミンD_3 $\xrightarrow{体温による熱}$ ビタミンD_3

  ②食品
   きのこ類：ビタミンD_2
   魚肉および魚類肝臓：ビタミンD_3
- 肝臓で25-ヒドロキシビタミンDに代謝され，腎臓で活性型である$1\alpha,25$-ジヒドロキシビタミンDに代謝される．
- 主な作用は，腸管や腎臓でカルシウム（Ca）とリン（P）の吸収を促進し，骨の形成と成長を促進する．
- 欠乏症は，摂取不足，吸収低下，腎不全，日光への曝露不十分で起こる．

ビタミンE
- 生体膜を構成する不飽和脂肪酸あるいは他の成分を酸化障害から防御するために，細

脂溶性ビタミンは摂りすぎると体内に蓄積し，種々の障害を発症するんだ！

豆知識

栄養素の指標の種類：厚生労働省は5年ごとに改訂している「日本人の食事摂取基準」において，各栄養素に対し，「推定平均必要量」「推奨量」「目安量」「耐容上限量」「目標量」などを設定している．

推定平均必要量（EAR：estimated average requirement）
ある対象集団において測定された必要量の分布に基づき，母集団における必要量の平均値の推定値を示すものとして「推定平均必要量」を定義する．つまり，当該集団に属する50％の人が必要量を満たす（同時に，50％の人が必要量を満たさない）と推定される摂取量として定義される

推奨量（RDA：recommended dietary allowance）
ある対象集団において測定された必要量の分布に基づき，母集団に属するほとんどの人（97〜98％）が充足している量として「推奨量」を定義する．推奨量は，推定平均必要量が与えられる栄養素に対して設定され，推定平均必要量を用いて算出される

目安量（AI：adequate intake）
特定の集団における，ある一定の栄養状態を維持するのに十分な量として「目安量」を定義する．十分な科学的根拠が得られず「推定平均必要量」が算定できない場合に算定するものとする．実際には，特定の集団において不足状態を示す人がほとんど観察されない量として与えられる

耐容上限量（UL：tolerable upper intake level）
健康障害をもたらすリスクがないとみなされる習慣的な摂取量の上限を与える量として「耐容上限量」を定義する．これを超えて摂取すると，過剰摂取によって生じる潜在的な健康障害のリスクが高まると考える

胞膜のリン脂質二重層に局在している．
- 食品から摂取され，摂取されたビタミンE同族体は，胆汁酸によってミセル化された後，腸管からリンパ管を経由して吸収される．その後，カイロミクロンに取り込まれ，リポプロテインリパーゼ（LPL）によりカイロミクロンレムナントに変換された後，肝臓に取り込まれる．肝臓では，α-トコフェロール（ビタミンE同族体の一つ）が肝臓細胞内で代謝され，超低比重リポ蛋白（VLDL）に取り込まれ，血液中に移行する．
- 欠乏症は，脂肪吸収不良で起こる．

ビタミンK
- 植物由来のビタミンK_1（フィロキノン）と腸内細菌により合成されるビタミンK_2（メナキノン）の2種類がある．
- 肝臓における凝固第Ⅱ（プロトロンビン），Ⅶ，Ⅸ，Ⅹ因子の生成を制御している．
- いったん凝固因子の生成に関与すると，反応産物であるビタミンKエポキシドが，活性型であるビタミンKヒドロキノンに酵素的に変換される．
- 欠乏症は，きわめて不十分な摂取，脂肪の吸収不良，またはクマリン系抗凝固薬の使用によって起こる．

水溶性ビタミン
ビタミンB_1
- 化学名はチアミンであり，食事摂取基準はチアミン塩酸塩量として設定されている．
- 炭水化物，脂質，アミノ酸，ブドウ糖，アルコールの代謝に関与している．
- ビタミンB_1は，小腸で吸収されリン酸化された形で貯蔵される．
- 欠乏症は，摂取不足，喪失，吸収低下により起こる．

ビタミンB_2
- ビタミンB_2は，生体内でフラビンモノヌクレオチド（FMN）とフラビンアデニンジヌクレオチド（FAD）として存在し，酸化還元反応の補酵素として作用し，成長発育，皮膚・角膜などの機能維持に必要である．
- 欠乏症は，アルコール依存症，長期にわたる感染症罹患，抗菌薬などの薬物による利用障害などが原因で起こる．

ナイアシン
- ナイアシン活性を有する主要な化合物は，ニコチン酸，ニコチンアミド，トリプトファンである．
- 食事摂取基準の数値は，ニコチン酸量として設定され，ナイアシン当量（NE：niacin equivalent）という単位で設定されている．
  - ナイアシン当量（mgNE）＝ナイアシン（ニコチン酸とニコチンアミド）（mg）＋1/60 トリプトファン（mg）
- 動物性食品ではニコチンアミド，植物性食品ではピリジンヌクレオチドとして存在している．
- 食品中のピリジンヌクレオチドは，消化管内でニコチンアミドに加水分解され，小腸から吸収される．
- 欠乏症は，トウモロコシを主食とする地域に多い（トウモロコシに含まれている結合性ナイアシンは消化管で吸収されないため）．また，下痢，肝硬変，アルコール中毒により起こる．

ビタミンB_6
- ビタミンB_6活性を有する化合物には，ピリドキシン（PN），ピリドキサール（PL），ピリドキサミン（PM）がある．
- 体内でピリドキサールリン酸に代謝され，血液，中枢神経系，皮膚代謝において多くの重要な反応にかかわる補酵素として作用する．

目標量（DG：tentative dietary goal for preventing life-style related diseases）

生活習慣病の予防を目的として，特定の集団において，その疾患のリスクや，その代理指標となる生体指標の値が低くなると考えられる栄養状態が達成できる量として算定し，現在の日本人が当面の目標とすべき摂取量として「目標量」を設定する．これは，疫学研究によって得られた知見を中心とし，実験栄養学的な研究による知見を加味して策定されるものである

ビタミンKは血液凝固に関係するんだ！

ナイアシンはビタミンB群に属し，別名ビタミンB_3っていうんだ．

- 欠乏症は，たんぱく質・エネルギー栄養不良，吸収不良，アルコール中毒，ピリドキシン不活性化薬物（抗けいれん薬，イソニアジド，サイクロセリン，ヒドララジン，副腎皮質ホルモン，ペニシラミンなど）で起こる．

ビタミンB_{12}

- 核酸代謝，メチル基転移，ミエリン合成・修復に関与し，正常な赤血球の生成に必要である．
- 食品中のビタミンB_{12}はたんぱく質と結合しており，胃酸やペプシンの作用で遊離する．遊離したビタミンB_{12}は唾液腺由来のハプトコリンと結合し，膵液によってビタミンB_{12}が遊離され，胃の壁細胞から分泌された内因子と結合する．内因子-ビタミンB_{12}複合体は，回腸下部の腸管上皮細胞に取り込まれ，腸肝循環する．
- 欠乏症は吸収が不十分なことにより起こるが，高齢者の場合は胃酸分泌減少による吸収不全が多い．また，胃切除によっても起こる．

葉 酸

- さまざまな植物性食品や肉類に多く含まれている．
- 欠乏症は，摂取不十分，吸収不良，多様な薬物の使用によって起こる．

パントテン酸

- 生細胞中のパントテン酸の大半は補酵素型のコエンザイムA（CoA）の誘導体であるアセチルCoAやアシルCoAとして存在．
- 胃酸により遊離した後，腸内酵素により消化され，パントテン酸となり吸収される．
- 欠乏症は，抗生物質を長期間服用したり，極端な偏食やダイエットによって起こる．

ビオチン

- 生細胞中のビオチンは，リシンと共有結合した形で存在．
- 消化管において，ビオチンが遊離され，主に空腸から吸収される．
- 欠乏症は，摂取不十分，吸収不良で起こる．また，卵白に含まれる糖蛋白であるアビジンは，ビオチンと不可逆的に結合するためビオチンの吸収を妨げる．

ビタミンC

- コラーゲン，カルニチン，ホルモン，アミノ酸生成の役割を果たしている．
- 創傷治癒に必須で，熱傷の回復を促進させる．
- 消化管から吸収されてすみやかに血中に送られる．
- 欠乏症は不適切な食事によるものが多い．欠乏により，結合組織，骨，象牙質における細胞間のセメント質形成に障害が起こり，その結果，毛細血管が脆弱し，続いて出血，および骨やその関連構造の障害が起こる．

症 状
- 各種ビタミン欠乏症の症状を❶に示す．

2 鑑別診断

脂溶性ビタミン

- ビタミンA欠乏症：臨床所見で眼の暗順応障害により診断．亜鉛欠乏症，網膜色素変性などの疾患で同様の暗順応障害が認められるので，鑑別のために杆状体暗点測定や網膜電図検査がビタミンA欠乏症の検査に用いられる．
- ビタミンD欠乏症：くる病，骨軟化症の症状に加えて，血清Ca値低値，血清P値正常または低値，血清アルカリホスファターゼ値上昇，副甲状腺ホルモン（PTH）値上昇，血清1,25(OH)$_2$D値低値により診断．
- ビタミンE欠乏症：血漿のトコフェノール値の測定により診断．
- ビタミンK欠乏症：易出血性と，プロトロンビン時間（PT）の延長を認めるが，活性化部分トロンボプラスチン時間（APTT），トロンビン時間，血小板数，出血時間，フィブリノーゲン値，フィブリン分解物，D-ダイマーは正常で，これにより診断．

葉酸もビタミンB群（B_9）なんだ．妊娠を計画している女性には必須だよ．

パントテン酸（ビタミンB_5）も，ビオチン（ビタミンB_7）もビタミンB群なんだ！

2 ビタミン欠乏症

❶ 各種ビタミン欠乏症の症状

ビタミン		欠乏による症状
脂溶性	ビタミンA	眼：暗順応障害，夜盲症，角膜や結膜の肥厚，ビトー斑 皮膚：乾燥，肥厚，角質化
	ビタミンD	腸管からのCa吸収の低下と腎臓でのCa再吸収の低下による低Ca血症→二次性副甲状腺機能亢進症→骨吸収の亢進→骨軟化症
	ビタミンE	脳軟化症，肝臓壊死，溶血性貧血，筋ジストロフィー
	ビタミンK	血液凝固の遅延
水溶性	ビタミンB$_1$	全身倦怠感，動悸，睡眠障害，食欲不振，便秘，末梢神経障害，脚気，ウェルニッケ脳症，コルサコフ症候群
	ビタミンB$_2$	成長抑制，口内炎，口角炎，舌炎，脂漏性皮膚炎
	ビタミンB$_6$	脂漏性皮膚炎，舌炎，口角症，リンパ球減少症 成人では，うつ状態，錯乱，脳波異常，けいれん発作
	ビタミンB$_{12}$	巨赤芽球性貧血，脊髄・脳の白質障害，末梢神経障害
	ナイアシン	皮膚炎，下痢，精神神経症状
	葉酸	巨赤芽球性貧血．母体の葉酸欠乏による胎児の神経管閉鎖障害や無脳症
	パントテン酸	手足のしびれと灼熱感，頭痛，食欲不振，成長停止，副腎障害
	ビオチン	乾いた鱗状の皮膚炎，萎縮性舌炎，食欲不振，憂うつ感
	ビタミンC	壊血病．壊血病の症状は，疲労倦怠，皮下や歯肉からの出血，貧血，筋肉減少，心筋障害，呼吸困難

ビトー斑：白眼に現れる泡状の沈殿物．

❷ 各種ビタミンの主な摂取源

ビタミン		主な摂取源
脂溶性	ビタミンA	ビタミンA：魚肝油，レバー，卵黄，バター カロチノイド：濃緑葉および黄色野菜，にんじん，黄色果物
	ビタミンD	魚肝油，バター，卵黄，レバー，牛乳
	ビタミンE	野菜および小麦の胚種油，ナッツ類
	ビタミンK	生野菜，葉野菜，豚，レバー，だいず
水溶性	ビタミンB$_1$	全粒粉，肉，ナッツ類，豆類，いも類
	ビタミンB$_2$	牛乳，チーズ，レバー，肉，卵
	ビタミンB$_6$	レバー，魚，豆類
	ビタミンB$_{12}$	レバー，魚，卵，牛乳，乳製品
	ナイアシン	レバー，赤身肉，魚，牛乳，豆類
	葉酸	新鮮野菜，葉菜，レバー
	パントテン酸	レバー，うなぎ，きのこ類，小麦，豆類
	ビオチン	レバー，卵黄，カリフラワー，ナッツ類，豆類
	ビタミンC	かんつき類，トマト，いも類，いちご

❸ 各種ビタミンの成人の推定平均必要量と推奨量

ビタミン		推定平均必要量	推奨量
脂溶性	ビタミンA	男性：600～650 μgRAE/日 女性：450～500 μgRAE/日	推定平均必要量×1.4
	ビタミンD	目安量：5.5 μg/日	
	ビタミンE	男性：6.5 mg/日，女性：6.0 mg/日	
	ビタミンK	目安量：150 μg/日	
水溶性	ビタミンB$_1$	チアミン0.35 mg/1,000 kcal チアミン塩酸塩量0.35 mg/1,000 kcal	推定平均必要量×1.2
	ビタミンB$_2$	0.50 mg/1,000 kcal	推定平均必要量×1.2
	ビタミンB$_6$	ピリドキシン摂取量0.014 mg/gたんぱく質	推定平均必要量×1.2
	ビタミンB$_{12}$	2.0 μg/日	推定平均必要量×1.2
	ナイアシン	4.8 mgNE/1,000 kcal	推定平均必要量×1.2
	葉酸	200 μg/日	推定平均必要量×1.2
	パントテン酸	目安量：男性7 mg/日，女性：6 mg/日	
	ビオチン	目安量：50 μg/日	
	ビタミンC	85 mg/日	推定平均必要量×1.2

RAE (retinol activity equivalents)：レチノール活性当量，NE (niacin equivalent)：ナイアシン当量．
（厚生労働省．「日本人の食事摂取基準」〈2020年版〉より）

水溶性ビタミン

- ビタミンB$_1$欠乏症：末梢神経障害などの症状のある患者にチアミンを投与し，症状が改善することにより診断．糖尿病，アルコール中毒，ビタミンB$_{12}$欠乏症，重金属中毒によっても同様の症状を呈するが，チアミン投与によって症状が改善しないことにより鑑別．
- ビタミンB$_2$欠乏症：尿中ビタミンB$_2$排泄量の低下，ビタミンB$_2$値の低下により診断．

- ナイアシン欠乏症：血中ナイアシン，ナイアシンアミドの低下および尿中N′-メチルナイアシンアミド，N′-メチル-6-ピリドン-カルボキシアミドの低下により診断．
- ビタミンB_6欠乏症：臨床症状により疑い，ビタミンB_6投与によって症状が改善することにより診断．
- ビタミンB_{12}欠乏症：大球性貧血により疑い，血清ビタミンB_{12}値低値により診断．大球性貧血は葉酸欠乏でも認められる．
- 葉酸欠乏症：大球性貧血により疑い，血清葉酸値低値により診断．大球性貧血はビタミンB_{12}欠乏でも認められる．
- パントテン酸欠乏症：臨床症状により疑い，パントテン酸投与によって症状が改善することにより診断．
- ビオチン欠乏症：臨床症状により疑い，尿中ビオチン排泄量低下や血清ビオチン値の低下により診断．
- ビタミンC欠乏症：臨床所見で皮膚または歯肉の易出血を認め，検査所見で出血時間，凝固時間，PTが正常かどうかにより診断．

レバーってビタミン摂取にとって最強の食品なんだ！

3　治療・栄養ケア

- 各種ビタミンの主な摂取源を❷に，成人の推定平均必要量と推奨量を❸に示す．

カコモン に挑戦!!

◆ 第36回-118

ビタミン，ミネラルとその欠乏により生じる疾患の組み合せである．最も適当なのはどれか．1つ選べ．

(1) ビタミンE ――――― 壊血病
(2) ビタミンB_2 ――――― ウェルニッケ脳症
(3) 鉄 ――――――――― ヘモクロマトーシス
(4) 亜鉛 ――――――― 皮膚炎
(5) 銅 ――――――――― ウィルソン病

◆ 第35回-120

ビタミンとその欠乏症の組み合せである．最も適当なのはどれか．1つ選べ．

(1) ビタミンD ――――― 甲状腺腫
(2) ビタミンB_1 ――――― ペラグラ
(3) ナイアシン ――――― ウェルニッケ脳症
(4) 葉酸 ――――――― 高ホモシステイン血症
(5) ビタミンC ――――― 夜盲症

解答＆解説

◆ 第36回-118　正解(4)
解説：正文を提示し，解説とする．
(1) ビタミンEの欠乏により溶血性貧血が生じる．壊血病はビタミンCの欠乏により発症する．
(2) ビタミンB_2の欠乏により口角炎や脂漏性皮膚炎が生じる．ウェルニッケ脳症はビタミンB_1の欠乏により発症する．
(3) ヘマクロマトーシスは鉄の過剰症で発症する．
(4) 亜鉛の欠乏により皮膚炎のほかに味覚障害を生じる．
(5) ウィルソン病は銅の過剰症で発症する．

◆ 第35回-120　正解(4)
解説：正文を提示し，解説とする．
(1) ビタミンDの欠乏により骨軟化症を発症する．
(2) ビタミンB_1の欠乏によりウェルニッケ脳症を発症する．
(3) ナイアシンの欠乏によりペラグラを発症する．
(4) 葉酸の欠乏によりホモシステインからメチオニンへの変換が阻害され血中ホモシステイン値が増加する．
(5) ビタミンCの欠乏により壊血病を発症する．夜盲症はビタミンAの欠乏により発症する．

3　慢性下痢症

3　慢性下痢症

1　疾患の概要

- 2023年，日本消化管学会関連研究会が「便通異常診療ガイドライン2023」をまとめた．その診療ガイドラインは，「慢性下痢症」と「慢性便秘症」がある．そのなかで，下痢は「便性状が軟便あるいは水様便，かつ排便回数が増加する状態」，慢性下痢症は「4週間以上持続または反復する下痢のために日常生活に様々な支障をきたした状態」と定義されている[1]．

成因

- 健常成人では，1日量として飲食物から水分約2,000 mLと，消化管からの分泌物（消化液）約7,000 mLの合計9,000 mLが上部小腸に流れ込むが，その90％以上が消化管で再吸収され[*1]，大腸に到達するまでには約10％強の1,000 mLへと減少する．さらに結腸で約1,000 mLの水分が吸収されて体循環に入り，その10％である100 mL（100 g）が排便される（❶）[2]．

- 健常者では，このような体循環によって1日の糞便量が200 g以下にコントロールされているが，この機構が破綻すると，糞便中の水分が増加して下痢が発生する．

*1 空腸から約3,000〜5,000 mL，回腸から2,000〜4,000 mL，回腸から2,000〜4,000 mL．

慢性下痢症の分類

- 慢性下痢症は，便形状や病態，病因に基づき分類される．便性状による分類では，病態を加味して水様性下痢（浸透圧性，分泌性），脂肪性下痢（吸収不良性，消化不良性），血性・膿性下痢（炎症性下痢）に分類される（❷）．

- 病因では，①薬剤性下痢症，②食物起因性下痢症，③症候性（全身疾患性）下痢症，④感染性下痢症，⑤器質性下痢症（炎症性や腫瘍性），⑥胆汁酸性下痢症，⑦機能性下痢症，⑧下痢型過敏性腸症候群（下痢型IBS）の8つに分類される（❸）．

IBS：irritable bowel syndrome，過敏性腸症候群

症状

- 便性状が軟便あるいは水様便，かつ排便回数が増加する状態．

- 腹痛，しぶり腹を伴う場合や，夜間排便の増加，切迫感，便失禁，肛門病変などを伴うことがある．その他，便が白っぽい，便に血が混じる，食事をするとすぐ下痢になる，下痢や便秘を繰り返すなど．

- 長期間続くと電解質異常や，低栄養，体重減少となることがある．

2　診断

- 診察・問診（症状，生活歴，既往歴）から薬剤性，食物起因性，症候性（全身疾患性），感染性，機能性下痢症・下痢型IBSのなどのカテゴリーを鑑別する．

- 薬剤歴は必ず確認する必要があり，抗菌薬の使用後であれば偽膜性腸炎も考える．その他，抗炎症薬のNSAIDs，血糖降下薬（α-GI阻害薬，ビグアナイド系のメトホルミ

NSAIDs：non-steroidal anti-inflammatory drugs，非ステロイド性抗炎症薬

	流量（mL/日）	電解質濃度（mEq/L）				浸透圧（mOsm/L）
		Na+	K+	Cl−	HCO3−	
大腸 →	9,000	60	15	60	15	低張〜高張
小腸 →	3,000	140	6	100	30	等張
→	1,000	140	8	60	70	等張
→	100	40	90	90	30	等張

❶　健常成人の消化管における1日の水分流量と，その電解質濃度，浸透圧

（正田良介．下痢・便秘．細谷憲政総監修．ビジュアル臨床栄養実践マニュアル 疾患別の病態と栄養管理Ⅰ．小学館；2003．pp.104-107より）

❷ 慢性下痢の便性状による分類

水様性	
浸透圧性	
薬剤性	浸透圧性下剤（Mg, SO_4, PO_4 など）
難吸収性糖類，アルコール	ダイエット食品・飲料・ガム（ソルビトール，マンニトールなど） 酵素欠損症（乳糖，スクラーゼなど）
分泌性	
薬剤性	刺激性下剤，抗菌薬など
小腸内細菌異常増殖（SIBO）	
炎症性	炎症性腸疾患の一部，collagenous colitis, lymphocytic colitis
全身性	血管炎など
腫瘍性	カルチノイド，ガストリノーマ，甲状腺髄様癌，VIPoma など
内分泌性	副腎不全，甲状腺機能亢進症，mastocytosis など
胆汁酸吸収不全	回腸術後，胆嚢摘出後，特発性
感染症	ジアルジア，クリプトスポリジウムなど
脂肪性	
消化不良	十二指腸内胆汁塩濃度低下（肝硬変，胆管閉塞，回腸切除など） 膵外分泌能低下（慢性膵炎，膵嚢胞線維症，胆管閉塞など）
吸収不良	セリアック病，tropical sprue, ジアルジア，ウィップル病，慢性腸間膜虚血など 短腸症候群 SIBO（糖尿病，強皮症，腸管術後など） リンパ管閉塞
血性・膿性（炎症性）	
炎症性腸疾患	潰瘍性大腸炎，クローン病
悪性腫瘍	大腸癌，悪性リンパ腫など
放射線性腸炎	
mastocytosis	
感染症	*Clostridioides difficile*，サイトメガロウイルス，赤痢アメーバ，腸結核，エルシニアなど
虚血性腸炎，憩室炎	

（日本消化管学会編．便通異常症診療ガイドライン2023―慢性下痢症．南江堂；2023．p.5[1]より）

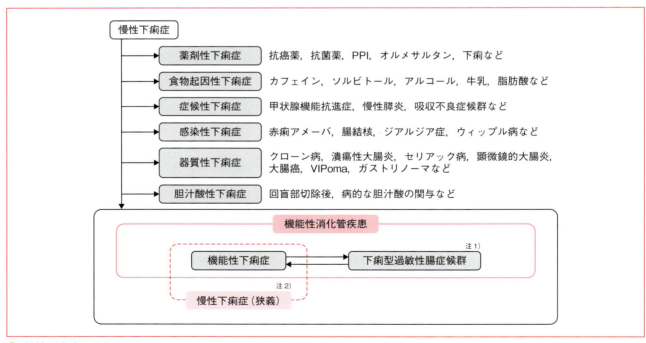

❸ 慢性下痢症の分類

注1）2つの疾患は連続したスペクトラムと考えられる疾患である．
注2）本ガイドラインで定義する慢性下痢症（狭義）は，機能性下痢症を日常臨床に即して拡大解釈したものである．すなわち，慢性下痢症のなかで器質的疾患など他の原因によるものが除外され，慢性下痢を主症状とする場合，腹痛の有無は問わず慢性下痢症（狭義）と診断する．そのため，慢性下痢症（狭義）は，積極的に下痢型過敏性腸症候群（下痢型IBS）を含むものではないが，下痢型IBSと確定診断される前の患者や経過中に下痢主体へ移行した下痢型IBS患者も含まれる．

（日本消化管学会編．便通異常症診療ガイドライン2023―慢性下痢症．南江堂；2023．p.6[1]より）

❹ 細菌性食中毒

	原因菌	潜伏期	原因食
感染性	サルモネラ	7〜72時間	肉，卵，おにぎり，サンドイッチ，弁当，和洋生菓子など
	カンピロバクター	2〜5日	鶏のたたき，鶏肉，鶏レバーの生食や調理時の加熱が不十分なもの
	病原性大腸菌	1〜3日	肉類の生食や加熱不十分な場合
	腸炎ビブリオ	5〜24時間	生で食べる魚介類（すし，さしみなど）
	ウェルシュ菌	8〜20時間	大量に製造する加熱食品（鍋の中に酸素がない状態）．スープ，カレー，冷やし中華のたれなど
毒素性	黄色ブドウ球菌	0.5〜6時間	おにぎり，サンドイッチ，弁当，和洋生菓子などのさまざまな食品
	ボツリヌス菌	2時間〜8日	酸素が少ない状態で増えるため缶詰，びん詰，真空パック食品，発酵食品など

❺ 過敏性腸症候群（IBS）の診断基準

診断基準*

過去3ヵ月の間に1ヵ月あたり3日以上にわたって腹痛や腹部不快感**が繰り返し起こり，下記のうち2項目以上がある

1. 排便によって症状が改善する
2. 発症時に排便頻度の変化がある
3. 発症時に便形状（外観）の変化がある

- ＊：6ヵ月以上前から症状があり，最近3ヵ月間は上記の基準を満たしていること
- ＊＊：腹部不快感は痛みとは表現されない不快な感覚を意味する

病態生理学的研究や臨床試験（治験）に関しては，週に2日以上の痛み/不快感がある場合を適格症例とすることが推奨される

（福土　審ほか監訳．ROME Ⅲ［日本語版］The Functional Gastrointestinal Disorders. 3rd ed. 協和企画；2008．pp.304-317より）

ンなど），ジギタリス製剤，抗がん剤，免疫チェックポイント阻害薬，下剤，酸分泌抑制剤などを確認する．
- 渡航歴や汚染された水への摂取歴がある場合は，アメーバ赤痢感染なども考える．
- 腹痛を伴う場合は，炎症性腸疾患などが疑われるため，腹痛の有無や性状を確認する．
- 高齢者では，ポリファーマシー*2 が問題となっている．特に，抗菌薬，プロトンポンプ阻害薬（PPI），アロプリノール，精神安定剤，抗不安薬，選択的セロトニン再取り込み阻害薬（SSRI），アンジオテンシンⅡ受容体拮抗薬（ARB）などが原因となりうる．

検　査
- 薬物や食物起因の除外や，治療を行っても症状の改善が得られないものに対しては，血液，生理学的検査，便検査，培養検査，ＣＴ造影や内視鏡などの画像検査を行う．
- これらの検査によって，症候性，感染性（❹），器質性（炎症性腸疾患，セリアック病，悪性腫瘍など），胆汁酸性下痢などに鑑別される．それでも下痢の原因が特定できない場合は，機能性下痢症または下痢型IBS（❺）と診断される．

治　療
- 生活習慣の改善，食事指導：栄養ケアの実際を参照．
- 薬物療法：非感染症で中等症以上の下痢の場合は，ロペラミドとコデインリン酸塩を考慮する．胆汁酸下痢ではコレスチミドを，乳糖不耐症を疑う場合では β-ガラクトシダーゼを，下痢型IBSではポリカルボフィルカルシウムなどが使用される．

3　栄養生理（病態栄養）

- 下痢が2週間以上続く場合は栄養障害のリスクが高くなる．
- 大量の水様性の下痢が続く場合は，容易に脱水，電解質異常となる．尿量，BUN/CreとNa，K，P，Mgなどの電解質を確認する．
- 器質的疾患では，重度の体重減少，貧血，低カリウム血症，低アルブミン血症，赤血球沈殿速度の上昇などが高度に認められるが，IBSのような機能性疾患では，脱水・電解質異常および栄養障害を引き起こすことはまれである．
- 急性の下痢で最も頻度が高い細菌・ウイルスなどによる感染性腸炎では，悪心・嘔吐，腹痛，下痢などの消化器症状を伴うことが多く，経口摂取ができなくなることがある．

*2 多種類の医薬品が処方され，多剤併用となり，意図しない・好ましくない症状などが生じること．

PPI：proton pump inhibitor，プロトンポンプ阻害薬
SSRI：selective serotonin reuptake inhibitor，選択的セロトニン再取り込み阻害薬
ARB：angiotensin receptor blocker，アンジオテンシンⅡ受容体拮抗薬

BUN：blood urea nitrogen，血液尿素窒素
Cre：creatinine，クレアチニン

細菌性の下痢は自然治癒することが多い！

4 栄養食事療法の基本方針

- 栄養量は年齢，性別，職業，生活環境などによって調整する．炎症性腸疾患，短腸症候群，吸収障害などに伴う下痢は，原疾患の治療や原因の除去と，原疾患に基づいた栄養療法を行っていくことが大切である．
- 細菌感染症やその他の感染症に対しては，適切な薬物療法と補水療法が基本である．その他の下痢治療も補水が基本である．経口摂取が不可能な場合や重症の脱水症では静脈からの補水を行い，経口摂取が可能な場合では経口補水療法（ORS：oral rehydration solution）を選択する．食事は低脂肪・低刺激・易消化性とする．

食物起因性下痢症
- 乳糖不耐症が存在する場合では乳製品を除去する．経腸栄養剤は乳糖の有無の確認，浸透圧はできるだけ等張のものを選択するか等張に調整する．
- アルコール，難吸収性糖類（ソルビトール，キシリトール，エリスリトールなどを含むガム，飴，飲料など）の過剰摂取が原因となることもあるので，これらの摂取の有無を確認し，量を加減するか中止をする．
- 脂肪，非水溶性食物繊維の多い食品，香辛料，炭酸飲料，コーヒーなどの摂取を確認し，量を加減するか中止する．
- 小腸で消化吸収されず，大腸内で発酵しやすい炭水化物（Fermentable）のオリゴ糖（Oligosaccharides），乳糖などの二糖類（Disaccharides），単糖類（Monosaccharides）と（And）ポリオール（Polyols）などの摂取を制限する食事療法（それぞれの頭文字を取って低FODMAP食）は，65歳以上の慢性下痢症の患者に有効であったとの報告がある．
- 下痢で腹部膨満感を有する患者にグルテンフリー食（gluten-free diet）は，セリアック病が疑われる場合に有効である可能性がある．
- 乳酸菌やビフィズス菌などのプロバイオティクスは，腸内細菌叢のバランスを是正し症状の改善にもつながることが期待される．しかし，効果的な菌種や投与量，投与期間に関しての明確なエビデンスはない．

症候性（全身疾患性）下痢症
- 吸収不良症候群や慢性膵炎などで，膵酵素欠乏や胆汁酸の腸管内欠乏による脂肪吸収障害が考えられる場合は，脂肪の摂取を制限する．中鎖脂肪酸（MCT）はリパーゼや胆汁酸を必要とせず門脈から吸収されるため，安全に使用することができる．

MCT：medium chain triglyceride, 中鎖脂肪酸

器質性下痢症（炎症性や腫瘍性）
- 炎症性腸疾患，悪性腫瘍，内分泌疾患などの場合は，それぞれの食事療法に準ずる．

感染性下痢症
- 毒素が原因と考えられる場合は，水分，電解質の補給を第一とする．

胆汁酸性下痢症
- 脂肪の摂取を制限し，MCTを用いる．ただし，MCTは必須脂肪酸ではないため，長期間，単独では使用しない．

機能性下痢症，下痢型過敏性腸症候群（下痢型IBS）
- 食物起因性下痢症に準ずる．

その他：臨床で下痢をよく経験する経腸栄養施行時
- 器質性および感染性下痢症でないかを確認する．否定できたら，栄養剤の浸透圧，脂肪量および質，投与速度，栄養剤の温度，食物繊維の有無などを確認する．
- 経腸栄養剤をバックに移し替えた場合や溶解した場合は8時間以内に投与し，機材は洗浄消毒する．できれば，あらかじめバッグに入った栄養剤（RTH：ready to hang）の使用が望ましい．
- 栄養剤を薄めたり，薬剤を混注したりしない．

- グアーガム分解物（PHGG：Partially hydrolyzed guar gum）はESPENのガイドラインで経腸栄養施行中の下痢に有効とされている．

5 栄養アセスメント・モニタリング

- 慢性下痢に特異的な評価方法はない．一般的な栄養評価を用いる．
- 頻回な排便により脱水が疑われる場合は，四肢冷感や口腔内乾燥の有無，爪毛細血管の再充血時間の遅延，皮膚の張り（ツルゴール）の低下などを確認し，フィジカルアセスメントを行う．
- 排便回数，便性状，夜間排便，切迫感，腹痛などの症状と食事内容を確認し，関連性を確認する必要がある．

6 栄養食事管理目標と実際

- エネルギー量30〜35 kcal/kg/日，たんぱく質1.0〜1.2 g/kg/日，脂質30 g未満，ビタミン・ミネラルは所要量以上，食物繊維は疾患に応じて適宜変更する．
- 水分の出納表（❻）を参考に，糞便から失われた水分・電解質を補給する．
- 体液量の変化に注意する．Na，K，Clは，経口摂取してもほとんどそのまま尿に排泄されるとみなしてよい．Ca，Mg，Pは排泄されない．腸管での吸収率は，Ca約20%，Mg 40%，P 60%である．
  - 補正に必要なNa量（mEq）＝体重（kg）×0.6×（目標とするNa値[mEq]−実測Na値[mEq]）
  - Kの標準的な投与の仕方は，濃度40 mEq/L以下，速度20 mEq/時以下，投与量100 mEq/日以下，尿量0.5 mL/kg/時以上である．末梢静脈から投与する場合，一般的に血中K濃度を0.1 mEq上げるにはK 15 mEqを入れる．
- 滲出性下痢のように炎症により腸管壁の透過性が亢進している場合では，発熱による必要エネルギー量の増大，血便や蛋白漏出を伴い，蛋白栄養不良状態となりやすいので，エネルギー・たんぱく質は十分に補給する．
- 炎症性腸疾患，短腸症候群，吸収障害は各疾患の栄養量を参照．

食品・調理・献立の調整

- 消化管を庇護するため，消化のよい食事とする．
- 絶食後は流動食から徐々に易消化食などを経て固形食へ食上げしていく．
- 脱水症状があれば，原因に関係なく，水分，電解質，ビタミンなどが多く含まれたもの，たとえば刺激の少ない果汁，みそ汁，野菜スープなどが望ましい．
- 刺激物，脂質の多い食品，冷たいものは腸管運動を亢進させるため控える．

栄養・生活指導のポイント

- 下痢の原因に応じて行う．
- IBSの場合は，精神的な因子が大きいので患者の訴えを傾聴し，不安を取り除くために，病状について十分に説明することが大切である．また食生活やライフスタイル，ストレスの解消法などを指導することで症状の改善がみられることがある．

引用文献
1) 日本消化管学会編．便通異常症診療ガイドライン2023—慢性下痢症．南江堂；2023．
2) 正田良介．下痢・便秘．細谷憲政総監修．ビジュアル臨床栄養実践マニュアル 疾患別の病態と栄養管理Ⅰ．小学館；2003．pp.104-107.

下痢は，脱水と電解質異常に気をつけよう！

●MEMO●

Naの維持量：70〜100 mEq/L（体重kg×2 mEq）
Kの維持量：40〜60 mEq/L（体重kg×1 mEq）
Caの維持量：Naと同等程度
電解質輸液の投与量
　＝維持輸液＋補充輸液
　　＋欠乏量輸液（欠乏量×安全係数）

❻ 成人1日の水分出納

水分摂取 (mL)	
飲水	1,200
食事	1,000
代謝水	300
計	2,500

水分排出 (mL)	
尿 (25 mL/kg)	1,500
不感蒸泄 (15 mL/kg)	900
糞便	100
計	2,500

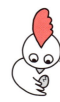

下痢が続く場合は，エネルギーとたんぱく質の補給がだいじ！

カコモン に挑戦‼

◆ 第27回-127
経鼻胃管により経腸栄養剤を投与した時に生じた下痢の原因である．誤っているのはどれか．1つ選べ．
(1) 乳糖を含むものを使用した．
(2) 浸透圧の低いものを使用した．
(3) 投与速度を400 mL/時とした．
(4) 投与時の温度を4℃とした．
(5) 前日に溶解したものを使用した．

◆ 第25回追試-137
病態と電解質異常との関係である．正しいものの組合せはどれか．
a 原発性副甲状腺機能亢進症 ——— 高カルシウム血症
b 下痢による腸液喪失 ——— 高カリウム血症
c クッシング症候群 ——— 低ナトリウム血症
d 代謝性アルカローシス ——— 低カリウム血症
　(1) cとd　(2) aとb　(3) aとc　(4) bとc　(5) aとd

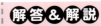

◆ 第27回-127　正解(2)
解説：正文を提示し，解説とする．
(2) 浸透圧の高いものを使用した．

◆ 第25回追試-137　正解(5)
解説：正文を提示し，解説とする．
a 原発性副甲状腺機能亢進症—高カルシウム血症
b 下痢による腸液喪失—低カリウム血症
c クッシング症候群—低カリウム血症
d 代謝性アルカローシス—低カリウム血症

4 慢性便秘症

1 症候の概要

- 2023年，日本消化管学会関連研究会がまとめた便通異常診療ガイドラインの「慢性便秘症」のなかで，便秘は「本来排泄すべき糞便が大腸内に滞ることによる兎糞状便・硬便，排便回数の減少や，糞便を快適に排泄できないことによる過度な怒責，残便感，直腸肛門の閉塞感，排便困難感を認める状態」と定義されている[1]．そして，慢性便秘症は，「慢性的に続く便秘のために日常生活に支障をきたしたり，身体にも様々な支障をきたしうる病態」と定義されている[1]．

分類・成因

- 慢性便秘症は，一次性便秘症として，機能性便秘症，便秘型過敏性腸症候群および非狭窄性器質性便秘症（小腸・結腸障害型と直腸・肛門障害型）に分類される．また，二次性便秘症として，薬剤性便秘症（オピオイド誘発生便秘症を含む），症候性便秘症および狭窄性器質性便秘症に分類される．一方，症状の観点からは，排便回数減少型と排便困難型に分類される（❶）[1]．

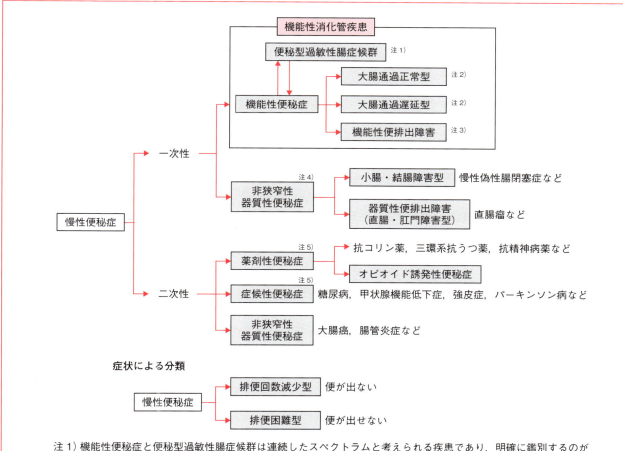

❶ 慢性便秘症の分類
（日本消化管学会編．便通異常症診療ガイドライン2023—慢性便秘症．南江堂；2023．p.5[1]より）

❷ 慢性便秘症をきたす基礎疾患

内分泌・代謝疾患	糖尿病（自律神経障害を伴うもの），甲状腺機能低下症，慢性腎不全（尿毒症）
神経疾患	脳血管障害，多発性硬化症，パーキンソン病，ヒルシュスプルング病，骨髄損傷（あるいは脊髄病変），二分脊椎，精神発達遅滞
膠原病	全身性硬化症（強皮症），皮膚筋炎
変性疾患	アミロイドーシス
精神疾患	うつ病，心気症
大腸の器質性異常	裂溝，痔核，炎症性腸疾患，直腸脱，直腸瘤，骨盤臓器脱，大腸腫瘍による閉塞

- 慢性便秘症は若い女性に多いといわれているが，男女ともに加齢に伴って増加し，高齢者では男女差がなくなるとされている．
- 便秘のリスク要因は，身体活動の低下，腹部手術歴，加齢などのほか，食物繊維の少ない食生活などがあげられている．また特定の基礎疾患（❷）や抗コリン薬，向精神薬，オピオイド，抗がん剤などの薬剤によっても引き起こされる．

症　状

- 腹部膨満感，腹痛や硬便による排便困難，残便感，排便時のいきみ，腹部不快感などのほか，重症な場合では，食事摂取量の減少，イライラするなどのストレスを感じたり抑うつ状態となったりすることもある．

2　診　断

- 「慢性便秘症診療ガイドライン2017」において慢性便秘症は，「排便中核症状（便形状，排便回数）および排便周辺症状（怒責，残便感，直腸肛門の閉塞感・困難感，用手的介助）を加味し，『慢性便秘症診療ガイドライン2017』に準じて診断する」とある[1]．
- 本ガイドラインは国際的に使用されている機能性消化障害の診断基準であるRome IVに準じ，一部を改変している．Rome IVでは，週に3回以上便が出ない人は腹部膨満感，腹痛や硬便による排便困難に悩むことが多く，排便時に4回に1回より多い頻度で排便困難感や残便感を感じる人は生活に支障が出るため，何らかの治療を要することが多いという疫学的データに基づいている．

検　査

- 血液検査：甲状腺機能低下症などのホルモン分泌異常や大腸がんなどの疾患の有無を調べるため，甲状腺ホルモン（FT_3，FT_4），甲状腺刺激ホルモン（TSH），Hb，Htなどの血液検査を行う．
- 腹部X線検査・CT検査：大腸内にたまった便の状態を評価する．
- 大腸内視鏡検査，注腸造影検査：大腸の内部に何らかの病気がないかを調べるための検査で，大腸がんやクローン病など大腸内部の狭窄の有無を調べるのに有用．

治　療

- 生活習慣の改善，食事指導→栄養ケアの実際を参照．
- 薬物療法（内服）：緩下薬（酸化マグネシウム，ポリエチレングリコール，ルビプロストン，リナクロチド，エロビキシバット，ラクツロース）を基本とし，必要に応じて刺激性下剤の頓用薬を使用．
- その他の治療：坐薬や浣腸などの外用薬による治療や摘便などがある．

3　栄養生理（病態栄養）

- 便秘が原因で著しく栄養状態が低下することはほとんどない．
- 狭窄性器質性便秘症では，血便や体重減少などを伴うことがある．
- 普段の食事内容，量，水分摂取量など食生活の把握に努める．
- 経腸栄養施行時の便秘は，腹部膨満，嘔気，嘔吐などの消化器合併症を引き起こし，

TSH：thyroid stimulating hormone，甲状腺刺激ホルモン
Hb：hemoglobin，ヘモグロビン
Ht：Hematocrit，ヘマトクリット

安全に施行できなくなる恐れがあるため，排便回数，排便状況の確認は必須である．

4 栄養食事療法の基本方針

- 栄養量は年齢，性，職業など生活環境などによって変更する．糖尿病，肝硬変，慢性腎不全，炎症性腸疾患などでは，その食事療法に合った栄養量とする．
- 慢性便秘症と食物繊維の量には必ずしも相関はみられず，食物繊維の摂取が有効な症例は，食物繊維の摂取量が不足している場合のみと報告されている．しかし，プレバイオティクスやプロバイオティクスを含む食事摂取，運動，多くの水分摂取などの生活習慣の改善は，エビデンスレベルが低いものもあるが，慢性便秘症の治療方法として有効性が示されてる．まずは食事内容，1日の食事回数，1回の食事量，食事時間，運動量などを問診し，食生活を含めた生活習慣の把握に努めることが大切である．

食物繊維摂取量増加では症状が改善しない場合もあるんだ！

栄養ケアの実際

- 日本におけるプロバイオティクスのエビデンスは限られているが，安全に用いることができ，排便回数の増加，便秘症に関連する腹部症状およびQOLの改善をもたらすことが期待される．
- 低FODMAP食[*1]は，慢性便秘症及び便秘型過敏性腸症候群においてエビデンスが限られている．
- 食物繊維は摂取量が不足している場合にのみ有効であるとの報告がある．
  - グアーガム分解物（PHGG：partially hydrolyzed guar gum）は，排便回数を増加させ，便秘薬の使用量を減少させることが報告されている．
  - 食物繊維が腸内細菌によって分解され産生される短鎖脂肪酸のひとつである酪酸は，腸管運動を亢進するセロトニンの産生を促すことが報告されている．
  - 慢性便秘症の患者に，キウイフルーツ，プルーン，サイリウムハスクをそれぞれ摂取させたRCTでは，いずれの食材でも同程度の自然排便率，排便回数の増加を認めたことが報告されている．キウイフルーツに含まれるペクチンなどの水溶性食物繊維が，腸管内の水分を増加させる可能性が示唆されている．
- 食物繊維を効率よく摂取するには，精製度の低い穀類（例：分搗き米や胚芽米，玄米，ライ麦パン，シリアルなど）や，根菜類，海藻類，こんにゃく，きのこ類など和の素材がお奨めである．
- 日本人の機能性便秘症の患者に対して，小麦より米や豆類（おからを含む）由来の食物繊維が多く含まれる食事，ヨーグルトなどの乳酸菌飲料が有効との報告もある．
- 栄養・食事療法の推奨度は低いものの，規則正しい食事時間，起き抜けの冷たい水の摂取，朝食の摂取は，胃結腸反応を起こし，結腸の運動を促進し，排便反射につながる．
- 水分摂取量が排便回数に及ぼす影響については，十分な食物繊維（25 g/日）を摂ったうえで，多くの水分を摂取したほうが排便回数は増加することが報告されている．
- マグネシウムは緩下作用があるため，マグネシウム含有の多い硬水の摂取は有効の可能性がある．

5 栄養アセスメント・モニタリング

- 排便回数にかかわらず，まず患者の痛みや不快感を取り除くことが先決である．また短期間で解決することは少ないので，経時的にフォローしていく必要がある．
- 便秘解消のために，若年者では緩下薬などの安易な方法に頼る傾向があるが，正しい排便の習慣や，規則正しい食生活，食物繊維の摂り方などを指導することが大切である．

[*1] 小腸で消化吸収されず，大腸内で発酵しやすい炭水化物（Fermentable）オリゴ糖（Oligosaccharide），乳糖などの二糖類（Disaccharide），単糖類（Monosaccharide）と（And）ポリオール（Polyols）などの摂取を制限する食事療法（それぞれの頭文字を取って）．

❸ 食物繊維を多く含む食品

	食品名	1食分	食物繊維量(g)		食品名	1食分	食物繊維量(g)
不溶性食物繊維	干しがき	2個70g	8.9	水溶性食物繊維	もも	200g(大1個)	1.2
	はなまめ	30g	7.7		もも缶詰	100g(大1/2)	0.5
	ライ麦粉	80g	6.6		洋なし	150g(中1個)	1.1
	グリンピース	30g	5.6		洋なし缶詰	100g	0.4
	ささげ・あずき	30g	5.1・5.0		さといも	100g(中2個)	0.8
	えんどう豆・いんげん豆	30g	4.9・4.8		トマトジュース	195g	0.6
	だいず	30g	4.6		じゃがいも	100g(中1個)	0.6
	ひじき	10g	4.3		りんご	150g(小1個)	0.5
	乾ししいたけ	大2個10g	3.8		りんご缶詰	100g	0.4
	おから	40g	3.4		バナナ	100g(中1本)	0.1
	切り干しだいこん	20g	3.4		すいか	100g	0.1
	たけのこ	70g	2.3				
	納豆	50g	2.2				
	ごぼう	50g	1.7				
	玄米	90g	1.6				
	コーンフレーク	40g	0.8				

(文部科学省 科学技術・学術審議会 資源調査分科会 報告．日本食品標準成分表（八訂）増補2023年．令和5年4月より作成)

❹ 下痢・便秘に有効な補助食品

商品名	原材料	形態	味	1袋あたりの食物繊維量(g)	1日の摂取目安(袋)	1袋あたりの値段(円)	発売元	経管栄養への使用	備考
イサゴール	サイリウム	顆粒	アセロラ	4	1～3	80	フィブロ製薬	×	
イサゴールゴールド	サイリウム	顆粒	グレープフルーツ	4	1～3	138	フィブロ製薬	×	ビフィズス菌，アシドフィルス菌入り
E・D・F	サイリウム	顆粒	無味無臭	2.6	1～3	50	フィブロ製薬	×	溶解の必要なし
サンファイバー	ガラクトマンナン	顆粒	無味無臭	5	1～3	67	太陽化学	○	200g入り，1kg入りもあり
サンファイバーAI	ガラクトマンナン＆アガベイヌリン	顆粒	無味無臭	5	1～3	67	太陽化学	○	どちらかといえば便秘に有効
REF-P1	ペクチン	液体	無味無臭	1.4	1～3	190	ニュートリー	○	
アップルファイバー	ペクチン	顆粒	りんご	1.1	4～6	35	ニュートリー	○	
オクノス食物せんい	小麦でんぷん	顆粒	無味無臭	5	1～3	42	ホリカフーズ	○	
パインファイバー	難消化性デキストリン	顆粒	無味無臭	4.6	1～3	60	三和化学	○	
FO（フォー）	イヌリン	液体	さっぱり味	10	100mL	105	ニュートリー	○	
ブイ・アクセル	人参末など	粉末	無味無臭	0.1	1～3	100	ニュートリー	○	L-グルタミン1,800mg入り
Gfine	ガラクトマンナン	顆粒	顆粒	5	1～3	109	アイドゥ	○	ビフィズス菌50億入り
グルタミンF	ガラクトマンナン	顆粒	柑橘系	5	1～3	345	アイドゥ	○	L-グルタミン10,000mg入り
グルタミンCO		顆粒	顆粒	0	1～3	237	アイドゥ	○	L-グルタミン7,000mg入り
オリゴワン	乳糖果糖オリゴ糖	液体	甘味	0	1～3	21	H＋Bライフサイエンス	○	乳果オリゴ糖3.6g
オリゴワン飲料	乳糖果糖オリゴ糖	飲料	ヨーグルト	0	1～3	98	H＋Bライフサイエンス	○	乳果オリゴ糖3.0g　オレンジ＆キャロット，マスカット，トロピカルミックスの計4種あり

○：可，×：不可.

6 栄養食事管理目標と実際

● 日本人の食事摂取基準およびそれぞれの病態に応じた栄養量とする．

● 食物繊維は摂取量が不足している場合にのみ有効であるとの報告がある．不足が確認できたら，❸を参考に食物繊維量を増やす工夫をする．食品のみで十分な食物繊維が摂取できない場合や経管栄養施行時は，補助食品を検討する（❹）．

● 狭窄性器質性便秘症の場合は，食物繊維の摂取が症状を悪化させるリスクがある．

4 慢性便秘症

食品・調理・献立の調整

- 器質性便秘の場合は，低残渣食が必要となる場合がある．
- 機能性便秘の場合は，食物繊維を多く含む食品（❸），ヨーグルト，乳酸菌飲料をメニューに取り入れる．

栄養指導

- 便秘の原因を把握して栄養指導に臨むことが必要である．
- 排便回数にあまりこだわらずに，まず患者の痛みや不快感を取り除くことが先決である．また短期間で解決することは少ないので，経時的にフォローしていく必要がある．
- 便秘解消のために，若年者では下剤などの安易な方法に頼る傾向があるが，正しい排便の習慣や規則正しい食生活，食物繊維の摂り方などを指導することが大切である．
- 過敏性腸症候群（IBS）の場合は，精神的な因子が大きいので，患者の訴えを傾聴し不安を取り除くよう，病状について十分に説明することが大切である．また食生活やライフスタイル，ストレスの解消法などを指導することで症状の改善がみられる．
- 朝食摂取による胃結腸反応により直腸が押し広げられて便がS状結腸から降りてくるので，朝食を摂る習慣をつけることや，起床時にコップ1杯の水を飲むことを指導する．
- 朝食を摂取しても，排便の時間が確保できていないと，便意が生じなかったり，また便意が生じても我慢したりすることになるので，朝は余裕をもって起きるように指導することも大切である．
- 運動不足では腹筋や腸腰筋が衰え，大腸の運動が弱まる．また自律神経も乱れやすいので，ウオーキングなどで自律神経を整え，腹筋，腸腰筋を鍛えることも大切である．

IBS：irritable bowel syndrome，過敏性腸症候群

引用文献
1）日本消化管学会編．便通異常症診療ガイドライン2023─慢性便秘症．南江堂；2023．

カコモン に挑戦 ‼

◆ 第26回-137
腸疾患とその栄養療法の組合せである．正しいのはどれか．1つ選べ．
- （1）たんぱく漏出性胃腸症 ──────── エネルギー制限食
- （2）過敏性腸症候群 ──────── 中心静脈栄養法
- （3）クローン病（寛解期）──────── 低脂肪食
- （4）潰瘍性大腸炎（寛解期）──────── 低たんぱく質食
- （5）便秘症 ──────── 高たんぱく質食

◆ 第24回-138
消化器症状に関する記述である．誤っているのはどれか．
- （1）過敏性腸症候群では，便秘を認める．
- （2）痙攣性便秘では，腸管の蠕動運動が低下している．
- （3）長期の下痢は，脱水の原因となる．
- （4）短腸症候群は，下痢の原因となる．
- （5）慢性膵炎の非代償期には，脂肪性下痢が生じる．

解答＆解説

◆ 第26回-137　正解（3）
解説：
- （1）たんぱく漏出性胃腸症──高エネルギー食，高たんぱく質食，低脂肪食など
- （2）過敏性腸症候群──下痢の場合にはペクチン，難消化性でん粉など
- （3）クローン病（寛解期）──低脂肪食
- （4）潰瘍性大腸炎（寛解期）──低残渣食
- （5）便秘症──高たんぱく質食は必要ない

◆ 第24回-138　正解（2）
解説：正文を提示し，解説とする．
- （1）過敏性腸症候群では，便秘を認める．下痢，下痢と便秘を繰り返すパターンもある．
- （2）痙攣性便秘では，腸管の蠕動運動が亢進している．痙攣性便秘はストレスや自律神経のアンバランス，特に副交感神経の過緊張によって，S状結腸の分節収縮が頻発し，便の移動が妨げられて起こる．
- （3）長期の下痢は，脱水の原因となる．水分のみならず，Na，K，Cl，Mgの低下も認められる．
- （4）短腸症候群は，水分の有効吸収面積が少ないため，下痢の原因となる．
- （5）慢性膵炎の非代償期には，膵リパーゼの分泌が得られないため，脂肪性下痢が生じる．

5 褥 瘡

1 症候の概要

● 身体に加わった外力は骨と皮膚表層のあいだの軟部組織の血流を低下，あるいは停止させる．この状況が一定時間持続されると，組織は不可逆的な阻血性障害に陥り「褥瘡」となる．

● 最近では，医療用弾性ストッキング，非侵襲的陽圧換気療法フェイスマスク，ギプス・シーネなどでも発生する医療関連機器圧迫創傷（MDRPU：medical device related pressure ulcer）が問題となっている．

疫 学

● 褥瘡有病者における施設内発生者の割合が最も高い施設は，小児専門病院の89.7%であり，最も低い施設は療養型施設を有する一般病院の45.5%であった[1]．

● 自重関連褥瘡の有病率は0.43〜2.48%で，推定発生率は0.37〜1.13%であった（❶）．

● 褥瘡対策の危険因子については，前回と比較して「ベッド上や椅子上での基本的動作能力ができない」に続き，「栄養状態低下あり」に該当する割合が高く，注目されている．

成 因

● 発生要因は，皮膚局所，同一部位への持続性圧迫があげられ，大きく「局所的要因」「全身的要因」「社会的要因」に分類される．
  - 局所的要因：加齢による皮膚の変化，摩擦とずれ，失禁や湿潤，皮膚疾患など．
  - 全身的要因：栄養不良，やせ，加齢・基礎疾患，薬剤投与など．
  - 社会的要因：介護のマンパワー不足，経済力の不足，情報不足など．

● 特に低栄養は，高齢者（具体的には2週間以上の食事摂取量低下），るいそうによる病的骨突出，浮腫のある長時間臥床状態などの要因と絡んで褥瘡を生じさせやすい．低栄養による体内免疫力の低下も創傷の治癒遅延に結びつく．

2 診 断

● 褥瘡の多くは年齢や栄養状態，持病の有無などの全身的な要因と，その部位へ褥瘡が発生しやすいかどうかという局所的要因を総合的にみて診断される（❷）[2]．

● 褥瘡の評価の際，褥瘡の重症度は深さに相関するため，さまざまな診断スケールが用いられるが，国際的には米国褥瘡諮問委員会（NPUAP：National Pressure Ulcer Advisory Panel）のステージ分類を用いることが多い．

❶ 自重関連褥瘡の有病率と推定発生率（2016年）

	有病率（%）	推定発生率（%）
一般病院	2.13（2.03-2.23）	0.90（0.84-0.97）
療養型病床	2.48（2.27-2.71）	1.13（0.99-1.29）
大学病院	1.32（1.21-1.44）	0.71（0.63-0.80）
精神病院	0.43（0.22-0.84）	0.37（0.18-0.77）
小児専門病院	0.61（0.37-0.99）	0.54（0.32-0.90）
介護老人福祉施設	0.72（0.54-0.96）	0.54（0.39-0.75）
介護老人保健施設	1.07（0.88-1.31）	0.78（0.62-0.99）
訪問看護ST	1.68（1.49-1.89）	0.83（0.70-0.98）

施設数（計725）：病院（387），介護保険施設（157），訪問看護ST（181）
（日本褥瘡学会実態調査委員会．療養場所別自重関連褥瘡の有病率，有病者の特徴，部位・重症度およびケアと局所管理．褥瘡会誌 2018；20（4）：448[2] より）

🫘 豆知識

るいそう：

● るいそう（emaciation）とは，脂肪組織が病的に減少した状態であるが，健康状態を維持するための適正な体脂肪量や骨格筋量，体重には個人差があるため，どの程度の「やせ」を病的とみなすべきか言及することは難しいが，臨床におけるガイドライン上問題となるのは，BMI（body mass index）が18.5未満に減少した場合と考えられている．

● るいそうにつながるほど長期的な食欲不振の背景には「うつ病」や「統合失調症」などの精神・神経系の疾患が存在していることが多い．

● ヒトの場合は体温1℃の上昇につき，消費エネルギー量が13%増加し，慢性の感染症や悪性腫瘍などによる長期の発熱が，体重の大幅な減少をもたらすことがある．

● 甲状腺機能亢進症などは基礎代謝を亢進させるため，るいそうにつながる基礎疾患として注意が必要である．

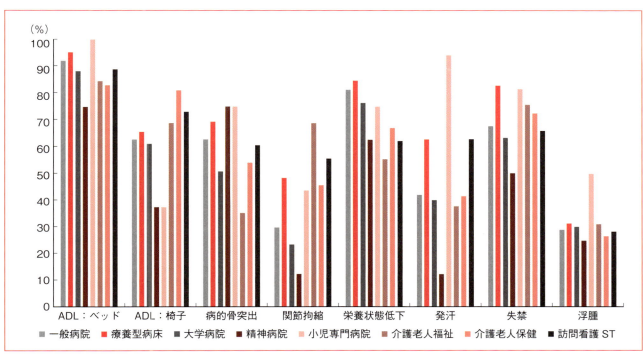

❷ 自重関連褥瘡保有者における危険因子の保有割合（2016年）
（日本褥瘡学会実態調査委員会．療養場所別自重関連褥瘡の有病率，有病者の特徴，部位・重症度およびケアと局所管理．褥瘡会誌 2018；20（4）：453[2]）より）

- 褥瘡を発生させる因子ごとに点数をつけて総合的に評価することが一般的である．日本褥瘡学会では，創評価のアセスメントスケールとして「DESIGN-R®」「DESIGN-R®2020」（❸）を提唱している．
- DESIGN-R®2020では，「深さ：Depth」判定に「深部損傷褥瘡（DTI）疑い」が，「炎症/感染：Inflammation/Infection」に「臨界的定着疑い」が加えられ，記載方法が変更となっているため，そのケアが終了するまでは同一の評価方法を用いることが推奨されている．

3 治療・栄養ケア

- 褥瘡の治療の基本は，❹に示すように創部の「除圧管理」「スキンケア」「栄養管理」が三本柱とされ，特に褥瘡発現の最大の危険因子は臥床などによる長期間の圧迫であるとされている．
- 除圧管理には，体圧分散マットレスの活用，体位変換時間を調節するなどの対応を行うことが有用である．
- 保存的治療でのアルゴリズムは❺に示すとおりであり，褥瘡の病期（炎症期，増殖期，成熟期）とDESIGN-R®による褥瘡状態をアセスメントし，保存的治療（外用剤，ドレッシング材）[*1]，物理療法を選択・実施するものである．
- たんぱく質・エネルギー低栄養状態（PEM：protein energy malnutrition）の患者には，高たんぱく質・高エネルギーのサプリメントを補給することが有用とされている．
- 病期により必要となる栄養素（❻）を適切に補給する．
- 食事提供を行う際の姿勢については，90°ルールに則って車椅子に座って食事摂取が望まれる．
- ベッド上での食事は，"ズレ"が褥瘡を悪化させ，誤嚥や腹部圧迫に伴う膨満感にもつながるため，上体を90°に保って食事を摂取し，誤嚥予防面から食後1時間程度は座位を保持することが望まれる．
- 褥瘡の洗浄は，十分な量の生理食塩水または水道水を用いるとされている．

●MEMO●
DESIGN-R®スケールの命名：深さ（Depth），滲出液（Exudate），大きさ（Size），炎症・感染（Inflammation/Infection），肉芽組織（Granulation），壊死組織（Necrotic tissue）の各観察項目の頭文字，そして，評点（rating）の頭文字Rをとって命名されている（❸）．

治療の基本は
・除圧管理
・スキンケア
・栄養管理
なんだ！

[*1] 急性期の褥瘡には，酸化亜鉛，ジメチルイソプロピルアズレン，白色ワセリンなどの創面保護効果の高い油脂性基剤の軟膏やスルファジアジン銀のような水分を多く含む乳剤性基剤の軟膏を用いることが推奨されている．

❸ DESIGN-R®2020 褥瘡経過評価用

カルテ番号（　　　　　　　　　　）
患者氏名　（　　　　　　　　　　）　　月日　/　/　/　/　/　/

Depth*1		深さ　創内の一番深い部分で評価し，改善に伴い創底が浅くなった場合，これと相応の深さとして評価する				
d	0	皮膚損傷・発赤なし	D	3	皮下組織までの損傷	
	1	持続する発赤		4	皮下組織を越える損傷	
	2	真皮までの損傷		5	関節腔，体腔に至る損傷	
				DTI	深部損傷褥瘡（DTI）疑い*2	
				U	壊死組織で覆われ深さの判定が不能	

Exudate		滲出液				
e	0	なし	E	6	多量：1日2回以上のドレッシング交換を要する	
	1	少量：毎日のドレッシング交換を要しない				
	3	中等量：1日1回のドレッシング交換を要する				

Size		大きさ　皮膚損傷範囲を測定：[長径（cm）×短径*3（cm）]*4				
s	0	皮膚損傷なし	S	15	100以上	
	3	4未満				
	6	4以上　16未満				
	8	16以上　36未満				
	9	36以上　64未満				
	12	64以上　100未満				

Inflammation/Infection		炎症/感染				
i	0	局所の炎症徴候なし	I	3C*5	臨界的定着疑い（創面にぬめりがあり，滲出液が多い．肉芽があれば，浮腫性で脆弱など）	
	1	局所の炎症徴候あり（創周囲の発赤・膨張・熱感・疼痛）		3*5	局所の明らかな感染徴候あり（炎症徴候，膿，悪臭など）	
				9	全身的影響あり（発熱など）	

Granulation		肉芽組織				
g	0	創が治癒した場合，創の浅い場合，深部損傷褥瘡（DTI）疑いの場合	G	4	良性肉芽が創面の10%以上50%未満を占める	
	1	良性肉芽が創面の90%以上を占める		5	良性肉芽が創面の10%未満を占める	
	3	良性肉芽が創面の50%以上90%未満を占める		6	良性肉芽が全く形成されていない	

Necrotic tissue		壊死組織　混在している場合は全体的に多い病態をもって評価する				
n	0	壊死組織なし	N	3	柔らかい壊死組織あり	
				6	硬く厚い密着した壊死組織あり	

Pocket		ポケット　毎回同じ体位で，ポケット全周（潰瘍面も含め）[長径（cm）×短径*3（cm）]から潰瘍の大きさを差し引いたもの				
p	0	ポケットなし	P	6	4未満	
				9	4以上　16未満	
				12	16以上　36未満	
				24	36以上	

部位〔仙骨部，坐骨部，大転子部，踵骨部，その他（　　　　　　　　　　　　）〕　　合計*1

＊1：深さ（Depth：d, D）の得点は合計には加えない
＊2：深部損傷褥瘡（DTI）の疑いは，視診・触診，補助データ（発生経緯，血液検査，画像診断等）から判断する
＊3："短径"とは"長径と直交する最大径"である
＊4：持続する発赤の場合も皮膚損傷に準じて評価する
＊5：「3C」あるいは「3」のいずれかを記載する．いずれの場合も点数は3点とする
（褥瘡学会．DESIGN-R®2020 褥瘡経過評価用．https://www.jspu.org/medical/design-rより）

4　栄養食事療法の基本方針

- 低栄養は褥瘡発生の重要な危険因子となるため，栄養管理は重要である．
- 褥瘡患者の安静時消費エネルギー量の亢進状態に応じた適切なエネルギー量とたんぱく質量の投与が必要となる．
- 創傷治癒過程に関連する栄養素としての，鉄，亜鉛，ビタミンA・C・E，アルギニンなどが欠乏しないように注意が必要である．

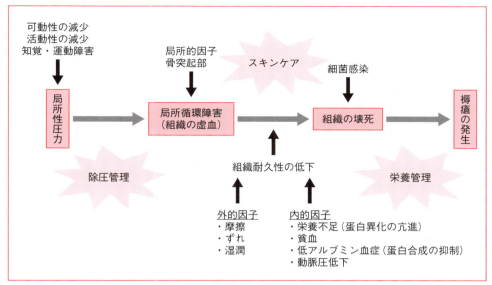

❹ 褥瘡の発生要因と治療の基本

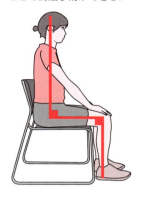

豆知識

90°ルールの座位姿勢：椅子に深く腰かけ，腰の部分を椅子の背で支え，床にかかとをしっかりつけて，股関節部と膝関節部，足関節部が90°に近い状態を保つ姿勢のこと．圧力を骨の突出のない大腿後面で受け，体重を分散させることで褥瘡予防ができる．

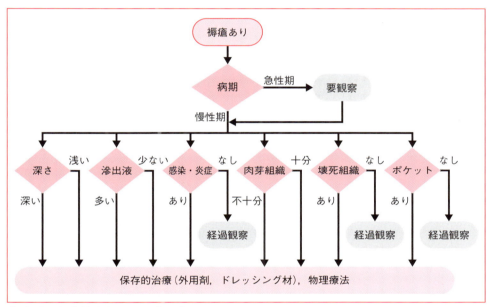

❺ 褥瘡の保存的治療のアルゴリズム
（日本褥瘡学会編．褥瘡ガイドブック．第2版．照林社；2015．p.28 より）

5　栄養アセスメント・モニタリング

- 褥瘡に関連する栄養アセスメント項目は，❼に示すとおりである．
- 褥瘡発生の危険因子となる低栄養状態を確認する指標としては，一般的に，①身体計測値，②血清アルブミン値を代表とする臨床検査値（❽），③喫食率などのほか，主観的包括的評価（SGA：subjective global assessment）[*2]が用いられる．
- 対象患者の入院前からの摂食状態や体重変化などを確認し，社会環境などの要因も含めて総合的な視点をもって褥瘡治療にあたることが重要である．
- 体重変化率を確認することにより，摂取エネルギー量の過不足が確認できる．1か月に5％以上あるいは3か月で7.5％以上の場合は，低栄養状態のリスクありと判断する．
- 褥瘡の状態がステージⅢあるいはⅣのレベル[*3]にある新規入院患者の栄養状態については，平常時体重比（％UBW：percent usual body weight）の減少が褥瘡のリスクと

[*2] 高齢者にはMNA（mini nutritional assessment）の簡易版であるMNA®-SF（mini nutritional assessment-short form）が用いられる（2章「2 栄養アセスメントの方法」の❹〈p.22〉を参照）．

[*3] NPUAPのステージ分類では，創の深達度がステージⅠは表皮でとどまり，Ⅱは真皮まで，Ⅲは皮下組織まで，Ⅳは筋肉や骨までとしている．

❻ 褥瘡の病期と栄養管理

褥瘡の病期	栄養素	欠乏症状
炎症期 （黒色期， 黄色期）	炭水化物 たんぱく質 アルギニン L-カルノシン ビタミンC・E 亜鉛	白血球機能低下 炎症期の遷延
増殖期 （赤色期）	たんぱく質，亜鉛， 銅，ビタミンA・ C・E，アルギニン， オルニチン，ロイ シン，コラーゲン 加水分解物	線維芽細胞機能低下 コラーゲン合成能低下
成熟期 （白色期）	カルシウム，亜鉛， ビタミンA・C	コラーゲン架橋形成不全 コラーゲン再構築不全 上皮形成不全

❼ 栄養アセスメント項目

- 身体計測値（体重，骨格筋量，体脂肪量など）の変化
- 臨床検査値（ヘモグロビン，アルブミン，コリンエステラーゼ，総コレステロールなど）の変化
- 経口・経腸・経静脈栄養の摂取量・投与量の変化
- 消化器症状の有無：嘔吐，嘔気，下痢など
- 日常生活活動度：寝たきり，自立体位変換能力，離床の程度
- ストレス（侵襲）の程度：デブリードマンの有無，ポケットのサイズ
- 浮腫や腹水の有無

❽ 低栄養状態確認の指標として有用な臨床検査所見

尿
- 糖 ● ケトン体 ● 蛋白 ● 微量アルブミン

血液
- RBC (red blood cell；赤血球)
- WBC (white blood cell；白血球)
- Hb (hemoglobin；ヘモグロビン)
- Ht (hematocrit；ヘマトクリット)
- Ht/Hb
- TP (total protein；総蛋白)
- Alb (albumin；アルブミン)
- RTP (rapid turnover protein)
- ChE (cholinesterase；コリンエステラーゼ)
- Tcho (total cholesterol；総コレステロール)
- LDL-C (low density lipoprotein；低比重リポ蛋白)
- HDL-C (high density lipoprotein；高比重リポ蛋白)
- TG (triglyceride；トリグリセリド)
- Cre (creatinine；クレアチニン)
- eGFR (estimating glomerular filtration rate；推算糸球体濾過量)
- BUN (blood urea nitrogen；血液尿素窒素)
- UA (uric acid；尿酸)
- BUN/Cre
- HbA1c (hemoglobin A1c；ヘモグロビンA1c)
- BG (blood glucose；血糖，血中グルコース)
- GA (glycated albumin；グリコアルブミン)
- CRP (C-reactive protein；C反応性蛋白)
- Na
- K
- P
- Ca

なる[3]とされる．

6 栄養食事管理目標と実際

エネルギー量の設定

- 褥瘡治癒のための必要エネルギーとして，基礎エネルギー消費量（BEE：basal energy expenditure）の1.5倍以上を補給することが勧められている．
- また，褥瘡に伴う身体への侵襲，感染などによるエネルギー需要量の増大から，30〜35 kcal/kg（現体重）/日の投与量が望ましいとされている[4]．
- 十分なエネルギー量の補給は，たんぱく質による創傷治癒効果を促進することからも，投与後の栄養状態や体組成を確認しながら投与量を再調整する．

たんぱく質量の設定

- 褥瘡でのたんぱく質の摂取目安量は，一般的に1.0〜1.5 g/kg（現体重）/日とされている．
- 術後や外傷，感染症など急性期の代謝亢進ストレスが発生している場合には，1.5〜2.0 g/kg/日による栄養管理が有用とされている[*4]．
- 急性期褥瘡で炎症の強い時期には，滲出液が増加し，たんぱく質必要量はさらに増加する．
- DESIGN®のdepthの活用では，3未満：1.25〜1.5 g/kg/日，4以上：1.5〜2.0 g/kg/日としてたんぱく質補給の目安とする．また，皮膚の細胞を正常に働かせるためには，「必須アミノ酸」の摂取が重要である．

脂質量の設定

- 必須脂肪酸欠乏は皮膚乾燥や皮膚の角化・ひび割れなどを惹起し，褥瘡治療に影響を及ぼす．
- 給与あるいは摂取脂質量やエネルギー量が不足する場合は，中鎖脂肪酸（MCT：medium chain triglyceride）などをゼリーやムース，汁物などに混ぜることが有用．

その他の栄養素の設定

- 亜鉛，アスコルビン酸，アルギニン，L-カルノシン，n-3系脂肪酸，コラーゲン加水分解物などは，疾患を考慮したうえで補給してもよい．

*4 褥瘡患者において経管栄養にて高たんぱく質栄養剤（エネルギー比25%）の投与を行った場合，一般栄養剤を使用した例に比べ，より褥瘡面積の縮小がみられたとの報告[5]がある．ただし，高齢者などを含めて腎機能低下症例のチェックは必須となる．

【用語解説】
滲出液：滲出液にはⅣ型コラーゲン，プロコラーゲン，グロブリン，トランスフェリン，プラスミン，トリプシン，アルブミン，アミロイド蛋白質，各種サイトカインなどが含まれる．創面に炎症反応が存在し，持続すると血管内皮細胞の透過性が亢進し，滲出液が創面に増加する．

亜　鉛

- 亜鉛投与は亜鉛欠乏者に効果的とされている[6]．亜鉛欠乏はPEMの高齢者に多い．
- 亜鉛の必要量としては1日15 mgとされているが，亜鉛は一般に毒性の低い微量元素であり，NPUAP/EPUAPガイドラインでは，亜鉛欠乏の際は40 mg/日以上の補給が必要とされている．

アルギニン，L–カルノシン，コラーゲン加水分解物

- アルギニンを含有した栄養補助食品の服用が，PUSH Scoreの改善や，L–カルノシン投与，コラーゲン加水分解物投与でのPUSH Score改善が報告されている[8]．

鉄

- 血清ヘモグロビン（Hb）濃度は11 g/dL以上に，鉄の必要量は15 mg/日とされている．

水溶性ビタミン

- 高齢者に提供される食事形態（軟食やソフト食など）では，加熱調理により水溶性ビタミン類が不足することが多い．ビタミンCは鉄分の吸収を助け，コラーゲン合成に関与し褥瘡治癒に必要な栄養素とされる．
- アスコルビン酸（ビタミンC）の推奨量は，100 mg/日（18歳以上）であるが，150〜500 mg/日は安全と考えられ，皮膚組織の強化には重要な栄養成分である．

水分補給

- 摂取目安量としては，30 mL/kg（現体重）/日程度は必要とされており[*5]，25 mL/kg/日以下になってしまう場合は脱水ならびに褥瘡の悪化について注意が必要である．

    1日必要量＝尿量＋不感蒸泄＋糞便中水分量−代謝水≒30 mL/kg体重

食品・料理・献立の調整

- 褥瘡を有する患者は高齢である場合が多く，摂食・嚥下障害を有し，食欲が低下していることが多いため，食欲増進を考慮した食品・料理・献立の調整が必要となる．
- 嗜好に合わせた工夫が必要であり，味付けを必要範囲内でしっかりとしたものにし，創傷の修復に必要となるたんぱく質が有効利用されるように，可能な限りエネルギー量の確保を行う．
- 普通菜では摂取しにくい場合は食形態を，軟菜，刻み菜，ムース菜，ペースト菜などで対応する．
- 食事量が低下し，十分な栄養量（微量栄養素を含む）の確保が困難な場合は，補食として経口栄養剤などを併用する．

7　栄養指導のポイント

患者の生活状況や知識レベルの確認

- 栄養不良（体重減少などを含む）が年単位で継続しているのか，週単位で短期的に発生したのか，患者の食事摂取状況や生活状況などを聴取する．
- 特に高齢者では，食事内容（量や質）の評価により，嚥下障害による食欲低下や摂取食品の偏りによる味覚障害を判断する．
- 食に関する「知識レベル」の確認を行い，理解しやすい食品の名称で情報提供を行って，実践につなげる．

食事計画の基本

- 食事管理目標が，食事の"量"と"質"のどちらを主に改善するのかにより，食事計画内容は大きく異なる．
- 高齢者に特有の状況を確認し，水分や食塩の感受性の低下などへの対応を行う．

食事療法の継続

- 発生要因と考えられる「患者の経済力」も十分に評価し，適切な食品選択につなげなければ，安易な特殊食品の紹介は，継続性に課題を残す結果となることが多い．
- 食事療法に関する「情報不足」などについても，患者の食生活パターンの情報収集を

● **MEMO** ●

亜鉛は，コラーゲン・たんぱく質の生成作用があり，創傷治癒には必要不可欠な物質であり，摂取するたんぱく質量と亜鉛は相関することから，たんぱく質の不足は亜鉛欠乏へとつながり，味覚異常や下痢，食欲低下へと連鎖する[7]．

● **MEMO** ●

アルギニンは免疫機能，創部におけるコラーゲン沈着や創部に酸素や栄養を供給するための血流改善に関与し，生体が侵襲を受けた状態になると，体内の合成量では不足するとの報告もある[9-11]．

● **MEMO** ●

血清Hb濃度が減少すると皮膚への酸素供給が低下し，コラーゲンの架橋形成能が低下して軟部組織の脆弱化を招き，褥瘡が発生しやすくなる．

*5 体重60 kgの人では安静時に1,500 mL程度が必要になる．

行い，不足している情報を優先して提供することにより，継続可能な食事療法が構築できる．

引用文献

1) 日本褥瘡学会実態調査委員会．療養場所別自重関連褥瘡と医療関連機器圧迫創傷を併せた「褥創」の有病率，有病者の特徴，部位・重症度．褥瘡会誌2018；20（4）；423-425.

2) 日本褥瘡学会実態調査委員会．療養場所別自重関連褥瘡の有病率，有病者の特徴，部位・重症度およびケアと局所管理．褥瘡会誌2018；20（4）；446-485.

3) Reed RL, et al. Low serum albumin levels, confusion, and fecal incontinence：are these risk factors for pressure ulcers in mobility-impaired hospitalized adults? Gerontology 2003；49：255-259.

4) National Pressure Ulcer Advisory Panel and European Pressure Ulcer Advisory Panel. Prevention and treatment of pressure ulcers：clinical practice guideline. Washington DC：National Pressure Ulcer Advisory Panel；2009.

5) Chernoff R, et al. The effect of a very high-protein liquid formula on decubitus ulcers healing in long-term tube-fed institutionalized patients. J Am Diet Assoc 1990；90：A-130.

6) 上瀬英彦．在宅高齢者と亜鉛．臨床栄養2001；99：55-64.

7) 高木洋治，岡田　正．亜鉛欠乏症と臨床検査．和田　攻ほか編．臨床検査MOOK 22，生体内金属．金原出版；1985．pp.202-215.

8) Lee SK, et al. Pressure ulcer healing with a concentrated, fortified, collagen protein hydrolysate supplement：a randomized controlled trial. Adv Skin Wound Care 2006；19：92-96.

9) 美濃良夫．寝たきり患者の褥瘡ケア　栄養アルギニン．整形外科看護2005；10：603-610.

10) Kirk SJ, et al. Arginine stimulates wound healing and immune function in elderly human beings. Surgery 1993；114：155-160.

11) Benati G, et al. Impact on pressure ulcer healing of an arginine-enriched nutritional solution in patients with severe cognitive impairment. Arch Gerontol Geriatr Suppl 2001；7：43-47.

カコモン に挑戦 ‼

◆ 第33回-142

褥瘡に関する記述である．誤っているのはどれか．1つ選べ．
(1) 大転子部は，好発部位である．
(2) 貧血は，内的因子である．
(3) 十分なたんぱく質の摂取量が必要である．
(4) 亜鉛の摂取量を制限する．
(5) 30度側臥位は，予防となる．

◆ 第32回-142

褥瘡に関する記述である．誤っているのはどれか．1つ選べ．
(1) 評価法には，DESIGN-R®がある．
(2) 肩甲骨部は，好発部位である．
(3) 十分なエネルギー摂取が，必要である．
(4) 滲出液がみられる時には，水分制限を行う．
(5) 予防には，除圧管理が有効である．

解答&解説

◆ 第33回-142　正解（4）
解説：正文を提示し，解説とする．
(4) 褥瘡の治癒過程に亜鉛は必要とされているため，積極的に摂取する必要がある．

◆ 第32回-142　正解（4）
解説：正文を提示し，解説とする．
(4) 滲出液がみられる時には，水分摂取が必要である．

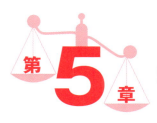

第5章 新生児期・乳幼児期の栄養ケア

- 新生児，正期産児，低出生体重児の栄養ケアと乳幼児健康診査を学ぶ

- 新生児は，出生体重により超低出生体重児，極低出生体重児，低出生体重児，正規出生体重児，巨大児（高出生体重児）に分けられ，在胎週数により超早産児，早産児，正期産児，過期産児に分けられ，臨床所見から未熟児，成熟児などに分けられる．
- 新生児期以後の乳幼児期は，乳汁栄養から離乳食，固形食への移行期である．
- 乳幼児健康診査は，乳幼児の発育・発達の評価，疾病の早期発見，育児相談などを目的としている．

1 新生児

- 新生児は生後0～28日までを指す．新生児は，出生体重，在胎週数，臨床所見，在胎週数と出生体重に基づく胎児発育曲線（❶）[1]から以下のように分類することができる．
- 出生体重が2,500 g未満の児を低出生体重児，2,500 g以上を正規出生体重児，4,000 g以上を巨大児（高出生体重児）と分類している．さらに，低出生体重児のうち，1,000 g未満を超低出生体重児，1,500 g未満を極低出生体重児という．
- 在胎週数が28週未満（27週と6日まで）を超早期産児，37週未満（36週と6日まで）を早期産児，そのうち34～37週未満で生まれた児を後期早産児，37週以上42週未満（37～41週と6日まで）を正期産児，42週以上を過期産児と分類している．

【用語解説】
出生体重：出生後に測定した最初の体重．出生後1時間以内に測定される．
在胎週数：受胎日よりの胎齢に2週間を加えた値．母体からみると妊娠週数．最終月経第1日目から起算した満週数で表す．

 豆知識
巨大児（高出生体重児）：日本では臨床的に4,000 g以上を巨大児としているが，ICD-10（国際疾病分類第10版）では4,500 g以上の出生体重の児を超巨大児としている．

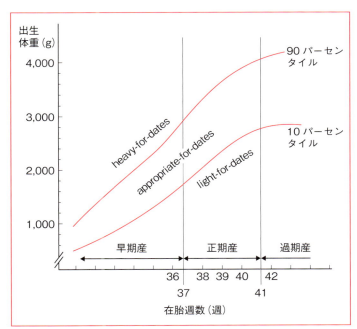

❶ 胎児発育曲線上からの新生児の分類
（仁志田博司．新生児学入門．第5版．医学書院；2023．p.7より）

❷ アプガースコア

	点数		
	0点	1点	2点
心拍数	なし	100/分未満	100/分以上
呼吸	なし	弱い泣き声/不規則な浅い呼吸	強い泣き声/規則的な呼吸
筋緊張	ダランとしている	いくらか四肢を曲げる	四肢を活発に動かす
反射	刺激に対して反応なし	顔をしかめる	泣く/咳嗽/嘔吐反射
皮膚色	全身蒼白または暗紫色	体幹ピンク，四肢チアノーゼ	全身ピンク

重症仮死：0〜3点，軽症仮死：4〜7点，正常：8〜10点
(原 寿郎監修．標準小児科学．第9版．医学書院；2022．p.123より)

- 臨床所見からは，胎外生活に適応するのに十分な成熟度に達していない未熟徴候を備えた児を未熟児，胎外生活に適応できる成熟徴候を備えた児を成熟児，胎内発育遅延児のうち，胎盤機能不全症候群の臨床所見を伴う児をジスマチュア児と分類される．
- 在胎週数と出生体重より，在胎週数に比べ出生体重が軽い児をLFD児，SFD児とよぶが，日本では体重が10パーセンタイル未満の児を身長にかかわらずLFD児と総称している．また，在胎週数相応の児をAFD児，在胎週数に比べ出生体重が重い児をHFD児と分類している．

2 正期産児

新生児期に検討すべき重要な事柄

アプガースコア（❷）[2]
- アプガースコア（Apgar score）は出生直後の新生児の状態を評価する方法で，Appearance（皮膚の色），Pulse（心拍数），Grimace（刺激に対する反応），Activity（筋緊張），Respiration（呼吸）の5項目について，生後1分と5分に評価する．1分値は蘇生方法（児の出生時の状態を反映する），5分値は神経学的予後の目安となる．

成熟徴候
- 正期産児が成熟していることを示す徴候の有無を観察し，成熟児であることを確認する．

胎 便
- 胎便とは，生後2日ごろに初めて排泄する便をいう．黒褐色，緑色の無臭・粘稠で，胎児のあいだに作られた毛髪，胎脂，子宮内で飲み込んだ羊水，腸上皮，腸管分泌物，ビリルビンなどから成る．その後，哺乳により黄色がかった移行便となり，3〜4日経つと普通便となる．乳児の便は栄養法によって著しく異なる．
- 便通の回数は1日1回〜数回で個人差はあるが，母乳栄養のほうが人工栄養よりも回数は多くなることが多い．

生理的体重減少
- 正期産児は，生後3〜4日，出生体重の3〜10％程度が減少する．これを生理的体重減少という．生理的体重減少は，排泄量や不感蒸泄量より哺乳量が少ないために起こる生理的な現象である．体重は1週間くらいで出生時に戻り，その後，増加する．

生理的黄疸
- 正期産児の約80％に，生後2〜3日ごろに黄疸がみられるが，通常1週間くらいで消失する．これは，胎児期にたくさん作られた赤血球が，生後，破壊されるものの，肝機能が十分でないため，血中にビリルビンが多くなることから生じる．

新生児マススクリーニング検査
- 生後4〜5日に，新生児の踵から足底採血[*1]し，検査を行う．この検査によって，先天性代謝異常症を早期に発見し，予防することができる．
- 従来の新生児マススクリーニングでは6疾患を対象に行われてきたが，現在はタンデ

● MEMO ●

LFD児（light-for-dates infant）：出生体重が10パーセンタイル未満で身長は10パーセンタイル以上．
SFD児（small-for-dates infant）：体重，身長ともに10パーセンタイル未満の児．
AFD児（appropriate-for-dates infant）：出生体重が10パーセンタイル以上90パーセンタイル未満．
HFD児（heavy-for-dates infant）：出生体重が90パーセンタイル以上．

正期産児の成熟徴候
①皮下脂肪の発育が良好
②皮膚は弾力性や張りがあり，しわがない
③うぶ毛が肩甲部，背部，上腕などにのみ残っている
④鼻および耳介の軟骨を明瞭に触れることができる
⑤爪が指頭を超えている
⑥足底のしわが多い
⑦頭髪の長さは2cm以上
⑧元気よく泣く

[*1] 足底採血：毛細血管からの採血となる．

豆知識

先天性代謝異常症：遺伝子変異のために，代謝に関わる酵素やその他の機能性たんぱくに異常が生じ，代謝産物の異常蓄積，あるいは欠乏によってさまざまな臨床症状が出現する疾患をいう．その原因は，代謝にかかわる酵素をコードする遺伝子の変異である．生体内に異常蓄積あるいは欠乏する物質によって分類される．

ムマス法を用いた新生児マススクリーニングが全国的に導入されている．なお，タンデムマス法の対象とならない先天性甲状腺機能低下症，先天性副腎過形成症，ガラクトース血症については現在も従来どおりの検査法で測定している．

発育曲線による発育のチェック

- 乳児期は成長が著しいことから，月齢（か月）ごとに身長・体重・胸囲・頭囲を測定して，乳幼児身体発育値（基準値）と比較して評価する．乳幼児身体発育値は，性別・年月齢別に3，10，25，50，75，90，97の各パーセンタイル値が示されている．
- 乳児身体発育値の基準曲線を簡略にしたものが母子健康手帳にも掲載されており，これらを用いて乳児の成長を評価する．
- 評価に際しては，乳幼児身体発育評価マニュアル[3]を参考にするとよい．
- 特に新生児期は，週に1回は身長や体重を測定し，成長の状態を確認する．
- 乳児期ではこの曲線に平行して成長していることを確認しておくとよい．ただし，成長の盛んな乳児期は個人差も大きいため，十分な経過観察が必要である．
- 児の測定値が3パーセンタイル未満・97パーセンタイル以上の場合は専門医に相談する．

哺乳について

新生児期

- 出産後最初に出る母乳（初乳）は成分にも特徴があり，初乳の成分は新生児に最適である．初乳には免疫グロブリン（分泌型IgA）が多く含まれ，感染予防となる．また，母乳は適温で新鮮であるだけでなく，母と子のスキンシップ，母性の刺激，産後の回復といったメリットがある．
- 2018年にWHOとUNICEFが共同発表した「母乳育児成功のための10のステップ（2018年改訂）」（❸）がある[4]．このように，新生児期における母乳栄養の重要性を理解し，支援体制を整えなければならない．

新生児期以後の乳児期

- 新生児期以後の乳児期は乳汁栄養から離乳食，固形食への移行期であり，最も重要な時期である．
- 授乳の支援にあたっては，「乳汁の種類に関係なく，母子の健康の維持とともに，健やかな母子・親子関係の形成を促し，育児に自信をもたせることを基本」としている[4]．

❸ WHO/UNICEFによる母乳育児成功のための10のステップ（2018年改訂）

【重要な管理方法】
1a 母乳代替品のマーケティングに関する国際規約及び関連する世界保健総会の決議を確実に遵守する．
1b 定期的にスタッフや両親に伝達するため，乳児の授乳に関する方針を文書にする．
1c 継続的なモニタリングとデータマネジメントのためのシステムを構築する．
2 スタッフが母乳育児を支援するための十分な知識，能力と技術を持っていることを担保する．

【臨床における主要な実践】
3 妊婦やその家族と母乳育児の重要性や実践方法について話し合う．
4 出産後できるだけすぐに，直接かつ妨げられない肌と肌の触れ合いができるようにし，母乳育児を始められるよう母親を支援する．
5 母乳育児の開始と継続，そしてよくある困難に対処できるように母親を支援する．
6 新生児に対して，医療目的の場合を除いて，母乳以外には食べ物や液体を与えてはいけない．
7 母親と乳児が一緒にいられ，24時間同室で過ごすことができるようにする．
8 母親が乳児の授乳に関する合図を認識し，応答出来るよう母親を支援する．
9 母親に哺乳瓶やその乳首，おしゃぶりの利用やリスクについて助言すること．
10 両親と乳児が，継続的な支援やケアをタイムリーに受けることができるよう，退院時に調整すること．

WHO/UNICEF「赤ちゃんに優しい病院運動」を実施しようとする産科施設等のための実践ガイダンス（IMPEMENTATION GUIDANCE Protecting, promoting and supporting Breastfeeding in facilities providing maternity and newborn services: the revised BABY-FRIENDLY HOSPITAL INITIATIVE）より
https://www.who.int/nutrition/publications/infantfeeding/bfhi-implementation-2018.pdf#search=%27who+breastfeeding+2018+guidance%27
（厚生労働省．授乳・離乳の支援ガイド．2019．p.49より）

●MEMO●
タンデムマス法：タンデム質量分析計を用いた新生児マススクリーニング法．ガスリー（Guthrie）法の乾燥血液濾紙と微量の血清で検査できる．1回約2分と短時間の分析でアミノ酸とアシルカルニチンを測定できる．

豆知識

乳児期の成長：乳児期は新生児期を含めて満1歳になるまでをいう．成長が最も著しい時期といわれ，事実，生後1年間に身長は約25cm，体重は約6～7kgの増加をみせる．しかし，この成長を速度として検討すると，身長・体重ともに1歳まで急速に成長の速度は減じている．それに対し，思春期の成長は，身長・体重ともに成長速度が増している．第一成長期とされる乳児期は，思春期の第二成長期とは本質的に異なることを理解しておく．

●MEMO●
乳児身体発育値の基準曲線：肥満ややせ，成長ホルモン分泌不全性低身長などの成長異常を発見するのに役立つ．

豆知識

母子健康手帳：妊娠がわかった時点で，居住地の市区町村長に妊娠届を提出すると，交付される．母子健康手帳には，妊婦の健康状態等，妊婦の職業と環境，妊娠中の経過，出産の状態，出産後の母体の経過，予防接種の記録，身体発育曲線等が記載されている．平成24年度からの母子健康手帳には，平成22年調査の乳幼児身体発育曲線が掲載されているが，乳幼児の発育や栄養状態の評価，小児の体格標準値は平成12年調査結果を用いることになっている．

❹ 母乳，牛乳，調整粉乳の成分組成

成分	母乳/100 g	普通牛乳/100 g	調整粉乳/13 g (100 mL)	成分	母乳/100 g	普通牛乳/100 g	調整粉乳/13 g (100 mL)
エネルギー (kcal)	61	61	66	α-トコフェロール (mg)	0.4	0.1	0.7
たんぱく質 (g)	1.1	3.3	1.6	ビタミンK (mg)	1	2	3
脂質 (g)	3.5	3.8	3.5	ビタミンB_1 (mg)	0.01	0.04	0.05
炭水化物 (g)	7.2	4.8	7.3	ビタミンB_2 (mg)	0.03	0.15	0.09
灰分 (g)	0.2	0.7	0.3	ナイアシン (mg)	0.2	0.1	0.7
ナトリウム (mg)	15	41	18	ビタミンB_6 (mg)	Tr	0.03	0.05
カリウム (mg)	48	150	65	ビタミンB_{12} (μg)	Tr	0.3	0.2
カルシウム (mg)	27	110	48	葉酸 (μg)	Tr	5	11
マグネシウム (mg)	3	10	5	パントテン酸 (mg)	0.50	0.55	0.29
リン (mg)	14	93	29	ビタミンC (mg)	5	1	7
鉄 (mg)	0.04	0.02	0.8	飽和脂肪酸 (g)	1.32	2.33	1.47
亜鉛 (mg)	0.3	0.4	0.4	n-3系多価不飽和脂肪酸 (g)	0.09	0.02	0.05
銅 (mg)	0.03	0.01	0.04	n-6系多価不飽和脂肪酸 (g)	0.52	0.10	0.61
レチノール活性当量 (μg)	46	38	73	コレステロール (mg)	15	12	8
ビタミンD (mg)	0.3[*1]	0.3[*1]	1.2				

[*1] ビタミンD活性代謝物を含む（ビタミンD活性代謝物を含まない場合：Tr）.
（文部科学省科学技術・学術審議会資源調査分科会報告．日本食品標準成分表2020年版（八訂）．2020より）
Tr：微量，トレースの意．最小記載量の1/10以上5/10未満の量.

❺ 調乳の手順

- まず，哺乳瓶，乳首，スプーンなどの調乳器具は煮沸消毒しておく.
①哺乳瓶にできあがり量の約2/3の湯（一部沸騰させて70℃以上のもの）を入れる.
②添付されている専用スプーンで粉ミルクをすり切りで適量計り，哺乳瓶に入れる.
③乳首とフードをしっかりつけ，哺乳瓶を静かに振ってミルクをよく溶かしたら，できあがりの全量まで湯を加える.
④哺乳瓶を流水や氷水にさらして体温ぐらいまで冷やす.
⑤与える前に，ミルクが体温ぐらいまでの温度に下がっていることを腕の内側で必ず確かめる.
- なお，調乳後，2時間以上飲まなかったミルクは廃棄する.

- 「授乳・離乳の支援ガイド」には，「授乳等の支援のポイント」（付録〈p.167〉参照）が示されている[4]. 人工栄養で育てる場合は，母親の心理状態に十分配慮した支援を進める.

母乳栄養

- 母乳（乳汁）の分泌は，乳頭の吸啜刺激によって視床下部から放出因子が分泌され，下垂体前葉からプロラクチン，下垂体後葉からオキシトシンが分泌され，これらの刺激によって始まる. 乳腺は十数個の管状胞状腺から成っており，オキシトシンにより分泌された乳汁が導管を経て乳管へ排出される（射乳反射）.

- 母乳は乳児にとって最も優れた栄養源である. ❹に母乳，牛乳，調整粉乳の成分組成を示す[5].

人工栄養

- 母乳が出ない場合など，母乳で授乳ができない場合に人工乳で授乳することを人工栄養という.

- なお，人工乳とは一般的に育児用ミルク（調整粉乳）を指し，そのほかに，低出生体重児用ミルク，特殊用途ミルク，フォローアップミルクなどがある. ❺に調乳の手順を示し，❻に育児用ミルク（調整粉乳）の種類と特徴を示す.

混合栄養

- 何らかの理由で母乳栄養のみでの授乳が難しい場合，母乳栄養と人工乳を併用することを混合栄養という.

- 通常，1回の授乳時に母乳での不足分を人工乳で補ったり，あるいは母乳と人工乳を使い分けて行われる.

新生児期・乳幼児期の栄養ケア

❻ 育児用ミルク（調整粉乳）の種類と特徴

種類		特徴
育児用調整粉乳		● 母乳の代替品 ● 牛乳の成分をできる限り母乳に近いものに改良している ● たんぱく質は乳清たんぱく質とカゼインの比率を母乳と同じに調整している ● アミノ酸組成は母乳に近づけ，タウリンやアルギニンを添加，アレルゲン性が強いβ-ラクトグロブリンを減らしている ● 乳脂肪を植物油で置換して多価不飽和脂肪酸を増やし，脂肪酸組成を母乳に近づけている ● リン脂質のスフィンゴミエリンやコレステロールを強化している．魚油によりDHAを強化，n-3/n-6比を改善し，カルニチンなどを増強している ● 糖質の大部分は乳糖に置換されているので甘みが薄い．一部ガラクトオリゴ糖が加えられている ● 無機質を減らし，ミネラルバランスを母乳に近づけ，鉄，亜鉛，銅を添加している ● ビタミンは「日本人の食事摂取基準」に沿って適正に配合されている ● ビフィズス菌，ラクトフェリンなどを添加している ● 母乳に含まれる5種類のヌクレオチドをバランスよく配合している
低出生体重児用ミルク		● 出生体重が1,500g以下の場合に用いる ● 育児用調整粉乳に比べ，たんぱく質，糖質，灰分，種々のビタミン類が多く，脂質は少ない
特殊ミルク		● 先天性代謝異常症に用いられる ● たんぱく質・アミノ酸代謝異常，糖質代謝異常，有機酸代謝異常，電解質代謝異常，吸収障害などを対象としている ● 医師の処方箋が必要である
特殊用途ミルク	大豆乳	● 牛乳アレルギー，一過性乳糖不耐症などに用いられる ● 抽出大豆たんぱく質を原料とし，大豆に不足するヨード，メチオニンを添加，ビタミン，無機質を強化したもの ● 乳糖は使用していない
	カゼイン加水分解乳	● 牛乳アレルギー，二次性乳糖不耐症，難治性下痢症などに用いられる ● 牛乳のたんぱく質中のβ-ラクトグロブリンやα-ラクトアルブミンを除去し，カゼインを失わせたもの ● たんぱく質は分子量の小さいポリペプチドとアミノ酸で構成されている
	無乳糖乳	● 乳糖，ガラクトースの摂取制限を指示された，先天的に乳糖分解酵素を欠損，または，その活性が減弱している場合に用いられる ● 乳糖を除去してブドウ糖に置き換えた粉乳．ラクトフェリン配合 ● ビタミン，ミネラルのバランスは調整されている ● 調乳液の浸透圧を抑えて，高張性の下痢症を引き起こさないように配慮
	アミノ酸混合乳	● 重篤なアレルギー用 ● 母乳のアミノ酸組成を参考に，純粋な20種のアミノ酸をバランスよく混合した粉末にビタミン，無機質を添加したもの
	低ナトリウム特殊粉乳	● 腎炎，ネフローゼ，心疾患などで浮腫が強度の場合に用いられる ● ナトリウム含量を育児用調整粉乳の約1/6に減量した粉乳
	MCT乳	● 膵臓機能異常，肝機能異常，胆道閉鎖症など脂肪吸収不全の場合に用いられる ● 脂肪源にMCT（中鎖脂肪酸）を用いた粉乳
	乳たんぱく質消化調整粉乳（ミルクアレルギー用）	● 育児用ミルク，牛乳などで下痢や湿疹などの症状が出る場合に用いられる ● アレルギー性を著しく低減したたんぱく質消化物とアミノ酸を配合し，母乳のアミノ酸バランスに近づけている ● 乳糖，大豆成分，卵成分を含まないように配慮している ● ビタミンK，ヌクレオチド，β-カロテンなどを配合 ● ビフィズス菌を増やすオリゴ糖（ラフィノース）を配合 ● 調乳液の浸透圧を乳幼児の負担にならないように調整している
フォローアップミルク		● 満9か月頃から使用する ● 母乳や育児用調製粉乳の代替ではない ● 離乳期に不足しがちな栄養成分の強化や，成長に必要な生理機能成分が配合されている ● たんぱく質含量は，乳清たんぱく質を増強し，カゼインとの比率を母乳や育児用調整粉乳と牛乳の中間程度に調整してある ● カルシウムおよびその吸収を促進する乳糖やビタミンD，鉄およびその吸収を促進するビタミンCを増強している ● 亜鉛と銅の添加は認められていない ● ラクトフェリン，5種類のヌクレオチド，ガラクトオリゴ糖，β-カロテン，ビフィズス菌を配合しているものもある ● 乳糖とデキストリンを主体とした糖質組成で甘みが少ない
ペプチドミルク		● 分子量の大きなたんぱく質はミルクアレルギーの原因になることがあるので，牛乳たんぱく質をペプチドとしている ● ミルクアレルギー予防やミルクアレルギー疾患用ではない

3 低出生体重児

● 低出生体重児の出生率は特に女児に多い．極・超低出生体重児の出生率は上昇傾向である．

● 低出生体重児は在胎期間が短く，体重が低いほど発育・発達に異常がみられる場合が多く，ハイリスク児として経過観察が重要である．

低出生体重児について検討すべき重要な事柄

子宮内胎児発育遅延（IUGR）

- 子宮内で胎児が何らかの原因（母体，胎盤，胎児の要因がある）により，発育が遅延または停止し，在胎期間に比べて出生体重が軽くなることを子宮内胎児発育遅延（IUGR：intrauterine growth restriction）という．IUGR児は全妊娠の5〜8％にみられ，周産期死亡や合併症，出生後の成長・発達障害のリスクが高い．
- 発症要因別に，胎児要因により頭部，体幹に発育遅延が起こる胎児障害型の対称性子宮内胎児発育遅延と，母体要因や胎盤要因による胎児への栄養障害型の非対称性子宮内胎児発育遅延（胎盤循環不全），およびその混合型に分類される．
- IUGRは，母体の体重増加量，子宮底長，胎児の推定体重，胎児機能検査などで確認される．

小さく生まれた子ども（SGA）

- SGA児の多くは胎児発育遅延（FGR：fetal growth restriction）による．胎児期に不足していた栄養を出生後に補うためには，体重が10パーセンタイル以上90パーセンタイル未満の児（AGA：appropriate-for-gestational age）以上の栄養量を必要とする．
- SGA児はキャッチアップが多くみられる．キャッチアップ率は在胎週数により異なり，在胎週数が短いほうがキャッチアップ率は低い．キャッチアップの有無により，精神運動発達をはじめ，その後の発育が異なる．したがって，SGA児は生活習慣病発症のハイリスク群として経過観察する必要がある．また，低身長児が多く，一定基準以下の低身長に対して成長ホルモン療法が有効とされている．

保育器と哺乳

保育器による体温の保持

- 低体重出生児は，皮下脂肪が少なく熱産生が弱いため，低体温になることが多い．そのため，体温を一定に維持できる保育器に入ることが多い．
- 日本で主に用いられている保育器は閉鎖型で，そのほとんどが強制換気方式である[*2]．

カンガルーケア

- 低出生体重児はある程度の期間（体重が増加するまで），保育器内で育てられることが多いが，カンガルーケアという保育法がある．
- カンガルーケアは，母親の胸に抱かれて肌と肌を合わせるため，低体温を防ぎ体温を維持する，呼吸を安定させる，免疫力を高める，母乳栄養へ移行しやすくする，母子関係を良好に保つ，などの効果がみられている．

タッチケア

- 親子のスキンシップを図るとともに，優しくマッサージしたり，手足を曲げ伸ばしすることにより，皮膚を介しての刺激が，児の情緒を安定させ，発育・発達に効果があるといわれている．

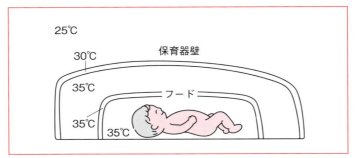

❼ 保育器内で用いるプラスチックフード
（仁志田博司．新生児学入門．第5版．医学書院；2023．p.129より）

● MEMO ●
早産児がNICU（neonatal intensive care unit，新生児集中治療室）退院時に体重が10パーセンタイル以下である子宮外発育遅延（EUGR：extrauterine growth retardation）の児は，IUGR児と同様に，成長・発達障害のリスクが高い．

【用語解説】
小さく生まれた子ども（SGA：small-for-gestational age）：在胎週数に比べて出生時の身長ならびに体重が一定の基準（10パーセンタイル）より小さい状態を指していて，体重にだけ焦点を当てたLBWI（low birth weight infant）とは概念が異なる．
キャッチアップ：追いつき現象．年齢が進むに従って，標準に追いつこうと成長の遅れを取り戻すこと，−2 SDを超える．

● MEMO ●
保育器内で用いられるプラスチックフード（❼）[1]は，児から発せられる熱をより逃げにくくするため，有用である．フードの内側も外側も同じ保育器内環境であり，その温度を35℃とすると，フード壁の温度も35℃となる．ゆえに，児とフードの熱のやりとりにおいて，フードがない場合の，保育器の外壁（30℃）とのやりとりよりも，児に有用である．

[*2] 保育器内は加温・加湿された空気がファンによって均一に流れ，温度を一定に保っている．

ポジショニング

- 児の最も楽な姿勢をとらせること(ポジショニング)がよいと考えられている．それぞれの姿勢の心拍数，呼吸，経皮的酸素飽和度モニタの変化，全身状態を観察し，児にふさわしい姿勢をとらせる．

哺乳について

- 母乳栄養が最も良いが，低出生体重児の多くは哺乳力が弱いため，経管栄養法により人工乳を与えることが多い．また，低出生体重児はキャッチアップすると，エネルギー量が多く必要となり，母乳では栄養が不足することがある．そこで，低出生体重児の栄養補給には，脂質の少ない低出生体重児用ミルクが用いられる．
- 近年，日本のNICUでは，出生時から積極的に経静脈栄養を併用した**早期介入積極的栄養法**が普及している．

【用語解説】
早期介入積極的栄養法(early aggressive nutrition)：初期輸液からアミノ酸と脂肪乳剤を用い，同時に少量の母乳(初乳)を経腸的に開始し，児の状態に応じて増量する方法．

標準値・発育曲線による発育のチェック

- 低出生体重児の場合は，在胎期間別出生時体格標準値[6]や乳幼児身体発育値[3]を用いて評価する．
- 身長・体重だけでなく頭囲の発達を確認し，精神運動発達の評価も行う．

4　乳幼児健康診査

- 乳幼児健康診査は，乳幼児の発育・発達の評価だけでなく，疾病の早期発見，保護者らの心理的問題，育児に関する相談など，子どもを健やかに育てることを目的とした総合的な健康増進事業である．
- 対象は，満1歳6か月以上満2歳未満の児，および満3歳以上満4歳未満の児である．それ以外の年齢の児を対象とした健康診査を行っている市区町村もある．
- 健康診査では，体重・身長・頭囲・胸囲による身体発育の評価，口腔機能の評価，運動・言語発達の評価など，発育・発達の確認や疾病の有無，また，乳児の月齢により授乳の仕方と離乳の進め方を確認し，栄養摂取量(哺乳量と離乳食)の評価などが行われる．
- 特に標準値に比べて体重が少ない児では，体重の増加量と栄養摂取量を確認する．

 豆知識
母子保健法：乳幼児健康診査などの母子健康保健施策は母子保健法により定められている．市区町村における母子保健サービスには，母子健康手帳の交付，保健指導，妊産婦および新生児訪問指導，妊産婦および乳幼児(1歳半児，3歳児)健康診査等がある．また，未熟児訪問指導，未熟児養育医療，先天性代謝異常検査，小児慢性特定疾患研究事業等については公費負担制度が設けられており，都道府県等において実施されている．

引用文献

1) 仁志田博司．新生児学入門．第5版．医学書院；2023．
2) 原 寿郎監修．標準小児科学．第9版．医学書院；2022．
3) 平成23年度厚生労働科学研究費補助金(成育疾患克服等次世代育成基盤研究事業)．乳幼児身体発育評価マニュアル．2021．
4) 厚生労働省．授乳・離乳の支援ガイド．2019．
5) 文部科学省科学技術・学術審議会資源調査分科会報告．日本食品標準成分表2020年版(八訂)．2020．
6) 板橋家頭夫，藤村正哲ほか．新しい在胎期間別出生時体格標準値の導入について．日本小児科学会雑誌2010；114：1271-1293．

参考文献

・日本小児科連絡協議会ワーキンググループ編．健診ガイド―乳児編．日本小児医事出版社；2002．

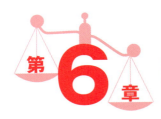

第6章 回復を促す栄養ケア

学習目標
- 外科療法時の身体状況および栄養状態の評価と診断，栄養ケアを理解する
- 化学療法時の身体状況および栄養状態の評価と診断，栄養ケアを理解する
- 放射線療法時の身体状況および栄養状態の評価と診断，栄養ケアを理解する

要点整理
- 栄養スクリーニングおよび栄養評価を行い，術前に栄養療法を施行する患者を早期に特定する．
- 糖尿病のある患者は術前に血糖コントロールを行う．合併症との明確な関連のある病態を把握して重点的な栄養管理を行う．
- 術後はできるだけ早期に食事もしくは経管栄養を開始する．必要に応じて静脈栄養を施行する．

1 外科療法と栄養ケア

- 外科治療（手術）は，外科医師，麻酔科医師，薬剤師，看護師，臨床工学技士，放射線技師，検査技師など，さまざまな職種が従事するチーム医療である．栄養不良があると，術後の感染症の発生率が高くなり，治療の経過に影響する．
- 管理栄養士による栄養アセスメント，栄養管理計画および実施・モニタリングによる栄養ケアプロセスは，手術による栄養不良から早期の回復を目指すには欠かせないものである．

1 栄養評価

- 待機手術であれば術前に栄養状態を評価し，栄養不良がある場合や，術後に栄養不良のリスクがある場合には，術前から栄養療法（経口栄養補助，腸を使えない場合の静脈栄養など）を施行する．
- フレイルやサルコペニア（1章「1 臨床栄養学の意義」の用語解説〈p.5〉参照）があると，術後合併症や術後の死亡率が増加することがわかっており，体脂肪が蓄積して骨格筋が減少したサルコペニア肥満は，インスリン抵抗性，炎症，酸化ストレスにより代謝障害，動脈硬化が進展し，心血管リスクが高くなる．
- 緊急手術の場合は，病歴や入院前の栄養摂取状況の聴取，身体計測値や術前の血液生化学検査により簡易な栄養評価を行う．

2 術前の栄養療法

- 経口あるいは経腸を第一選択とした栄養療法でエネルギーは25〜30 kcal/kg，たんぱく質は1.0〜1.5 g/kg/IBWを目安とする．
- 中等度以上の栄養不良のある患者には，7〜14日間の術前栄養療法を行う．低栄養のがん手術患者には周術期に免疫栄養剤を投与する．
- 術前血糖管理について，全身管理が必要な外科手術ではインスリン治療の適応となる．初診時に随時血糖や尿糖を検査することが多い．手術部位感染予防のために，HbA1c 7％未満，尿中ケトン体陰性，1日尿糖10 g以下となるよう，血糖コントロールを行う[1]．

IBW：ideal body weight

❶ 術式の一例と主な合併症，栄養管理のポイント

病態	術式の一例	主な合併症	栄養管理のポイント
食道がん	食道悪性腫瘍切除術（消化管再建を伴う）	術後肺炎，縫合不全，反回神経麻痺	少量頻回食
胃がん	噴門側胃切除術，胃全摘術	早期ダンピング，晩期ダンピング，つかえ感，もたれ感	少量頻回食，症状に応じて消化の良いものにする
大腸がん	結腸切除術（悪性腫瘍）	縫合不全，腸閉塞（イレウス），創感染	・合併症がなければ，基本的に食事制限はない ・回盲部切除を伴う場合，ビタミンB_{12}吸収障害を生じることがある
膵臓がん	膵頭十二指腸切除術（リンパ節・神経叢郭清を伴う）	胆汁漏，膵液漏，胃排泄遅延	少量頻回食
胆嚢炎 胆石症	胆嚢摘出術	胆汁漏	肥満による内臓脂肪が多い場合は減量指導を行う
肝臓がん	肝切除術（部分切除）	胆汁漏	合併症がなければ，基本的に食事制限はない

3 周術期の栄養療法

- 麻酔導入6時間前までの固形物摂取および2時間前までの飲水は，誤嚥のリスクにならない．食事開始に問題がない症例については術前の絶飲食は必要ではない．
- 侵襲の大きな手術の直後（術後2〜4日）は，異化亢進状態となる．生体内はインスリン抵抗性，ストレスホルモンが優位となり，内因性のエネルギー産生を考慮して，消費エネルギー量よりやや少なめを目標とした栄養管理計画を立てる．その後（術後3〜7日）で，目標エネルギー量に近づけるようエネルギーやたんぱく質投与量を段階的に上げていく．侵襲のそれほど大きくない手術では，可能であれば早期に食事を開始し，術後回復を促す．
- 術後の食事（術後食）は，①消化管運動が回復したら流動食から開始する，②普通の食事までに少しずつ段階的に上げていくステップアップシステムを行う．従来と比べて，ERASの概念により，消化管を早めに使うことにシフトしている．
- 手術と主な合併症，栄養管理について示す（❶）．いずれも術後1〜2週間以上，食事・経管栄養を施行できない場合は，中心静脈栄養が施行される．食事・経管栄養でエネルギー必要量を満たせない場合は，静脈栄養を併用する．術後に経管栄養を行う場合は，標準的な組成の濃厚流動食を第一選択とするが，栄養不良や侵襲の大きな手術患者には，n-3系多価不飽和酸，アルギニン，グルタミンなど，Immunonutrients（免疫栄養素）といわれる栄養素を含む濃厚流動食を考慮する．

4 重症患者の栄養ケア

- 重症患者にとっては，重症病態を脱することが最初の目標であるが，回復後に元の生活に戻れるよう，早期からの栄養介入とリハビリテーションが注目されている．
- 栄養スクリーニングにおいて，体重変化など集中治療室などに入室する以前の情報収集が困難であることがしばしばある．栄養アセスメントや栄養介入において，循環動態（血圧の管理など），呼吸状態，水分バランス，鎮静など，集中治療室で行われる治療を理解することが必要である．多職種と栄養療法について意見交換できる管理栄養士は，チームにとって貴重な存在となる．

5 症例

66歳，女性．身長154 cm，体重39 kg（BMI 16.4 kg/m²），標準体重52.1 kg．会社の部屋でスプレー缶のガス抜き後に，ライターを使用したところ爆発して救急搬送となり，広範囲熱傷（体表面積の24％受傷：顔面，両手背，手掌，左手首，両下腿，臀部）

●MEMO●
ERAS（enhanced recovery after surgery）：回復に不可欠であると考えられる，術前（絶食期間を短くし，経口で水分・炭水化物負荷など），術中（疼痛管理，ドレーンや尿道カテーテルの最小限の留置），術後（早期離床，早期栄養療法，疼痛管理など）の方策のこと．エビデンスに基づき関連する領域で最適なケアを行い，患者ができるだけ早く術前の状態に戻れるよう提唱している周術期管理である．

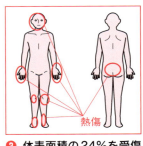

❷ 体表面積の24％を受傷（熱傷）

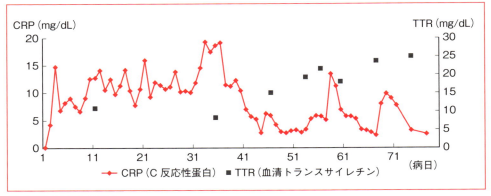

❸ CRPとTTRの変化

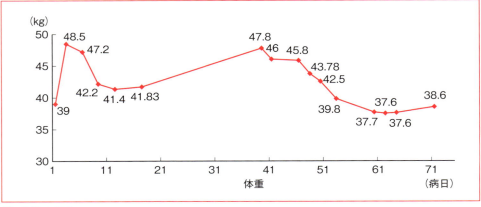

❹ 体重の変化

（❷）にて挿管，救急病棟に入室した．入院前のADLは問題なく体重変化は不明．BMIや高度な炎症から低栄養ありと判断し，栄養管理計画を立案して，2病日[*1]より経管栄養を開始した．

必要栄養量

エネルギー量：1,800 kcal（35 kcal/IBW，46 kcal/kg）．

たんぱく質量：80 g（1.5 g/IBW，2.0 g/kg）．

非たんぱく質カロリー／窒素比（NPC/N）[*2]：1800－4×80＝1480 kcal
1480÷80／6.25＝115

総エネルギー消費量（total energy expenditure：TEE）

Harris-Benedictの式[*3]より基礎エネルギー消費量（basal energy expenditure：BEE）を求める．BEEにストレス係数と活動係数[*4]を乗じてTEEを算出する．

BEE：665.1＋9.56×39（体重kg）＋1.85×154（身長cm）－4.68×66（年齢）≒1005（kcal）

TEE：1005×ストレス係数1.5×活動係数1.2≒1800 kcal

栄養療法

経管栄養：24時間持続投与にて，20 mL/時から段階的に投与エネルギーを増量．

炎症指標：C反応性蛋白（CRP），栄養指標として血清トランスサイレチン（TTR）をモニタリングした（❸）．

8病日：ペプタメンAF® 40 mL/h，1,440 kcal（28 kcal/IBW，37 kcal/kg），たんぱく質90 g（1.7 g/IBW，2.3 g/kg）．

間接熱量測定を実施し1,800〜2,100 kcal/日の範囲で変動あり．テルミール2.0 α®に変更後，随時血糖値を確認し高血糖はみられず．

11病日：テルミール2.0 α® 40 mL/h，1,920 kcal（37 kcal/IBW，49 kcal/kg），たんぱく質70 g（1.3 g/IBW，1.8 g/kg）．

[*1] 手術した翌日が「1病日」となる．2病日は術後2日目．

[*2] 重症熱傷では，NPC/Nは80〜100．

[*3] 3章「1 栄養管理の目標」の❷（p.46）を参照．

[*4] 3章「1 栄養管理の目標」の❸（p.46）を参照．

1　外科療法と栄養ケア

15病日：デブリードメントが施行された.

18〜67病日：計6回の植皮術が施行された.

47病日：呼吸器を離脱したが，長期の挿管管理，気道の浮腫があり嚥下訓練は未実施．ADLは，頚部の保持20秒，体幹保持は全介助が必要であった.

71病日：直接嚥下訓練開始．87病日にリハビリテーション目的にて転院となった.

【用語解説】
デブリードメント：皮膚の創に壊死した組織を外科的に除去すること.

引用文献

1) 日本臨床栄養代謝学会編．日本臨床栄養代謝学会 JSPENコンセンサスブック①がん．医学書院；2022．p.146.

参考文献

・日本静脈経腸栄養学会編．静脈経腸栄養ガイドライン 第3版．照林社；2013.
・J Arends, et al. ESPEN guidelines on nutrition in cancer patients. Clin Nutr 2016；36（1）：11-48.
・日本版 重症患者の栄養療法ガイドライン．日本集中治療医学会 2016；23（2）：185-281.

カコモン に挑戦‼

◆ 第35回-134
受傷後4日目の重症外傷患者の病態と経腸栄養法に関する記述である．最も適当なのはどれか．1つ選べ.

(1) 安静時エネルギー消費量は，低下する.
(2) インスリン抵抗性は，増大する.
(3) 水分投与量は，10 mL/kg現体重/日とする.
(4) NPC/N比は，400とする.
(5) 脂肪エネルギー比率は，50%Eとする.

◆ 第34回-134
消化器手術とそれにより引き起こされる障害リスクの組み合わせである．最も適当なのはどれか．1つ選べ.

(1) 食道切除 ——— ビタミンAの吸収障害
(2) 胃全摘 ——— 骨粗鬆症
(3) 直腸切除 ——— 巨赤芽球性貧血
(4) 大腸切除 ——— ダンピング症候群
(5) 胆嚢摘出 ——— ビタミンB₁の吸収障害

解答&解説

◆ 第35回-134　正解（2）
解説：正文を提示し，解説とする.
(1) 安静時エネルギー消費量は一時低下するが，その後異化亢進状態となり増加する.
(2) インスリン抵抗性は，増大する.
(3) 水分投与量は，30〜40 mL/kg/日を基準として病態に応じて増減する.
(4) 侵襲時のNPC/N比は，腎機能障害がなければ100前後にする.
(5) 脂肪エネルギー比率は，20〜40%Eを基準として病態に応じて調整する.

◆ 第34回-134　正解（2）
解説：正文を提示し，解説とする.
(1) 食道切除 ——— 嚥下障害
(2) 胃全摘 ——— 骨粗鬆症
(3) 直腸切除 ——— 排便機能障害
(4) 大腸切除 ——— 腸閉塞
(5) 胆嚢摘出 ——— 脂質の吸収障害

2 化学療法と栄養ケア

1 がん化学療法とは

- がん治療における化学療法は，手術，放射線療法を含めた三大治療の一つである．
- 化学療法とは，細胞障害性抗がん薬，分子標的薬，免疫チェックポイント阻害薬，ホルモン療法などによる治療の総称である．
- それぞれの薬剤（抗がん薬）の特徴を❶に示す．
- 化学療法の主な目的は，がんの根治，延命・症状緩和，quality of life（QOL）の維持向上である．
- がん化学療法と手術，放射線療法を組み合わせた集学的治療には，術前化学療法，術後化学療法，導入化学療法，化学放射線療法があり，局所療法と薬物療法を併用することで治療効果が高まることが期待される．
- 近年は，支持療法の進歩により外来通院での化学療法が一般的となってきている．

2 がん化学療法時の栄養管理の必要性

- がん患者は，消化器がんなどによる物理的な消化・吸収障害がある場合のみならず，特有な代謝変動やホルモン異常などが関与し食欲不振や筋肉量，脂肪量の減少（体重減少）を引き起こす．
- 悪液質は，脂肪量の減少の有無にかかわらず，骨格筋の減少がみられる．さらに，栄養療法に対する反応性や臨床症状を考慮し，❷に示すよう「前悪液質」「悪液質」「不可逆的悪液質」の3つの段階にステージ分類される．
- 可能な限り「前悪液質」「悪液質」の早期段階から栄養介入を始めることが重要である．
- 栄養状態の悪化や体重減少により，化学療法に伴う副作用が発現しやすく，化学療法継続が困難となり，予後の短縮が報告されている．
- 栄養障害に陥っている，もしくは陥る可能性がある場合は，化学療法のリスクを最小限に抑えるために，栄養療法が重要とされている．

3 副作用と支持療法

- 細胞障害性抗がん薬は，正常細胞にも毒性をもつため，特に分裂の盛んな骨髄，毛根，爪，口や喉の粘膜などに副作用が生じやすい[*1]．
- 栄養関連の副作用は，食欲不振，味覚異常，悪心・嘔吐，口腔粘膜炎（口内炎），下痢および便秘・イレウスなどがある．
- 副作用には，好発時期がある（❸）．
- 副作用の評価には，有害事象共通用語規準（CTCAE v5.0）を用いる．
- 代表的な副作用とそのGradeについては，6章「3 放射線療法と栄養ケア」の 〈p.148〉を参照されたい．

❶ 抗がん薬の特徴

細胞障害性抗がん薬	正常細胞にも影響を及ぼすため，有害事象（副作用）が多い
分子標的薬	主にがん細胞特有の分子を攻撃するため，細胞障害性抗がん薬より副作用が少ない
免疫チェックポイント阻害薬	programmed cell death-ligand 1（PD-L1），programmed cell death 1（PD-1），cytotoxic T-lymphocyte-associated protein 4（CTLA-4）などの免疫に関連する分子を標的とした抗体治療薬で，免疫関連有害事象がある
ホルモン療法薬	ホルモン療法が有効ながん種は，乳がん，前立腺がん，子宮体がんなどに限られる

【用語解説】
支持療法：がんそのものに伴う症状や，治療による副作用に対しての予防策，症状を軽減させる治療のことである．

豆知識
悪液質の定義：EPCRC（European Palliative Care Research Collaborative）では，①6か月間の体重減少が5％を超える，②BMIが20 kg/m² 未満で，体重減少が2％を超える，③サルコペニアで体重減少が2％を超える，のいずれかがあてはまる場合としている．

[*1] 副作用は化学療法開始後，一定期間から発症するが，治療が終了すると，その後，改善する場合が多い．

CTCAE：Common Terminology Criteria for Adverse Events

【用語解説】
免疫関連有害事象：免疫チェックポイント阻害薬での治療により，免疫が高まりすぎると，免疫関連の副作用（irAE：immune-related adverse events）とよばれるさまざまな症状（間質性肺炎，1型糖尿病，大腸炎など）が生じる．

2 化学療法と栄養ケア

```
前悪液質                    悪液質                   不可逆的悪液質
(pre-cachexia)            (cachexia)              (refractory cachexia)        →死亡

         集学的な（薬物・運動・栄養・心理療法など）                緩和的治療を主体とする
              早期介入が必要とされる

・過去 6 か月間の          経口摂取不良 / 全身性炎症を伴う     ・悪液質の症状に加え，
  体重減少≦5%            ①過去 6 か月間の体重減少＞5%       異化亢進し，抗がん治療
・食欲不振と代謝異常        ②BMI＜20 と体重減少＞2%            に抵抗性を示す
                        ③サルコペニアと体重減少＞2%          ・PS の低下（PS 3 または 4）
                          上記①，②，③のいずれか            ・予測生存期間＜3 か月
```

❷ がん悪液質のステージ
(Fearon K, et al. Definition and classification of cancer cachexia ; an international consensus. Lancet Oncol；2011；12（5）：489-495 より作図，改変)
PS (performance status)

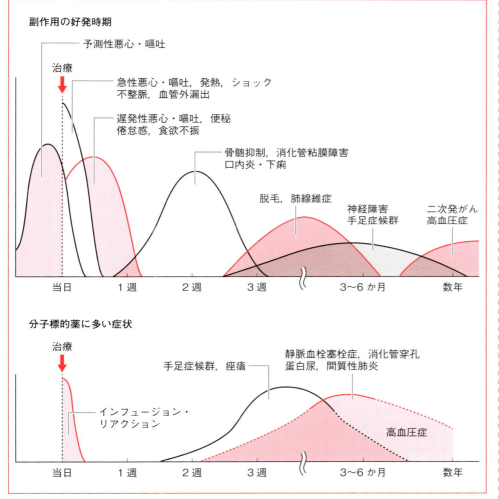

❸ 副作用の好発時期
(岡元るみ子，佐々木常雄編．がん化学療法副作用対策ハンドブック．羊土社；2014．p.31 より)

【用語解説】
インフュージョン・リアクション：薬剤投与中または投与開始後 24 時間以内に起こる症状の総称．

代表的な副作用と対応例

食欲不振
- **ポイント**：食欲不振の要因（食形態不適合，口内炎，悪心・嘔吐，味覚異常，義歯の有無，ほかの薬剤の副作用，食環境の変化など）を明らかにし，その原因への対処を行う．
  - 食べられるときに，少量ずつ小分けにして食べる．

化学療法の副作用で食欲不振や悪心が生じ，栄養不良になるんだ！

- さっぱりしたもの，冷たく喉越しのよい食事とする．
- 少量で栄養価の高い食品や経口補助栄養食品（ONS）を取り入れる．
- 食欲増進のための薬物療法（六君子湯，アナモレリン塩酸塩など）の併用も検討する．

口腔粘膜炎，口腔乾燥
- **ポイント**：口腔ケアと薬剤による疼痛緩和を行い，食事内容を工夫する．
  - 水分が多く，やわらかい口当たりのよい食事とする．
  - 物理的（硬い・尖った・熱いなど），化学的（辛い・酸っぱい・濃い味など）刺激をさける．
  - あんかけやソースに絡め，食べやすい形態にする．水分状のものはストローを使う．

味覚異常
- **ポイント**：味覚の変化に応じて，食材の味付けや提供温度を工夫する．
  - 唾液の分泌が減り，口腔内が乾燥する場合は，口腔ケア，うがいや水分摂取をこまめに行う．
  - だしのうま味や油脂のコクをきかせる．カレーなどスパイスでアクセントをきかせる．
  - 亜鉛不足に注意し，亜鉛の多く含まれる食品やONSを取り入れる．

嗅覚異常
- **ポイント**：食事内容や食環境に配慮し，症状の改善を図る．
  - 温かい料理，匂いの強い食品はさける．
  - 冷ましてから食べるか，冷やして食べられる食品を選択する．
  - 器，食べる場所，食事以外の匂いなどにも配慮する．

悪心・嘔吐
- **ポイント**：予測性嘔吐，急性嘔吐，遅発性嘔吐，突発性嘔吐があり，制吐薬が効果的である．
  - 食べられるときに，少量ずつ小分けにして食べる．
  - さっぱりしたもの，冷たく喉越しのよい食事とする．
  - あたたかく匂いの立つものは，冷ましてから食べる．刺激物は控える．

下痢
- **ポイント**：脱水，電解質異常や栄養状態の悪化に注意する．
  - 刺激の少ない，消化によい食事とする．
  - 下痢により水分と電解質が失われるため，経口補水液などをこまめに摂取する．
  - 下痢が高度な場合は，薬物療法の併用も検討する．

4 化学療法施行時の栄養管理

栄養評価および副作用の確認
- 栄養スクリーニングおよびアセスメントには，簡易栄養状態栄養評価表（MNA®），それを簡便にしたMNA®-SFや，主観的包括的評価（SGA）がある．
- がん患者の栄養評価として，患者参加による点数化主観的包括的評価（PG-SGA）および，その短縮版であるPG-SGA SFの有用性も報告されている．
- 栄養摂取量，身体計測値，血液・生化学データ，身体所見，既往歴などから患者の栄養状態を評価する．
- 患者の副作用の出現状況の確認および，使用されている抗がん薬や適用されるレジメンより，予期される副作用を把握する．

栄養計画
- 栄養必要量は，間接熱量計により実測の値を求めることが望ましいが，現実的ではな

ONS：oral nutritional supplement

豆知識

アナモレリン塩酸塩：グレリンは摂食促進作用を持つホルモンで，グレリンアゴニストであるアナモレリン塩酸塩が2021年から非小細胞肺がん，胃がん，大腸がん，膵がんの悪液質患者で使用できるようになった．

●MEMO●
抗がん薬による悪心・嘔吐：5HT$_3$受容体やNK$_1$受容体などに抗がん薬が作用し，嘔吐中枢などを刺激することで悪心・嘔吐が発現する．

●MEMO●
制吐薬：悪心・嘔吐に対する治療は薬物療法である．日本癌治療学会から「制吐薬適正使用ガイドライン 2023年10月改訂 第3版」が発刊されている．

MNA：mini nutritional assessment
SF：Short-form
SGA：subjective global assessment
PG-SGA：patient generated-subjective global assessment

豆知識

栄養摂取量の評価：患者の状態にあわせて，適切な食事調査法を選択する．食事調査法の主なものは，①食事記録法，②24時間思い出し法，③陰膳法，④食物摂取頻度調査法などがある．

【用語解説】
レジメン：抗がん薬の種類，投与量や手順などを時系列で示した計画書．

いため，体重を基本として必要な係数などをかけて算出する*2.

- ●体重を定期的に測定し，栄養摂取量の過不足を検討する.
- ●高齢患者では，腎機能の低下がある一方で，サルコペニアやフレイル（1章「1 臨床栄養学の意義」の用語解説〈p.5〉を参照）に陥るリスクもあるため，多職種でカンファレンスを行い，栄養必要量を検討する必要がある.

栄養介入

- ●以下の栄養補給法は，患者の治療状況や全身状態にあわせて併用可能である.
- ●栄養介入の際は，単に栄養サポートするだけでなく，患者と家族の食に関する問題をわかりあえるよう働きかける必要もある*3.

経口摂取の場合

- ●少量で栄養価の高い食事とする.
- ●喉越しのよい食事や食品を選択する.
- ●濃いめの味付けにする．だしやスパイスをきかせる.
- ●匂いに配慮する．冷ましてから食べる.
- ●ダイエットカウンセリング（栄養指導）を行う.

経腸栄養の場合

- ●頭頸部がんや食道がんで通過障害がある場合や，治療により重度な粘膜障害が生じた場合は，経腸栄養（経鼻経管栄養や胃瘻栄養など）を検討する.
- ●経腸栄養は，経静脈栄養に比較して生理的で安全性が高く，感染性合併症の発生頻度が低い．患者の身体的および社会的状況が許すなら，可能な限り優先的に選択する.

経静脈栄養の場合

- ●治療により，重度な消化器毒性や粘膜障害が生じ，経口摂取もしくは経腸栄養で十分な栄養摂取が行えない場合に，静脈栄養の開始を検討する.
- ●短期間は，末梢静脈栄養（PPN），長期間では，中心静脈栄養（TPN）および脂肪乳剤の併用を検討する.

5 症 例

60代男性，大腸がん術後再発・多発肝転移

患者背景・介入までの流れ

- ●1年前に大腸がんの診断にて手術を施行し，経過観察していたところフォローアップ検査にて多発肝転移が指摘され，外来化学療法が開始となった．初回化学療法は，FOLFOX療法より開始となり，治療開始後，吐気・下痢・倦怠感の症状がみられ，食事摂取量は低下していた.
- ●2クール目からは，ベバシズマブ追加となり，Bmab＋FOLFOX療法となった.
- ●3クール目以降では，口内炎やしびれの症状もみられた.
- ●初回化学療法導入時から，管理栄養士の介入を開始した.

初回時の身体所見および血液・生化学データ

- ●身長166 cm，体重59.6 kg，BMI 21.6 kg/m²，骨格筋量25.2 kg，アルブミン3.9 g/dL，プレアルブミン28.4 mg/dL.

初回時の栄養摂取状況（食物摂取頻度調査法にて算出）

- ●推定エネルギー摂取量：2,087 kcal/日.
- ●推定たんぱく質摂取量：70.4 g/日.

栄養必要量

- ●エネルギー必要量：59.6 kg×25～30 kcal≒1,500～1,800 kcal
- ●たんぱく質必要量：59.6 kg×1.0～1.5 g≒60～90 g

初回栄養評価

身体所見ではほぼ標準体重であり，血液・生化学データも基準値内を維持している．栄

---

*2 栄養必要量は，エネルギー 25～30 kcal/kg/日，たんぱく質1.0～1.5 g/kg/日とする[1].

*3 患者はがんの進展や治療により十分に食べることができない．家族はそれを心配し，より食べてほしいと思う．しかし患者はプレッシャーや申し訳なさを感じてしまうことがしばしばある．このように患者と家族との間で軋轢を生じることがあるため，注意が必要である[2].

PPN：peripheral parenteral nutrition
TPN：total parenteral nutrition

【用語解説】
Bmab＋FOLFOX療法：ベバシズマブ，レボホリナート（フルオロウラシルの作用増強剤），オキサリプラチン，フルオロウラシルなどの抗がん薬を点滴投与する．通常は2週間に1回投与する.

●MEMO●
本症例の体組成は，生体電気インピーダンス分析法（InBody470®）にて測定した.

❹ 栄養データ，栄養摂取状況，各種スコアの経時変化

	初回	3か月目	6か月目
体重 (kg)	59.6	56.6	52.2
BMI (kg/m²)	21.6	20.5	18.9
骨格筋量 (kg)	25.2	22.5	20.9
アルブミン (g/dL)	3.9	3.7	3.9
プレアルブミン (mg/dL)	28.4	27.3	25.0
摂取エネルギー量 (kcal/日)	2,087	2,060	2,548
摂取たんぱく質量 (g/日)	70.4	73.8	83.6
PG-SGA SFスコア	4	10	11
QOLスコア	75.0	16.7	50.0

PG-SGA SFスコア：点数が高いほど栄養障害リスクが高いと判断される.
QOLスコア：EORTC QLQ-C30を使用し評価．表内のQOLスコアは「全体的健康感/QOL」項目で100点満点のうち，スコアが高いほど自身の健康感やQOLが良好と判断される.

養摂取状況では，栄養必要量を充足していると考えられる．これらより，栄養状態良好と評価.

初回栄養計画

● 予期される副作用は，しびれ（手足の先，口や喉に症状が出ることが多い），悪心・嘔吐，下痢，倦怠感，口内炎など.

● まずは，栄養摂取量と栄養必要量の過不足について説明．栄養量は充足していると考えられるため，現在の食事内容を継続することを目標とする．一方で，上記副作用が今後起こりうることも説明し，いくつかの副作用については対応方法を事前に教育する（例：悪心・嘔吐は，少量頻回食にすること，口当たりのよい食事にすること，ONSの利用など）.

経過

● 初回化学療法時より，管理栄養士による介入を開始し，治療のたびに栄養指導を行った．化学療法開始後，吐気，下痢，倦怠感やしびれなどの副作用が出現．食事量は徐々に低下したが，バランスのよい食事を心がけること，間食を取り入れ，分割食にすることやONSを1日1～2本摂取することなど，栄養指導内容を継続し実践していた.

● 治療については，倦怠感としびれの症状が強く，化学療法の間隔が2週間から3週間と変更となったものの，治療を中断することなく継続できている.

● 体重などは減少してしまったものの，管理栄養士の介入により栄養摂取量は維持されていた（❹）．適切な栄養・食事指導は化学療法を受ける患者の栄養・食事補給に重要である.

引用文献

1) Muscaritoli M, et al. ESPEN practical guideline：Clinical Nutrition in cancer. Clin Nutr 2021；40（5）：2898-2913.
2) Koshimoto S, et al. Need and demand for nutritional counselling and their association with quality of life, nutritional status and eating-related distress among patients with cancer receiving outpatient chemotherapy：a cross-sectional study. Support Care Cancer 2019；27（9）：3385-3394.

参考文献

・日本病態栄養学会編．がん病態栄養専門管理栄養士のためのがん栄養療法ガイドブック2024．改訂第3版．南江堂；2024.
・勝俣範之，菅野かおり編．がん治療薬まるわかりBOOK．第2版．照林社；2022.
・丸山道生編．癌と臨床栄養．第2版．日本医事新報社；2016.
・比企直樹ほか編．NST・緩和ケアチームのためのがん栄養管理完全ガイド．文光堂；2014.

2 化学療法と栄養ケア

カコモン に挑戦 !!

◆ 第35回-133

がん患者の病態と栄養管理に関する記述である．最も適当なのはどれか．1つ選べ．
(1) 悪液質では，筋たんぱく質の同化が優位になる．
(2) 化学療法施行時には，食欲が増進する．
(3) 胃切除術後は，カルシウムの吸収が亢進する．
(4) 上行結腸にストマ（人工肛門）を造設した後は，脱水に注意する．
(5) 終末期には，経口摂取は禁忌である．

◆ 第32回-139

がん患者の栄養管理に関する記述である．誤っているのはどれか．1つ選べ．
(1) 化学療法では悪心が出現する．
(2) 放射線療法では，食欲不振がみられる．
(3) 外科療法では，低栄養のリスクがある．
(4) がん悪液質では，除脂肪体重が減少する．
(5) 早期がん患者は，緩和ケアの対象に含めない．

解答＆解説

◆ 第35回-133　正解（4）
解説：正文を提示し，解説とする．
(1) 悪液質では，筋たんぱく質の異化が優位となり，除脂肪体重が減少する．
(2) 化学療法施行時には，副作用により食欲は低下する．
(3) 胃切術後は，胃酸分泌が減少し，カルシウムの吸収が低下する．
(4) 上行結腸にストマ（人工肛門）を造設した後は，脱水に注意する．
(5) 終末期には，QOLの観点から可能な限り経口摂取を継続する．

◆ 第32回-139　正解（5）
解説：
早期がん患者は，緩和ケアの対象に含める．緩和ケアは，がんと診断されたときから始まり，がんが進行してから始めるものではない．

3 放射線療法と栄養ケア

1 放射線療法の概要

放射線療法の特徴と栄養療法の意義

- 放射線療法は手術と同じ局所療法であるが，手術と違い病巣を切り取らない治療法であり，高齢者や内科的合併症をもつ患者にも治療できる．
- 放射線療法の効果を十分に得るためには，目標となる線量の治療を完遂すること，治療開始から完了までの期間を延長させないことが重要である．この観点からも適切な栄養管理が必要となる．

放射線療法の臨床

- 放射線療法は，放射線を照射し，その細胞分裂を止める作用により腫瘍を縮小させる治療法である．細胞分裂の頻度の高い細胞ほど，その影響を受けやすい．
- 目的別に，根治的照射，予防的照射，術前・術中・術後照射，緩和的照射がある．
- 放射線療法には体の外部から照射する外照射と，放射線を出す小さな線源を病巣付近に挿入する小線源治療(内部照射)などがある．
- 最適な照射範囲や方向などを決めるため，X線透視画像を用いる二次元放射線治療計画，CT画像をもとにする三次元放射線治療計画を作成する．
- 放射線治療計画は，治療すべき腫瘍の肉眼的腫瘍体積 (GTV) から，臨床的標的体積 (CTV) を決定して実施される (❶).
- 定位放射線治療は，多方向から高精度で病巣に放射線を集中させる技術であり，脳腫瘍，早期肺がんに対してよく行われる．
- 強度変調放射線治療 (IMRT) は，照射野内の放射線の強度に強弱をつけ照射する方法である．病巣に近い部位に重要臓器がある場合には，その線量を減らすことが可能であり，主に前立腺がん，頭頸部がんや脳腫瘍などに用いられている．

2 放射線療法と副作用 (有害事象)

- 放射線療法の副作用は，全身性のものと照射される部位に生じる局所性のものがあり，線量，回数や期間によって異なる．
- 照射野内の健康な組織に対する放射線の影響により，正常な細胞・組織が障害され，栄養の摂取や消化・吸収を妨げることで患者の栄養状態を悪化させる．
- 副作用のほとんどは急性で，治療の2～3週目ごろから発現し，放射線療法の終了後2～3週間で軽減する．
- 副作用には慢性化するものがあり，治療終了後も持続または発現することがある．
- 栄養関連の副作用を発症するリスクが高いがんは，栄養障害を起こしやすいため，放射線療法中の栄養管理はきわめて重要である．
- 頭頸部がんと食道がんのがん発症には多量のアルコール摂取の影響もあり，治療開始以前から栄養障害のリスクが高い場合は多い．
- 患者の家庭環境については，独居のケースも多いので，社会資源の活用も必要となる．
- 頭頸部への照射によって起こる栄養関連の副作用には，味覚障害，嚥下痛，口腔乾燥，粘膜炎，嚥下障害や食道上部の狭窄などがある．
- 胸部への照射の副作用は，食道炎，嚥下困難，食道逆流がある．
- 腹部への照射の副作用は，悪心・嘔吐，下痢，腸炎，栄養素の吸収不良がある．
- 栄養に関連するがん種と代表的な放射線療法の有害事象例を❷に示す．
- がん治療では有害事象についての用語の規準が重要であるため，「がん治療の有害事

●MEMO●
放射線とは：電離作用をもつエネルギーの高い電磁波と粒子の総称．最も一般的な放射線装置はリニアックである．

●MEMO●
放射線療法に用いられる線量は吸収線量とよばれ，その単位はグレイ (Gy) が用いられる．1 Gy=1 J/kgと定義され，放射線により物質が吸収したエネルギー量を意味している．

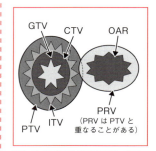

❶ 放射線治療計画に用いられるさまざまな体積の意味

CTV : clinical target volume, 臨床的標的体積
GTV : gross tumor volume, 肉眼的腫瘍体積
ITV : internal target volume, 体内標的体積
OAR : organs at risk, 危険臓器
PRV : planning organ at risk volume, 計画危険臓器体積
PTV : planning target volume, 計画標的体積

(日本放射線腫瘍学会編. 放射線治療計画ガイドライン2020年版. 第5版. 金原出版；2020. p.4より)

IMRT : intensity modulated radiation therapy

消化器に関連したがんの放射線療法で栄養障害が起きやすい！

3 放射線療法と栄養ケア

❷ 栄養に関連するがん種と代表的な放射線の有害事象例

腫瘍	急性期有害事象	晩期有害事象
上咽頭癌	粘膜炎, 皮膚炎, 味覚障害, 嚥下障害, 中耳炎, 唾液腺障害	口渇, 味覚障害, 聴力障害, 中耳炎, 視力障害, 中枢神経壊死, 甲状腺機能低下, 歯周病, 齲歯
中咽頭癌	皮膚炎, 咽頭・口腔粘膜炎, 唾液分泌障害, 味覚障害, 嚥下障害, 中耳炎など	唾液腺障害, 喉頭浮腫, 咽頭機能低下, 開口障害, 下顎骨壊死, 軟部組織壊死, 甲状腺機能低下症, 二次発がんなど
下咽頭癌	咽頭・口腔粘膜炎, 唾液分泌障害, 味覚障害, 皮膚炎, 嚥下障害, 顎下腺炎など	唾液分泌障害, 口腔乾燥, 味覚障害, リンパ浮腫, 嚥下機能障害, 喉頭浮腫, 軟骨壊死, 下顎骨壊死, 甲状腺機能低下, 二次発がんなど
喉頭癌	咽頭・喉頭粘膜炎, 皮膚炎, 唾液分泌障害, 味覚障害, 嚥下障害, 喉頭浮腫, 嗄声, 粘膜出血など	喉頭浮腫, 軟骨壊死, 下顎骨壊死, 嗄声, 唾液分泌障害, 味覚障害, 頸部リンパ浮腫, 嚥下機能障害, 甲状腺機能低下, 皮膚・粘膜障害, 頸動脈狭窄, 二次発がんなど
舌癌	小線源治療：口腔粘膜炎と疼痛 外部：上記＋唾液分泌障害, 味覚障害など	小線源治療：下顎骨骨髄炎・骨壊死, 舌潰瘍 外部：上記＋唾液分泌障害, 味覚障害など
肺癌	放射線食道炎, 放射線皮膚炎, 骨髄抑制, 放射線肺臓炎	放射線脊髄症
乳癌	放射線宿酔, 放射線皮膚炎, 食道炎・咽頭粘膜炎	皮膚毛細血管拡張, 上肢浮腫, 肋骨骨折, 心膜炎, 組織壊死, 腕神経叢障害
食道癌	放射線皮膚炎, 放射線食道炎, 放射線肺臓炎	食道狭窄, 出血
直腸癌	悪心, 下痢, 膀胱炎, 肛門痛, 皮膚炎, 会陰部皮膚炎	頻便, 瘻孔形成, 腸閉塞, 潰瘍形成, 頻尿など
肝癌	血液毒性, 消化管出血, 皮膚炎	消化管潰瘍
膵癌	食欲低下, 悪心, 嘔吐, 皮膚炎, 血液毒性	胃・十二指腸潰瘍・出血・穿孔・狭窄
前立腺癌	下痢, 肛門周囲の皮膚炎, 結腸出血, 頻尿	直腸出血, 放射線膀胱炎による出血, 尿道狭窄
子宮頸癌	悪心, 下痢, 膀胱炎, 皮膚炎, 白血球減少	直腸炎・直腸出血, 膀胱炎・膀胱出血, 腸閉塞, 皮下組織線維化・浮腫
子宮体癌	食欲不振, 宿酔, 軟便, 下痢, 膀胱炎	消化管出血・狭窄, 腸閉塞

(日本放射線腫瘍学会編. 放射線治療計画ガイドライン2020年版. 金原出版；2020 より)

象共通用語規準」を❸に示す.

3 放射線療法時の栄養管理 (❹)

- 放射線療法(特に頭頸部, 胸部, 消化管)において, 栄養状態の悪化防止, 摂取量維持, 放射線療法の中断回避のために, 個別に栄養カウンセリングを行うことを強く推奨している[1].
- 栄養管理は, 介入が必要な患者を抽出し, 栄養評価を行い, 栄養必要量を算出し, その摂取方法について提案し, 評価していく. 患者の抽出, 栄養評価などは別項[*1]を参考にされたい.
- 通常の栄養評価以外に, 味覚異常, 口腔内乾燥や口腔粘膜炎を起こすことも多いため, 口腔内の評価も必要となる. 口腔内の観察にはEilers口腔アセスメントガイドを参考にする(❺). 声から歯と義歯までの8項目で評価を行い, 合計スコアが9点以上であれば機能障害が生じていると判断する.
- 外来治療を行っている患者については, 外来スタッフと協力して栄養評価を行い, リスクの高い患者には早めに栄養介入を実施する.
- 摂取不良で体重減少をきたした低栄養の患者は貯蔵栄養量が少ないため, 副作用によりさらなる体重減少を引き起こし, 栄養状態を悪化させやすい.
- 通常の食事のみでは十分な栄養が摂取できない場合, 栄養補助食品(剤)の使用が有効な場合が多い.
- 経口で栄養摂取が不十分な場合, 経腸栄養や静脈栄養の併用も必要となる.

[*1] 6章「2 化学療法と栄養ケア」の「4 化学療法施行時の栄養管理」(p.142)を参照.

栄養必要量の設定

- エネルギー：30～35 kcal/kg ≒ 30 kcal/kg を基本とし, 体重変動に応じて調整していく.
- たんぱく質：1.0～1.5 g/kg ≒ 1.0 g/kg を基本とするが, 体重・血液検査値などによ

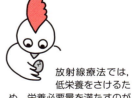

放射線療法では, 低栄養をさけるため, 栄養必要量を満たすのがだいじ!

❸ がん治療の有害事象共通用語規準

CTCAE v5.0 Term 日本語	Grade 1	Grade 2	Grade 3	Grade 4	Grade 5	CTCAE v5.0 AE Term Definition 日本語【定義】
腹部膨満感	腸管の機能や経口摂取に変化なし	症状がある；経口摂取の低下；腸機能の変化	—	—	—	腹部の自覚的な不快な膨満感
便秘	不定期または間欠的な症状；便軟化薬/緩下薬/食事の工夫/浣腸を不定期に使用	緩下薬または浣腸の定期的使用を要する持続的症状；身の回り以外の日常生活動作の制限	摘便を要する頑固な便秘；身の回りの日常生活動作の制限	生命を脅かす；緊急処置を要する	死亡	腸管内容の排出が不定期で頻度が減少、または困難な状態
下痢	ベースラインと比べて<4回/日の排便回数増加；ベースラインと比べて人工肛門からの排泄量が軽度に増加	ベースラインと比べて4-6回/日の排便回数増加；ベースラインと比べて人工肛門からの排泄量の中等度増加；身の回り以外の日常生活動作の制限	ベースラインと比べて7回以上/日の排便回数増加；入院を要する；ベースラインと比べて人工肛門からの排泄量の高度増加；身の回りの日常生活動作の制限	生命を脅かす；緊急処置を要する	死亡	排便頻度の増加や軟便または水様便の排便
口内乾燥	症状があるが（例：口内乾燥や唾液の濃縮）、顕著な摂食習慣の変化がない；刺激のない状態での唾液分泌量が>0.2 mL/min	中等度の症状；経口摂取の変化（例：多量の水、潤滑剤、ピューレ状および/または軟らかく水分の多い食物に限られる）；刺激のない状態での唾液分泌量が0.1-0.2 mL/min	十分な経口摂取が不可能；経管栄養またはTPNを要する；刺激のない状態での唾液分泌量が<0.1 mL/min	—	—	口腔内の唾液分泌の低下
消化不良	軽度の症状；治療を要さない	中等度の症状；内科的治療を要する	高度の症状；外科的処置を要する	—	—	不快な、しばしば痛みのある胃の感覚で、不十分な消化の結果生じる。胃の焼灼感、膨満感、胸焼け、悪心、嘔吐の症状を呈する
嚥下障害	症状があるが、通常食の摂取が可能	症状があり、摂食/嚥下に変化がある	摂食/嚥下に高度の変化がある；経管栄養/TPN/入院を要する	生命を脅かす；緊急処置を要する	死亡	嚥下が困難である状態
食道狭窄	症状がない；臨床所見または検査所見のみ；治療を要さない	症状がある；消化管機能の変化	消化管機能の高度の変化；経管栄養または入院を要する；待機的外科的処置を要する	生命を脅かす；緊急の外科的処置を要する	死亡	食道の内腔の狭小化
イレウス	症状がなく画像所見のみ	症状がある；消化管機能の変化；消化管の安静を要する	消化管機能の高度の変化；TPNを要する；チューブ挿入を要する	生命を脅かす；緊急処置を要する	死亡	回腸が腸管内容を輸送することができない
口腔粘膜炎	症状がない；または軽度の症状；治療を要さない	経口摂取に支障がない中等度の疼痛または潰瘍；食事の変更を要する	高度の疼痛；経口摂取に支障がある	生命を脅かす；緊急処置を要する	死亡	口腔粘膜の潰瘍または炎症
悪心	摂食習慣に影響のない食欲低下	顕著な体重減少、脱水または栄養失調を伴わない経口摂取量の減少	カロリーや水分の経口摂取が不十分；経管栄養/TPN/入院を要する	—	—	ムカムカ感や嘔吐の衝動
口腔知覚不全	軽度の不快感；経口摂取に支障がない	中等度の疼痛；経口摂取に支障がある	活動不能/動作不能の疼痛；経管栄養/TPNを要する	—	—	口唇、舌または口全体の灼熱感またはピリピリとする感覚
嘔吐	治療を要さない	外来での静脈内輸液を要する；内科的治療を要する	経管栄養/TPN/入院を要する	生命を脅かす	死亡	胃内容が口から逆流性に排出されること
疲労	休息により軽快する疲労	休息によって軽快しない疲労；身の回り以外の日常生活動作の制限	休息によって軽快しない疲労で、身の回りの日常生活動作の制限	—	—	日常生活の遂行に十分なエネルギーが明らかに不足し、全身的に弱くなった状態
体重減少	ベースラインより5-<10%減少；治療を要さない	ベースラインより10-<20%減少；栄養補給を要する	ベースラインより≥20%減少；経管栄養またはTPNを要する	—	—	体重の減少。小児ではベースライン成長曲線よりも小さい
食欲不振	摂食習慣の変化を伴わない食欲低下	顕著な体重減少や栄養失調を伴わない摂食量の変化；経口栄養剤による補充を要する	顕著な体重減少または栄養失調を伴う（例：カロリーや水分の経口摂取が不十分）；静脈内輸液/経管栄養/TPNを要する	生命を脅かす；緊急処置を要する	死亡	食欲の低下
脱水	経口水分補給の増加を要する；粘膜の乾燥；皮膚ツルゴールの低下	静脈内輸液を要する	入院を要する	生命を脅かす；緊急処置を要する	死亡	体から過度に水分が失われた状態。発汗、嘔吐、下痢により起こる
味覚不全	食生活の変化を伴わない味覚変化	食生活の変化を伴う味覚変化（例：経口サプリメント）；不快な味；味の消失	—	—	—	食物の味に関する異常知覚、嗅覚の低下によることがある

（Common Terminology Criteria for Adverse Events (CTCAE) Version 5.0 有害事象共通用語規準 v5.0 日本語訳JCOG版より抜粋）

3 放射線療法と栄養ケア

❹ 放射線治療時の栄養関連の副作用対応例

症状	対応のポイント（主な連携職種）	対応例
味覚異常	味をしっかりとつける （調理担当者）	● 塩味，酸味，香辛料，香味野菜の使用
	嫌な味をさける （調理担当者）	● 味なしで調理，患者の好きな味で調整
	血清亜鉛の確認 （医師，薬剤師）	● 薬品，栄養食品による補充
口腔乾燥	口腔ケアの実施 （歯科医師，歯科衛生士）	● 保湿剤の使用，こまめに水分補給を行う
口腔粘膜炎	口腔ケアの実施 硬いものを控える （歯科医師，歯科衛生士，調理担当者）	● 軟膏・うがい薬の使用，軟らかい食品や調理法にする
食欲不振，悪心・嘔吐	見た目や，においを調整する （調理担当者）	● 1回（1品）の量を少量にする ● 果物，香味野菜，香辛料の使用
狭窄	通過しやすい形状の食事 （医師，調理担当者）	● 流動・半固形の食事の提供 ● 濃厚流動食品・栄養剤の使用
下痢	水分と電解質の補給 冷刺激，消化の悪いものを控える （調理担当者）	● 経口補水液・スポーツドリンクの摂取 ● 冷たい食品・料理は控える ● 脂質・繊維の多い料理は控える

（中濱孝志．放射線療法と栄養ケア．本田佳子編．Visual栄養学テキスト 臨床栄養学 Ⅰ総論．中山書店；2016．p.141より）

項目	アセスメントの手段	診査方法	状態とスコア 1	2	3
声	・聴く	・患者と会話する	正常	低い／かすれている	会話が困難／痛みを伴う
嚥下	・観察	・嚥下をしてもらう 咽頭反射テストのために舌圧子を舌の奥の方にやさしく当て押し下げる	正常な嚥下	嚥下時に痛みがある／嚥下が困難	嚥下ができない
口唇	・視診 ・触診	・組織を観察し，触ってみる	滑らかで，ピンク色で，潤いがある	乾燥している／ひび割れている	潰瘍がある／出血している
舌	・視診 ・触診	・組織に触り，状態を観察する	ピンク色で，潤いがあり，乳頭が明瞭	舌苔がある／乳頭が消失テカリがある，発赤を伴うこともある	水疱がある／ひび割れている
唾液	・舌圧子	・舌圧子を口腔内に入れ，舌の中心部分と口腔底に触れる	水っぽくサラサラしている	粘性がある／ネバネバしている	唾液が見られない（乾燥している）
粘膜	・視診	・組織の状態を観察する	ピンク色で，潤いがある	発赤がある／被膜に覆われている（白みがかっている），潰瘍はない	潰瘍があり，出血を伴うこともある
歯肉	・視診 ・舌圧子	・舌圧子や綿棒の先端でやさしく組織を押す	ピンク色で，スティップリングがある（ひきしまっている）	浮腫があり，発赤を伴うこともある	自然出血がある／押すと出血する
歯と義歯	・視診	・歯の状態，または義歯の接触部分を観察する	清潔で，残渣がない	部分的に歯垢や残渣がある（歯がある場合，歯間など）	歯肉辺縁や義歯接触部全体に歯垢や残渣がある

❺ Eilers口腔アセスメントガイド

（村松真澄．Eilers口腔アセスメントガイドと口腔ケアプロトコール．看護技術2012；58：12-16より）

り調整していく．
- 脂質：総エネルギーの20〜25％とする．
- 水分：30〜40 mL/kg以上，十分な尿量を確保する．
- ビタミン，ミネラル：摂食・飲量に応じて不足分を補う．

4 症例

46歳女性，原発性肺がん・右下葉肺腺がんstage Ⅳ，骨転移，左副腎転移：化学放射線療法施行

- 膠原病疑いで，紹介受診．精査の結果，膠原病は否定的で右肺下葉に腫瘤，両肺に複数の結節，胸骨や仙骨に軟部影がみられ，呼吸器内科にコンサルトされた．
- 気管支鏡などの精査の結果，肺がんと診断され，化学放射線療法目的に入院した．
- 入院後より，化学療法・放射線療法を開始．開始前より疼痛はあったが，薬物療法にて疼痛は軽減した．治療開始1週間後より悪心（Grade2），食欲不振（Grade2）が出現．
- 食事摂取量は1～3割程度と少量であった．
- 身長156 cm，体重54.5 kg，BMI 22.4 kg/m²．
- アルブミン3.7 g/dL，コリンエステラーゼ237 U/L，WBC 16,460/μL，CRP 20.7 mg/dL．

WBC：white blood cell，白血球数
CRP：C-reactive protein，C反応性蛋白

栄養摂取状況

- 常食：1～3割摂取（栄養摂取量 約400 kcal/日）．

栄養評価

- 体重は標準体重，アルブミンやコリンエステラーゼはおよそ正常範囲内であるが，炎症所見が高値で，既に食事摂取不良．
- 今後さらなる食事摂取量の低下も見込まれるため，低栄養のおそれありと判定．

栄養必要量

- エネルギー必要量：54.5 kg（体重）×25～30 kcal≒1,360～1,635 kcal．
- たんぱく質必要量：54.5 kg（体重）×1.2≒65 g．

栄養計画

- 悪心をコントロールし食事摂取量の増加を目標．
- 食事内容は本人とこまめに相談し，ハーフ食へ減量．温かい料理では吐気につながるため，主食を冷たいうどんやパンへ変更．さらに不足する栄養の補給目的に経口栄養補助食品（飲料タイプおよびゼリータイプ）を付加した．また，塩気を含むものやさっぱりしたものがあれば食べやすいとのことで，漬物を個別で用意した．

経　過

- 食事摂取はむらはあるものの，最大で8割程度摂取可能となった．また経口栄養補助食品は摂取良好であり，それにより概ね栄養必要量も摂取することができた．
- 退院前に，食事の摂り方，経口栄養補助食品の紹介，摂取方法について栄養指導を実施した．

引用文献

1) Muscaritoli M et al：ESPEN practical guideline：Clinical Nutrition in cancer. Clin Nutr 2021；40（5）：2898-2913.

参考文献

・日本病態栄養学会編．がん病態栄養専門管理栄養士のためのがん栄養療法ガイドブック2024．改訂第3版．南江堂；2024．
・日本放射線腫瘍学会編．放射線治療計画ガイドライン2020年版．第5版．金原出版；2020．
・祖父江由紀子ほか編．がん放射線療法ケアガイド．第3版．中山書店；2019．

3 放射線療法と栄養ケア

カコモン に挑戦 ‼

◆ 第37回-25

治療に関する記述である．最も適当なのはどれか．1つ選べ．

(1) 発熱の患者に対する解熱鎮痛薬投与は，原因療法である．

(2) 交差適合試験は，輸血の後に行う．

(3) 早期胃がんに対する手術療法は，対症療法である．

(4) 放射線治療では，正常細胞は影響を受けない．

(5) 緩和ケアは，がんの診断初期から行う．

◆ 第37回-133

進行大腸がん患者に対し，4週間の放射線療法を開始したところ，イレウスをきたした．治療法を継続するため長期の栄養管理が必要である．この患者に対して，現時点で選択すべき栄養投与方法として，最も適当なのはどれか．1つ選べ．

(1) 経口栄養

(2) 経鼻胃管による経腸栄養

(3) 胃瘻造設による経腸栄養

(4) 末梢静脈栄養

(5) 中心静脈栄養

解答＆解説

◆ 第37回-25　正解（5）

解説：正文を提示し，解説とする．

(1) 発熱の患者に対する解熱鎮痛薬投与は，対症療法である．

(2) 交差適合試験は，輸血の前に行う．

(3) 早期胃がんに対する手術療法は，原因療法である．

(4) 放射線治療では，正常細胞も影響を受ける．

(5) 緩和ケアは，がんの診断初期から行う．

◆ 第37回-133　正解（5）

解説：

イレウスでは治療上，腸管を使用することができない．そのためイレウス発症時点では経口，経腸栄養の栄養投与方法は禁忌にあたる．静脈栄養では，一般的に7〜14日以内に腸管栄養の再開を見込める場合は，末梢静脈栄養を選択し，7〜14日以上と長期に腸管栄養を再開できない場合は中心静脈栄養を選択する．本症例は長期の栄養管理を要することから，中心静脈栄養が適当と考えられる．

6

回復を促す栄養ケア

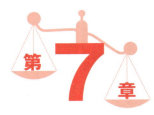

第7章 終末期の栄養ケア

学習目標
- 終末期の栄養ケア（状況の評価と診断，ガイドライン，栄養ケアの進め方）を学ぶ

要点整理
- がんと非がんでは終末期に向かうパターンに違いがあるが，終末期には食欲不振や経口摂取が困難となるため，低栄養状態に陥る．
- 終末期には，延命や栄養状態の維持ではなく，患者と家族のQOLを高めるために栄養管理を行う．
- 人工的水分・栄養補給法を導入する際などには，ガイドラインに沿って情報提供と説明を行い，患者本人による決定を基本として，患者や家族が納得できる合意を形成することが重要である．

がん・非がん（COPD，心不全，認知症や神経疾患など）の緩和ケアの特徴と栄養管理

- 終末期の明確な定義はないが，一般的に「治療不可の病態で予後が1～2か月以内」または，がんの終末期は「病状が進行して，生命予後が半年あるいは半年以内と考えられる時期」を指すことが多い．
- 苦痛の種類や程度，その緩和法は疾患によって相違がある．がんは痛みが課題となりやすく，非がん疾患では呼吸困難や摂食嚥下障害が課題となりやすい．
- WHO/WPCAによると，緩和ケアの必要な人の3人に1人はがん，3人に2人は非がん疾患であると報告されている．
- がんが進行し，予後1～2か月以内となると，がんの種類に関わらず，食欲不振，やせ，ADL低下，倦怠感，呼吸困難，意識レベルの低下など全身の衰弱がみられる．
- 認知症や神経疾患の終末期では摂食嚥下障害と繰り返す肺炎のなかで最期を迎えることが多いため，終末期には食支援と繰り返す肺炎に対する緩和ケアが重要となる．
- 栄養士・管理栄養士は，疾患の種類に関わらず，さまざまなニーズにあった終末期の栄養ケアを実施する．それは，単に栄養治療だけではなく，医療者として患者のQOLを高めることや全人的アプローチ，患者本人とその家族に対する包括的なケアを目標とする．

1 状況の評価，診断

生命予後の評価方法
- がん患者の生命予後が7～90日までのどの時点かを予測する指標として，PPIやPaP scoreなどがある（❶）．
- 非がん疾患では，判断基準が少なく，予後予測は難しいといわれているが，シアトル心不全モデル*1は比較的広く使用されている．ただし，予測されるのは年単位の生命予後であり，がん患者の予測指標とは性質が異なる．
- がんと非がんでは終末期に向かうパターンに違いがある（❷）．がん患者は，亡くなる1～2か月前まではある程度のADLが保たれ，最期の1～2か月になると急速に全身

COPD：chronic obstructive pulmonary disease，慢性閉塞性肺疾患

【用語解説】
緩和ケア：生命を脅かす病に関連する問題に直面している患者とその家族のQOLを，痛みやその他の身体的・心理社会的・スピリチュアルな問題を早期に見出し的確に評価を行い対応することで，苦痛を予防し和らげることを通して向上させるアプローチである．

WHO：World Health Organization，世界保健機関
WPCA：Worldwide Palliative Care Alliance
ADL：Activities of daily living

PPI：palliative prognostic index
PaP score：palliative prognostic score

*1 シアトル心不全モデル（Seattle Heart Failure Model）は，慢性心不全患者の予後予測スコアである．

終末期の栄養ケア

❶ がん患者の短期的予後予測 palliative prognostic index (PPI)

Palliative Performance Scale	10～20	4.0
	30～50	2.5
	60以上	0
経口摂取量*	著明に減少（数口以下）	2.5
	中程度減少（減少しているが数口よりは多い）	1.0
	正常	0
浮腫	あり	1.0
	なし	0
安静時呼吸困難	あり	3.5
	なし	0
せん妄	あり（原因が薬物単独のものは含めない）	4.5
	なし	0

*：消化管閉塞のため高カロリー輸液を施行している場合は0点とする．

得点	予測される予後
6.5点以上	21日以下（週単位）の可能性が高い
3.5点以上	42日以上（月単位）の可能性が高い

（日本病態栄養学会編．がん病態栄養専門管理栄養士のためのがん栄養療法ガイドブック2024．改訂第3版．南江堂；2024．p.150より）

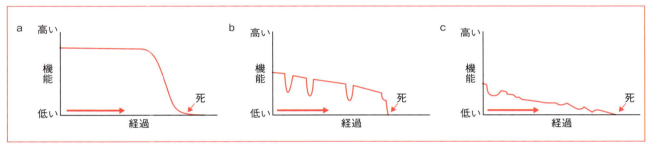

❷ 死に至る3つのパターン

a：がんなど．機能は保たれて推移し，短期間で急速に低下．b：心臓・肺などの臓器不全．時々重症化しながら，長い期間にわたり機能は低下．c：老衰・認知症など：長い期間にわたり徐々に機能は低下．

(Lynn J, Adamson DM. Living Well at the End of Life. RAND；2003. p.8より)

状態が悪化する．臓器不全患者では，急性増悪と改善を繰り返しながら，徐々に悪化していく．老衰・認知症患者では，比較的緩やかにADLが低下していく．

患者本人による症状評価

- 患者本人の症状に対するアセスメントシートは，緩和ケア普及のための地域プロジェクトが編集した「生活のしやすさに関する質問票【浜松地域改訂版】」や，自記式が困難ながん終末期の患者のために医療者が代理記入する「STAS-J」がある．
- 自記式の質問票には，気になっていることや心配していることを自由に記入し，からだの症状や気持ちのつらさについて数値で示すことができる．具体的な相談を専門のチームに希望するかどうかなどの質問もある．

2 患者の苦痛と家族の苦痛

全人的な苦痛

- 健康を脅かされ，迫りくる死を感じたときに人は苦しみを感じる．医療者と家族は，患者の苦しみを十分に理解しなくてはならない．
- 患者には，①身体的な苦痛，②精神的な苦痛，③社会的な苦痛，④スピリチュアルな苦痛が存在しているといわれている（❸）．単独で存在することもあれば，複数が重なりあっていることもある．

家族の苦痛

- 患者だけではなく，家族にも大きな苦しみが存在する．患者の苦しみや悲嘆，家族内

●MEMO●
「生活のしやすさに関する質問票【浜松地域改訂版】」は緩和ケア普及のための地域プロジェクトのホームページ（http://gankanwa.umin.jp/index.html），「STAS-J」はSTASワーキング・グループのホームページ（plaza.umin.ac.jp/stas）で閲覧することができる．

❸ 全人的な苦痛

での役割の変化，介護の負担や経済的・精神的な苦痛を感じる．

● 家族の精神的苦痛が患者の身体状況や精神状況に影響を与えることもある．家族の苦痛を理解し，家族もケアする．

3 終末期医療の決定プロセスに関するガイドライン

● 厚生労働省は，2007年に人生の最終段階における医療に係る意思確認の方法や医療内容の決定手続きなどについて，「終末期医療の決定プロセスに関するガイドライン」を策定した．2015年には，「人生の最終段階における医療の決定プロセスに関するガイドライン」を公表し，さらに2018年に「人生の最終段階における医療・ケアの決定プロセスに関するガイドライン」を改訂版として公表した．このガイドラインに沿って，人生の最終段階における医療およびケアの在り方や方針の決定手続を解説する．

人生の最終段階における医療・ケアの在り方

①医師等の医療従事者から適切な情報提供と説明がなされ，それに基づいて患者本人が多職種から構成される医療・ケアチームと十分な話し合いを行い，患者本人による意思決定を基本とし，医療・ケアを進めることが最も重要である．

さらに，患者本人が自らの意思を伝えられない状態になる可能性があることから，家族等の信頼できる者も含め，繰り返し話し合いを行い，患者本人は特定の家族等を自らの意思を推定する者として前もって決めておくことも重要である．

②医療・ケア行為の開始の有無，内容の変更，行為の中止等は医療・ケアチームによって，医学的妥当性と適切性を基に慎重に判断する．

③可能な限り疼痛や不快症状を十分に緩和し，患者本人・家族等の精神的・社会的な援助も含めた総合的な医療・ケアを行うことが重要である．

人生の最終段階における医療・ケアの方針の決定手続

患者本人の意思の確認ができる場合

①医師等の医療従事者より，患者本人の状態に応じた適切な情報提供と説明を行う．そのうえで，患者本人と医療・ケアチームで十分な話し合いを重ね，患者本人の意思決定を基本とし，方針を決定する．

②時間経過，心身の変化や医学的評価の変更等に応じて，患者本人の意思が変化しうるため，適切な情報提供と説明を行い，その都度，患者本人が意思を示すことができるよう支援する必要がある．この際，家族等も含めて話し合いを行うことも重要である．

③このプロセスで話し合った内容は文書にまとめておく．

患者本人の意思の確認ができない場合

①家族等が患者本人の意思を推定できる場合は，その推定意思を尊重する．

②家族等が患者本人の意思を推定できない場合には，家族等と十分に話し合い，患者本人にとっての最善の方針をとることを基本とする．必要に応じ，繰り返し話し合いを行う．

③家族等がいない場合および家族等が判断を医療・ケアチームに委ねる場合は，患者本人にとっての最善の方針を慎重に判断する．

④このプロセスで話し合った内容は文書にまとめておく．

複数の専門家からなる話し合いの場の設置

上記2つの場合で患者本人，家族，医療・ケアチームの間で合意に至らない場合には，複数の専門家からなる話し合いの場を設置し，その助言により，医療・ケアの在り方を見直し，合意形成に務めることが必要である．

4 栄養ケア

栄養療法の意義

- たとえ終末期であっても適切な栄養療法が必要である．延命や栄養状態の維持ではなく，患者と家族のQOLを高めるために栄養管理が行われる．
- 緩和ケアチームで介入した患者は，「食事に関して困っている」患者が多く存在しており，管理栄養士の介入により，食に関する苦悩が軽減し，エネルギー摂取量が増加する可能性があることが示されている[1]．
- 不可逆的悪液質期の患者は，エネルギー消費量が減少する．この病態では積極的な栄養投与は代謝負荷になり，患者のQOLを損なうため，栄養投与量は減量することを考慮する．
- 栄養管理を実施するうえで，何らかの理由によって経口からの飲食ができなくなったときに，人工的水分・栄養補給法（AHN）を導入するか否かは十分に検討する（❹）．
- AHNは強制栄養補給であり，経腸栄養法と静脈栄養法がある．経腸栄養には経口栄養法と経管栄養法がある．経管栄養法に経鼻法，経瘻法（胃瘻や空腸瘻など）がある．静脈栄養法は，末梢静脈栄養法（PPN）と中心静脈栄養法（TPN）がある．

栄養管理計画

- 終末期にはさまざまな原因により，食欲不振や低栄養状態に陥るため，まずは患者の全身状態を把握することから始める．食欲不振や低栄養には，薬剤や病態が強く関わっている場合も多く，多職種で情報共有・交換を行い対応する（緩和ケアチーム）．
- 終末期では特に，栄養必要量の充足を目標とするのではなく，患者とその家族のQOLを維持する栄養ケアプランを組み立てることが重要である．

栄養投与量

- 栄養量は，水分，エネルギー，たんぱく質，脂質，糖質，ビタミン，ミネラルと決定し，適した栄養補給法を選択する．食欲不振の患者も多いので，実施可能な栄養ケアプランを作成する．
- 終末期のエネルギー必要量は5〜15 kcal/kg/日，水分投与量では15〜25 mL/kg/日（およそ500〜1,000 mL/日程度）と設定する．

経口摂取可能な場合

- 自由摂取が原則であり，患者本人が食べたい食事，食べることが可能な食事や食品の

終末期の栄養ケアは患者と家族のQOLを高める目的があるんだ！

AHN：artificial hydration and nutrition
PPN：peripheral parenteral nutrition
TPN：total parenteral nutrition

【用語解説】
緩和ケアチーム：患者と家族を支援するために，医師，看護師，薬剤師，管理栄養士，臨床心理士，ソーシャルワーカー，理学療法士などでつくられたチーム．

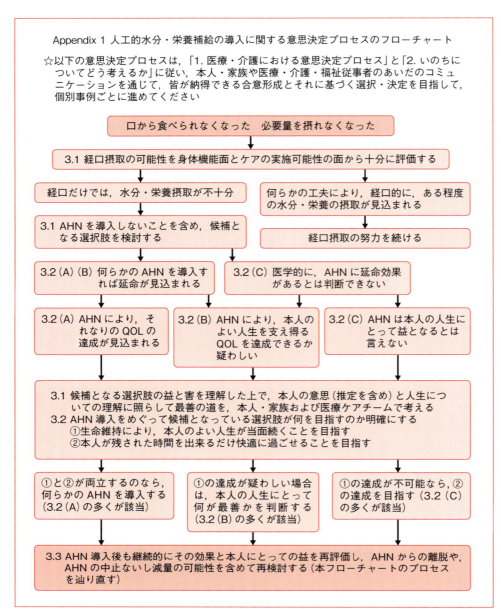

❹ 人工的水分・栄養補給の導入に関する意思決定プロセスのフローチャート
（日本老年医学会．高齢者ケアの意思決定プロセスに関するガイドライン 人工的水分・栄養補給の導入を中心として．平成24年6月27日．http://www.jpn-geriat-soc.or.jp/info/topics/pdf/jgs_ahn_gl_2012.pdf より〈検索2024年3月30日〉）

提供に努める（緩和ケア食）．
- 緩和病棟に入院されている患者は，最期のときを病院などで迎えることも多い．そのため多職種で内容を相談のうえ，季節感のあるメニューを提供する．

経口摂取が不可能な場合（静脈栄養法）

- 経口摂取が不能となった場合は，患者本人や家族の意向や希望を十分に考慮および重視したうえで，静脈栄養法のメリット・デメリットを説明し，方針を決定する．
- 輸液は2種類に大別される．細胞外液の損失を補充する補充輸液（生理食塩水，リンゲル液など〈❺〉），と人が1日で損失する水分量と電解質を設定して作られた維持輸液または中心静脈栄養法による高カロリー輸液剤がある（❻）．それぞれの性質を理解してうまく使い分ける．

終末期にみられる栄養問題

食欲不振

- 疼痛，口腔内の問題，嚥下障害，消化管閉塞，便秘，抑うつ状態など．
- 栄養ケアプラン：食事の時間・回数の工夫や1回量の調節などを行う．普段自宅でよく食べていたもの，懐かしいものなども有効的である[*2]．

[*2] 食欲の改善を目標にするが，病状が進行すると食欲の回復は目標にならない．患者・家族の満足のいく食事・栄養治療を目標とする．

❺ 補充輸液の電解質組成

輸液の種類	組成（mEq/L）				市販製品
	Na	K	Cl	乳酸	
生理食塩水	154	0	154	0	生理食塩液注
リンゲル液	147	4	109	0	リンゲル液注 リンゲル糖注
乳酸（酢酸）加リンゲル液	130	4	109	28	ラクテック® ハルトマン ヴィーン®D，Fなど

（日本緩和医療学会 緩和医療ガイドライン委員会編．終末期がん患者の輸液療法に関するガイドライン2013年度版．金原出版；2013．p.19より）

❻ 維持輸液の電解質組成

輸液の種類	組成（mEq/L）						乳酸/酢酸（mEq/L）
	Na	K	Cl	Ca	Mg	Zn	
5〜10%維持液	35	20	35	—	—	—	20
中・高カロリー輸液	40	30	40	5	5	20	20

（日本緩和医療学会 緩和医療ガイドライン委員会編．終末期がん患者の輸液療法に関するガイドライン2013年度版．金原出版；2013．p.20より）

腹水，腹部膨満感

● 栄養ケアプラン：肝硬変患者の腹水貯留に対しては，食塩制限（5〜6g/日以下）による食事療法が有効とされている．また一度に多くを食べられない場合は，少量頻回食とする．食事ではシャーベットやアイスが好まれ，米飯は食べられなくても，麺類なら食べられる患者が多い．

味覚障害（がん患者）

● 原因：抗がん剤治療による神経毒性や放射線療法による舌や唾液腺への放射線照射．
● 栄養ケアプラン：個人差があり，症状が異なるため，患者の症状をしっかり評価し，症状別に対応していく[*3]．

[*3] 6章「2 化学療法と栄養ケア」の「3 副作用と支持療法」（p.140）を参照.

Column　最期まで経口摂取を意識したケアのエピソード

患　者：89歳女性，Aさん
主病名：非小細胞肺がん stage Ⅳ
主　訴：食欲不振，嚥下困難感
既往歴：糖尿病，高血圧症
現病歴：肺がんにて当院かかりつけ．高齢のため，積極的な精査，治療は行わずに外来通院にて経過観察をしていた．数日間にわたる食欲不振，経口摂取困難により当院消化器内科を受診．採血，CTを施行した結果，肺がんリンパ節転移増悪に伴う食道圧迫があり，経口摂取困難なため，緊急入院となった．
入院時身体所見：身長152cm，体重39.0kg，BMI 16.9kg/m²
血液・生化学データ：ALB 2.9g/dL，CHE 142U/L
入院後の経過：

入院後より，食道狭窄に対し放射線治療を開始．嚥下困難は持続しており，食事は常食を数口程度だけ摂取．主治医より食形態の検討を目的にNST（栄養サポートチーム）への介入依頼があった．NST介入後も，食事摂取不良継続．食事摂取不良のためCVポート（皮下埋め込み型ポート）を造設し中心静脈栄養開始となる．

その後，緩和ケア科へ転科・転床となり中心静脈栄養は減量・終了となる．転床1か月半後に呼吸苦が増強し，麻薬での疼痛管理となった．食事は持ち込み食などを摂取し，転床後も，約2か月間少量であるが経口摂取を維持した．徐々に全身の衰弱が進行し転床2か月後に永眠した．

緩和ケア科転床後の栄養・食事に関するエピソード
食事の調整

放射線治療後からは固形物の摂取も再度可能となったため，常食の提供が再開となった．

緩和ケア科転床後に本人をたずねると「食事量が多くて残しちゃう．でも残すのは申し訳なくてね．ごめんね」と話した．食事を残すことに罪悪感を感

じている様子であったため，緩和ケア科の医師や看護師と相談し，食事は一食ごとに1/4量へ減らし，「残さず食べきれた」という達成感を味わってもらうことを目標とした．また自宅ではいつも漬物を食べていたとのことで，個別に栄養科で準備し提供した．

家族と過ごす時間の食事サポート

緩和ケア科では，定期的に家族と過ごすイベントが開催される．その際に，栄養科からはイベントに対応した食事やおやつを提供している．

年始のイベントには「書き初め」が催され，栄養科からはお汁粉を提供した．管理栄養士も参加し提供したお汁粉の説明を行い，Ａさんや家族と一緒に時間を過ごした．

最期のケア

徐々に食事は摂れなくなり，食事提供が中止となった．家族より，サイダーを好んでいたという情報があり，緩和ケア科の看護師が医師と協議のう

え，スポンジブラシにサイダーを付けて口腔ケアを行った．サイダーの味を感じとったＡさんや，その様子をみていた家族に笑顔がみられた．最期まで「好きなものを楽しめたこと」によって，笑顔がみられたのだと思われた．

緩和ケア科で心がけていること

①栄養摂取より，食べきることができたという「満足感＝QOL維持」を優先して，食事の調整を行っている．また，馴染みのある食事や食品についても可能な限り再現できるよう栄養科スタッフで協議し，対応している．

②緩和ケア科に入院している患者は，最期のときを病棟で迎えることも多いため，提供する食事やイベント時の食事は，四季を感じられるよう工夫している．

③家族などからも思い出の食事や味について話を伺い，可能な限り提供するよう心がけている．

7

終末期の栄養ケア

引用文献

1) 佐々木まなみほか．緩和ケアチーム管理栄養士による「がん患者の食に関する苦悩」改善効果の後方視的検討．Palliative Care Research 2022；17：97-104.

参考文献

・日本病態栄養学会編．がん病態栄養専門管理栄養士のためのがん栄養療法ガイドブック 2024．改訂第3版．南江堂；2024.
・森田達也，木澤義之監修，西智弘ほか編．緩和ケアレジデントマニュアル．第2版．医学書院；2022.
・厚生労働省．人生の最終段階における医療・ケアの決定プロセスに関するガイドライン．改訂 平成30年3月．https://www.mhlw.go.jp/file/04-Houdouhappyou-10802000-Iseikyoku-Shidouka/0000197701.pdf
・比企直樹ほか編．NST・緩和ケアチームのためのがん栄養管理完全ガイド．文光堂；2014.
・日本緩和医療学会 緩和医療ガイドライン委員会編．終末期がん患者の輸液療法に関するガイドライン 2013年版．金原出版；2013.

カコモン に挑戦 ‼

◆ 第36回-133

がん患者の病態と栄養管理に関する記述である．最も適当なのはどれか，1つ選べ．

(1) 悪液質では，食欲が亢進する．
(2) 悪液質では，除脂肪体重が増加する．
(3) 不可逆的悪液質では，35～40 kcal/kg 標準体重/日のエネルギー投与が必要である．
(4) がんと診断された時から，緩和ケアを開始する．
(5) 緩和ケアでは，心理社会的問題を扱わない．

解答＆解説

◆ 第36回-133　正解（4）

解説：正文を提示し，解説とする．
(1) 悪液質では，食欲は低下する．
(2) 悪液質では，除脂肪体重が減少する．
(3) 不可逆的悪液質では，5～15 kcal/kg/日程度のエネルギー投与とする（不可逆的悪液質の明確な診断基準はなく，患者によりエネルギー消費量および栄養必要量は個人差があると考えられる．不可逆的悪液質と考え，一律にエネルギー制限をすると，飢餓に陥ってしまう患者もいることに留意する．患者の全身状態等をよくモニタリングし，適宜目標栄養量を検討する必要がある）．
(4) がんと診断された時から，緩和ケアを開始する．
(5) 緩和ケアでは，心理社会的問題を扱う（緩和ケアでは，患者の痛みやその他の身体的・心理社会的・スピリチュアルな問題に対応し，その苦痛を和らげるようアプローチしていく）．

■ 付　録 ■

診療報酬制度

1　医療保険について

日本の医療保険は,「国民皆保険」「フリーアクセス」「現物給付」が特徴である.

1-1　国民皆保険

国民は, 医療保険に入る権利と義務をもっている. 日本在住の外国人についても同様である.

1-2　フリーアクセス

健康保険証をもっていれば, 全国どこの医療機関でも受診することが可能であり, 医療機関が全国に整備され, 受診時の自己負担額が抑えられている. 病気やけがをしたときに容易に医療サービスを受けることができる.

1-3　現物給付

「現物給付」とは, 療養に必要なサービス(現物)そのものを支給することをいう(診察, 薬剤・診療材料の支給, 処置・手術, 入院・看護等の医療サービスそのものを支給).

2　公的医療保険の種類（❶）

- 医療保険は, 職域をもとにした「被用者保険」と居住地(市町村)をもとにした「国民健康保険」の大きく2つに分けられる.
- 被用者保険の対象になるのは, 健康保険組合が保険者の健康保険(主に大企業の会社員とその扶養家族)と全国健康保険協会管掌の健康保険(通称:協会けんぽ. 主に中小企業の会社員とその扶養家族), その他, 共済組合がある.

3　診療報酬制度（保険診療の流れ）（❷）

- 患者(被保険者)は, 毎月一定の保険料を保険者(医療保険を運営する組織)に支払う.

- 病気やけがにより医療機関で治療を受けた際は, 基本的にはかかった費用の3割を窓口で支払う(ただし年齢や所得額により負担割合には違いがある).

- 残りの費用は, 医療機関が「審査支払機関」に請求する. ここで請求が適正かチェックを受けた後, 請求書が保険者に送られ, 保険者から医療機関へ支払われる. これらのしくみを診療報酬制度という.

- 診療報酬は, 医療保険から医療機関に支払われる治療費のことで, すべての医療行為について点数が決められている(1点10円).

  ※管理栄養士が行う栄養食事指導や栄養サポートチーム加算, 糖尿病透析予防指導管理料もこのなかに含まれる.

管理栄養士に関する診療報酬（主なもの）

4　栄養食事指導料

別に厚生労働大臣が定める基準を満たす保険医療機関において, 別に厚生労働大臣が定める特別食(後述〈p.166〉参照)を必要とする患者, がん患者, 摂食機能もしくは嚥下機能が低下した患者[1]または低栄養状態にある患者[2]に対して, 医師の指示に基づき管理栄養士が具体的な献立によって指導を行った場合に算定ができる.

[1]医師が硬さ, 付着性, 凝集性などに配慮した嚥下調整食に相当する食事を要すると判断した患者であること.
[2]次のいずれかを満たす患者であること.
　①血中アルブミンが3.0 g/dL以下である患者
　②医師が栄養管理により低栄養状態の改善を要すると判断した患者

❶ 公的医療保険の種類

		加入者	運営者
被用者保険	組合健保	主に大企業の従業員	各企業
	協会けんぽ	主に中小企業の従業員	独立行政法人
	共済	公務員・教員	各組合
後期高齢者医療制度		後期高齢者等(75歳以上)	後期高齢者医療広域連合(都道府県単位)
国民健康保険		上記以外	市区町村

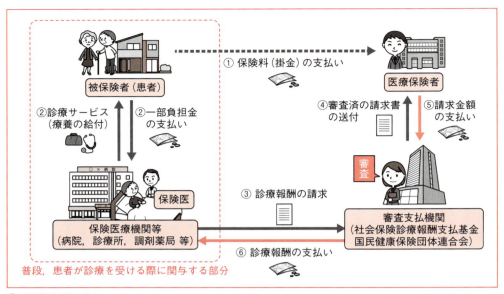

❷ 保険診療の流れ
(厚生労働省. 我が国の医療保険について https://www.mhlw.go.jp/stf/seisakunitsuite/bunya/kenkou_iryou/iryouhoken/iryouhoken01/index.html より)

4-1 外来栄養食事指導料

外来栄養食事指導料1
　イ　初回（おおむね30分以上）
　　①対面で行った場合　260点
　　②情報通信機器等を用いた場合　235点
　ロ　2回目以降（おおむね20分以上）
　　①対面で行った場合　200点
　　②情報通信機器等を用いた場合　180点

- 入院中の患者以外の患者であること．
- 当該保険医療機関の管理栄養士が①具体的な献立等によって指導を行った場合，②電話または情報通信機器によって必要な指導を行った場合に，初回の指導を行った月にあっては月2回に限り，その他の月にあっては月1回に限り算定する．

外来栄養食事指導料2
　イ　初回（おおむね30分以上）
　　①対面で行った場合　250点
　　②情報通信機器等を用いた場合　225点
　ロ　2回目以降（おおむね20分以上）
　　①対面で行った場合　190点
　　②情報通信機器等を用いた場合　170点

- 入院中以外の患者であること．
- 当該保険医療機関以外（他の医療機関や栄養ケア・ステーション）の管理栄養士が①具体的な献立等によって指導を行った場合，②電話または情報通信機器によって必要な指導を行った場合，初回の指導を行った月にあっては月2回に限り，その他の月にあっては月1回に限り算定する．

外来化学療法に係る栄養管理の充実
- 外来化学療法を実施している悪性腫瘍の患者に対して，専門的な知識を有する管理栄養士が具体的な献立等によって指導を行った場合に限り，月1回に限り260点を算定する．

4-2 入院栄養食事指導料

入院栄養食事指導料1
　イ　初回　260点（おおむね30分以上）
　ロ　2回目　200点（おおむね20分以上）

- 入院中の患者であること．
- 入院中2回を限度として算定ができる（週1回）．

入院栄養食事指導料2
　イ　初回　250点（おおむね30分以上）
　ロ　2回目　190点（おおむね20分以上）

- 有床診療所において，当該診療所以外（栄養ケア・ステーションおよび他の保険医療機関に限る）の管理栄養士が栄養指導を行った場合．
- 入院中の患者であること．

4-3 集団栄養食事指導料（80点）

- 患者1人につき月1回に限り算定する．
- 入院中の患者については入院期間中に2回を限度として算定する．
- 入院中の患者と入院中の患者以外の患者が混在して指導が行われた場合であっても算定できる．
- 1回の指導における患者の人数は15人以下を標準とする．
- 1回の指導時間は40分を超えるものとする．
- それぞれの算定要件を満たしていれば，集団栄養食事指導料と外来栄養食事指導料または入院栄養食事指導料を同一日に併せて算定することができる．

付録：診療報酬制度

4-4 在宅患者訪問栄養食事指導料

在宅患者訪問栄養食事指導料1

- 在宅で療養を行っており通院が困難な患者に対して指導を行った場合に算定ができる.

1 単一建物診療患者が1人の場合（530点）

2 単一建物診療患者が2人以上9人以下の場合（480点）

3 1および2以外の場合（440点）

- 在宅で療養を行っており通院が困難な患者であって，別に厚生労働大臣が定めるものに対して，診療に基づき計画的な医学管理を継続して行い，かつ，管理栄養士が訪問して具体的な献立等によって栄養管理に係る指導を行った場合に，単一建物診療患者（当該患者が居住する建物に居住する者のうち，当該保険医療機関の管理栄養士が訪問し栄養食事指導を行っているものをいう）の人数に従い，患者1人につき月2回に限り所定点数を算定する.

- 在宅患者訪問栄養食事指導に要した交通費は，患家の負担とする.

在宅患者訪問栄養食事指導料2

- 在宅患者訪問栄養食事指導料1とほぼ同じであるが，当該診療所以外（「栄養ケア・ステーション」または他の保険医療機関）の管理栄養士が訪問し，当該診療所の医師の指示に基づき対面による指導を行った場合に算定できる.

1 単一建物診療患者が1人の場合（510点）

2 単一建物診療患者が2人以上9人以下の場合（460点）

3 1および2以外の場合（420点）

5 入院患者の栄養管理・多職種協働

令和6年度の診療報酬改定において，退院後の生活を見据え，入院患者の栄養管理体制の充実を図る観点から，入院基本料等の栄養管理体制の基準を明確化する見直しなどが行われた.

具体的には，「管理栄養士をはじめとして，医師，看護師，その他医療従事者が共同して栄養管理を行う体制を整備し，あらかじめ栄養管理手順（"標準的な"栄養スクリーニングを含む栄養状態の評価，栄養管理計画，"退院時を含む"定期的な評価等）を作成すること」などが明記されている. この栄養評価のプロセスにはGLIM基準（2章1「栄養アセスメントの意義」の❷〈p.18〉参照）を活用することが望ましい.

5-1 入院栄養管理体制加算（入院初日および退院時270点）

- 特定機能病院入院基本料を現に算定している患者に対して，当該病棟に1名以上の専従かつ常勤の管理栄養士が必要な栄養管理を行った場合に，入院初日および退院時にそれぞれ1回に限り所定点数に加算する. こ

の場合，栄養サポートチーム加算および入院栄養食事指導料は別に算定できない.

- 退院後の栄養食事管理について指導するとともに，入院中の栄養管理の情報を，文書を用いて患者に説明し，これを他施設に共有した場合に，栄養情報提供加算として50点をさらに所定点数に加算する.

5-2 周術期栄養管理実施加算（270点）

- 総合入院体制加算または急性期充実体制加算に係る届出を行っている保険医療機関において，手術の前後に必要な栄養管理を行った場合で，かつ全身麻酔を伴う手術を行った場合，所定点数に加算する. この場合に，入院栄養管理体制加算や早期栄養介入管理加算は別に算定できない.

- 保険医療機関内に周術期の栄養管理を行うのに十分な経験を有する専任の常勤の管理栄養士が配置されていること.

5-3 早期栄養介入管理加算

- 特定集中治療室管理料，救命救急入院料，ハイケアユニット入院医療管理料，脳卒中ケアユニット入院医療管理料，小児特定集中治療室管理料を算定している病室に入院している患者に対して，入室した日から起算して7日を限度に250点（入室後早期から経腸栄養開始であれば，当該開始日以降は400点）を所定点数に加算する.

- 当該治療室内に集中治療室における栄養管理に関する十分な経験を有する専任の管理栄養士が配置されていること.

5-4 栄養サポートチーム加算（200点/週1回）

栄養管理を要する患者として別に厚生労働大臣が定める患者に対して，当該保険医療機関の保険医，看護師，薬剤師，管理栄養士等が共同して必要な診療を行った場合に，当該患者について，週1回（療養病棟入院基本料，結核病棟入院基本料，精神病棟入院基本料または特定機能病院入院基本料＜結核病棟または精神病棟に限る＞を算定している患者については，入院した日から起算して1月以内の期間にあっては週1回，入院した日から起算して1月を超え6月以内の期間にあっては月1回）（障害者施設等入院基本料を算定している患者については，月1回）に限り所定点数に加算する. この場合において入院栄養食事指導料，集団栄養食事指導料および乳幼児育児栄養指導料は別に算定できない. 4職種のうち1名は専従者である必要がある. ただし診察する患者数が1日に15人以内である場合はいずれも専任でさしつかえない.

5-5 回復期リハビリテーション病棟入院料（1日につき，❸）

1 回復期リハビリテーション病棟入院料1（2,229点）（生活療養を受ける場合にあっては，2,215点）

2 回復期リハビリテーション病棟入院料2（2,166点）
（生活療養を受ける場合にあっては，2,151点）

3 回復期リハビリテーション病棟入院料3（1,917点）
（生活療養を受ける場合にあっては，1,902点）

4 回復期リハビリテーション病棟入院料4（1,859点）
（生活療養を受ける場合にあっては，1,845点）

5 回復期リハビリテーション病棟入院料5（1,696点）
（生活療養を受ける場合にあっては，1,682点）

● 回復期リハビリテーション病棟入院料1を算定するにあたっては，栄養管理に関するものとして，次に掲げる内容を行うこと．

ア 当該入院料を算定する全ての患者について，患者ごとに行うリハビリテーション実施計画またはリハビリテーション総合実施計画の作成にあたっては，管理栄養士も参画し，患者の栄養状態を十分に踏まえて行うこと．その際，栄養状態の評価には，GLIM基準を用いること．なお，リハビリテーション実施計画書またはリハビリテーション総合実施計画書における栄養関連項目について

は，必ず記載すること．

イ 当該入院料を算定する全ての患者について，管理栄養士を含む医師，看護師その他医療従事者が，入棟時の患者の栄養状態の確認，当該患者の栄養状態の定期的な評価および計画の見直しを共同して行うこと．

ウ 当該入院料を算定する患者のうち，栄養障害の状態にあるものまたは栄養管理をしなければ栄養障害の状態になることが見込まれるものその他の重点的な栄養管理が必要なものについては，栄養状態に関する再評価を週1回以上行うとともに，再評価の結果も踏まえた適切な栄養管理を行い，栄養状態の改善等を図ること．

● 回復期リハビリテーション病棟入院料2から5を算定するにあたっては，専任の常勤管理栄養士を配置し，栄養管理に関するものとして，次に掲げる内容を行うことが望ましい．

ア 当該入院料等を算定する全ての患者について，患者ごとに行うリハビリテーション実施計画書また

		入院料1	入院料2	入院料3	入院料4	入院料5（※1）
職員の配置に関する施設基準	医師	専任常勤1名以上				
	看護職員	13対1以上（7割以上が看護師）		15対1以上（4割以上が看護師）		
	看護補助者	30対1以上				
	リハビリ専門職	専従常勤のPT3名以上，OT2名以上，ST1名以上		専従常勤のPT2名以上，OT1名以上		
	社会福祉士	専任常勤1名以上→専従常勤1名以上		－		
	管理栄養士	専任常勤1名	専任常勤1名の配置が望ましい			
リハビリテーションの提供体制等に関する施設基準	休日のリハビリテーション	○		－		
	FIMの測定に関する院内研修会	年1回以上開催	－	年1回以上開催	－	－
	リハビリ計画書への栄養項目記載／GLIM基準による評価	○	GLIM基準を用いることが望ましい			
	口腔管理	○	－			
	第三者評価	受けていることが望ましい	－	受けていることが望ましい	－	－
	地域貢献活動	参加することが望ましい		－		
アウトカムに関する施設基準	新規入院患者のうちの，重症の患者の割合	4割以上		3割以上		－
	自宅等に退院する割合	7割以上				－
	リハビリテーション実績指数	40以上	－	35以上		－
	入院時に重症であった患者の退院時の日常生活機能評価（）内はFIM総得点	3割以上が4点（16点）以上改善		3割以上が3点（12点）以上改善		－
	点数（）内は生活療養を受ける場合	2,229点（2,215点）	2,166点（2,151点）	1,917点（1,902点）	1,859点（1,845点）	1,696点（1,682点）

※1：入院料5については，届出から2年間に限り届け出ることができる．

❸ 回復期リハビリテーション病棟入院料（主な施設基準〈令和6年度診療報酬改定〉）
回復期リハビリテーション病棟入院料1について，入退院人の栄養状態の評価にGLIM基準を用いることを要件とするとともに，回復期リハビリテーション病棟入院料2から5までにおいては，GLIM基準を用いることが望ましいこととする．

付録：診療報酬制度

はリハビリテーション総合実施計画書の作成にあたっては，管理栄養士も参画し，患者の栄養状態を十分にふまえて行うとともに，リハビリテーション実施計画書またはリハビリテーション総合実施計画書における栄養関連項目に記載すること．その際，栄養状態の評価には，GLIM基準を用いること．

5-6 個別栄養食事管理加算（緩和ケア診療加算の注加算），小児個別栄養食事管理加算（小児緩和ケア診療加算の注加算）

● 算定要件：別に厚生労働大臣が定める施設基準を満たす保険医療機関において，緩和ケアを要する患者に対して，緩和ケアに係る必要な栄養食事管理を行った場合には，個別栄養食事管理加算あるいは小児個別栄養食事管理加算として，70点をさらに所定点数に加算する．

● 施設基準：
  - イ 緩和ケアを要する（小児個別栄養食事管理加算の場合は15歳未満の小児の）患者の個別栄養食事管理を行うにつき十分な体制が整備されていること．
  - ロ 当該体制において，緩和ケアを要する患者に対する個別栄養食事管理に係る必要な経験を有する管理栄養士が配置されていること．

● 対象患者：悪性腫瘍，後天性免疫不全症候群，末期心不全．

5-7 摂食障害入院医療管理加算

200点/日（入院30日まで）
100点/日（入院31〜60日）

摂食障害入院医療管理加算を算定できるものを現に算定している患者に対して必要な治療を行った場合に，入院した日から起算して60日を限度として所定点数に加算する．

● 摂食障害の患者に対して，医師，看護師，精神保健福祉士，臨床心理技術者および管理栄養士等による集中的かつ多面的な治療が計画的に提供されること．

● 摂食障害による著しい体重減少が認められる者であって，BMI（body mass index）が15未満であること．

5-8 入院時支援加算

入院中の治療や入院生活に係る計画に備え，入院前に以下のアからクまで（イについては，患者が要介護または要支援状態の場合のみ）を実施し，その内容をふまえ，入院中の看護や栄養管理等に係る療養支援の計画を立て，患者および入院予定先の病棟職員と共有した場合に算定する．

  - ア 身体的・社会的・精神的背景を含めた患者情報の把握
  - イ 入院前に利用していた介護サービスまたは福祉

  サービスの把握
  - ウ 褥瘡に関する危険因子の評価
  - エ 栄養状態の評価
  - オ 服薬中の薬剤の確認
  - カ 退院困難な要因の有無の評価
  - キ 入院中に行われる治療・検査の説明
  - ク 入院生活の説明

入院時支援加算1（230点）

● 入院前にアからク（イについては，患者が要介護または要支援状態の場合のみ）までを全て実施して療養支援の計画書（以下「療養支援計画書」という）を作成した場合に算定する．

入院時支援加算2（200点）

● 患者の病態等によりアからクまでの全ては実施できず，ア，イおよびク（イについては，患者が要介護または要支援状態の場合のみ）を含む一部の項目を実施して療養支援計画書を作成した場合に算定する．

5-9 摂食嚥下機能回復体制加算

  - イ 摂食嚥下機能回復体制加算1 210点/週1回
  - ロ 摂食嚥下機能回復体制加算2 190点/週1回
  - ハ 摂食嚥下機能回復体制加算3 120点/週1回

● 摂食機能療法への加算となる．

● 摂食嚥下機能回復体制加算1に関する施設基準：

① 保険医療機関内に，以下の摂食機能および嚥下機能の回復の支援に係る専門知識を有した多職種により構成されたチーム（以下「摂食嚥下支援チーム」という）が設置されていること．なお，歯科医師が摂食嚥下支援チームに参加している場合には，歯科衛生士が必要に応じて参加していること．

  - ア 専任の常勤医師または常勤歯科医師
  - イ 摂食嚥下機能障害を有する患者の看護に従事した経験を5年以上有する看護師であって，摂食嚥下障害看護に係る適切な研修を修了した専任の常勤看護師または専従の常勤言語聴覚士
  - ウ 専任の常勤管理栄養士

5-10 退院時共同指導料2（400点，医療施設が算定可能）*

保険医療機関に入院中の患者について，当該保険医療機関の保険医または看護師等，薬剤師，管理栄養士，理学療法士，作業療法士，言語聴覚士もしくは社会福祉士が，入院中の患者に対して，当該患者の同意を得て，退院後の在宅での療養上必要な説明および指導を，在宅療養担当医療機関の保険医もしくは当該保険医の指示を受けた看護師等，薬剤師，管理栄養士，理学療法士，作業療法士，言語聴覚士もしくは社会福祉士または在宅療養担当医療機関の保険医の指示を受けた訪問看護ステーションの看護師等（准看護師を除く），理学療法士，作

163

業療法士もしくは言語聴覚士と共同して行った上で，文書により情報提供した場合に，当該患者が入院している保険医療機関において，当該入院中1回に限り算定する．ただし，別に厚生労働大臣が定める疾病等の患者については，当該患者が入院している保険医療機関の保険医または看護師等が，在宅療養担当医療機関の保険医もしくは当該保険医の指示を受けた看護師等または在宅療養担当医療機関の保険医の指示を受けた訪問看護ステーションの看護師等（准看護師を除く）と1回以上，共同して行う場合は，当該入院中2回に限り算定できる．

*退院時共同指導料1（1,500点）は在宅療養支援診療所が算定可能．

5-11　地域包括ケア医療病棟入院料におけるリハビリテーション・栄養・口腔連携加算

高齢者の救急患者をはじめとした急性疾患等の患者に対する適切な入院医療を推進する観点から，高齢者の救急患者等に対して，一定の体制を整えたうえでリハビリテーション，栄養管理，入退院支援，在宅復帰等の機能を包括的に提供することについて評価を行う．

- 1日につき80点（リハビリテーション，栄養管理および口腔管理に係る計画を作成した日から14日を限度とする）．
- 栄養サポートチーム加算は別に算定できない．
- 算定要件として，当該病棟に専任の常勤の管理栄養士1名以上の配置などがある．
- 施設基準として，当該病棟に入院中の患者に対して，ADL等の維持，向上および栄養管理等に資する十分な体制が整備されていることなどがある．

5-12　経腸栄養管理加算

- 中心静脈栄養が実施される患者割合が増えている実態をふまえ，療養病棟における適切な経腸栄養の管理の実施について評価を行う．
- 療養病棟に入院中の患者に対し，静脈経腸栄養ガイドライン等をふまえた栄養管理に係る説明を実施したうえで，新たに経腸栄養を開始した場合に算定できる．
- 1日300点（入院中1回に限り，経腸栄養を開始した日から起算して7日を限度とする）．

5-13　栄養情報連携料（70点）

- 下記を他の保険医療機関，介護老人保健施設，介護医療院，特別養護老人ホームまたは指定障害者支援施設等福祉型障害児入所施設の医師または管理栄養士に情報提供し，共有した場合，入院中1回に限り算定できる．
  - （1）入院栄養食事指導料を算定した患者に，退院後の栄養食事管理について指導を行った内容および入院中の栄養管理に関する情報を示す文書を用いて説明した場合．

- （2）（1）に該当せず，退院後に他の保険医療機関等に転院または入所する場合で，栄養管理計画が策定されているものについて，入院中の栄養管理に関する情報を示す文書を用いた場合．
- 退院時共同指導料2は別に算定できない．
- 回復期リハビリテーション病棟入院料（回復期リハビリテーション入院料1に限る）においては，入院栄養食事指導料と同様に，包括範囲外とする．

6　外来患者の栄養管理・多職種協働

6-1　糖尿病透析予防指導管理料（350点/月1回）

透析患者数が増加しているなか，透析導入患者の原疾患は糖尿病性腎症が最も多くなっており，糖尿病患者に対し，外来において糖尿病指導の経験を有する医師と看護師または保健師，管理栄養士等が連携して，重点的な医学管理を行うことについて評価を行い，糖尿病患者の透析移行の予防を図ることを目的とする．

- ヘモグロビンA1c（HbA1c）が6.5％以上または内服薬やインスリン製剤を使用している外来糖尿病患者であること．
- 糖尿病性腎症第2期以上の患者（透析療法を行っている者を除く）であること．
- 透析予防診療チームが透析予防に係る指導管理を同日に行った場合算定可能．

6-2　慢性腎臓病透析予防指導管理料

- 慢性腎臓病の患者に対して，透析予防診療チームを設置し，日本腎臓学会の「エビデンスに基づくCKD診療ガイドライン」等に基づき，患者の病期分類，食塩制限および蛋白制限等の食事指導，運動指導，その他生活習慣に関する指導等を必要に応じて個別に実施した場合に評価する．
- 施設基準として，当該保険医療機関内に慢性腎臓病指導の経験を有する専任の医師，慢性腎臓病指導の経験を有する専任の看護師，または保健師，慢性腎臓病指導の経験を有する専任の管理栄養士を配置することなどがある．
- 慢性腎臓病の患者であって，医師が透析予防に関する指導の必要性があると認めた入院中の患者以外の患者に対して同日日に指導管理を行った場合，月に1回に限り算定可能．
  - ・初回の指導管理を行った日から起算して1年以内の期間に行った場合（300点）
  - ・初回の指導管理を行った日から起算して1年を超えた期間に行った場合（250点）
  - ・情報通信機器を用いて行った場合は，上記それぞれ261点，218点となる．

付録：診療報酬制度

```
┌─────────────────────────────────────────────────────┐
│              標準負担額は 1 食 490 円                   │
└─────────────────────────────────────────────────────┘
```

```
                    ┌─────────────┐      患者から特別の料金の支払を受ける
                    │ 特別メニューの食事│  ─┤  特別メニューの食事を別に用意し,
医師の発行する食事箋に │             │      提供した場合（17 円を標準／1 食）
基づき作成されている   ├──────┬──────┤
特別食の献立表に基づい │ 特別食 │      │      食堂の床面積は病床 1 床あたり 0.5 平方メー
て食事が提供されている │ 加算  │ 食堂加算│  ─┤  トル以上確保されている（50 円／日）
（76 円／1 食）       ├──────┴──────┤
                    │             │      適時適温および一定基準の内容にて
                    │ 入院時食事療養費 │      食事を提供している場合（Ⅰ）イ（670 円／1 食）
                    │ （Ⅰ）（Ⅱ）    │  ─┤  それ以外（Ⅱ）ロ（536 円／1 食）
                    │             │
                    │             │      ＊3 食とも市販の濃厚流動食を提供している
                    │             │        場合（Ⅰ）2（605 円／1 食）
                    └─────────────┘
```

❹ 入院時食事療養費制度

7 在宅患者の栄養管理・多職種協働

7-1 在宅患者訪問栄養食事指導料

●在宅で療養を行っており通院が困難な患者であって，別に厚生労働大臣が定めるものに対して，診療に基づき計画的な医学管理を継続して行い，かつ，保険医療機関の医師の指示に基づき当該保険医療機関の管理栄養士*が訪問して具体的な献立等によって栄養管理に係る指導を行った場合に，単一建物診療患者（当該患者が居住する建物に居住する者のうち，当該保険医療機関の管理栄養士が訪問し栄養食事指導を行っているものをいう）の人数に従い，患者1人につき月2回に限り所定点数を算定できる.

*「在宅患者訪問栄養食事指導料2」では，「当該診療所以外（「栄養ケア・ステーション」又は他の保険医療機関）の管理栄養士」.

●在宅患者訪問栄養食事指導に要した交通費は，患家の負担とする.

在宅患者訪問栄養食事指導料1

イ　単一建物診療患者が1人の場合（530点）

ロ　単一建物診療患者が2人以上9人以下の場合（480点）

ハ　イ及びロ以外の場合（440点）

在宅患者訪問栄養食事指導料2

イ　単一建物診療患者が1人の場合（510点）

ロ　単一建物診療患者が2人以上9人以下の場合（460点）

ハ　イ及びロ以外の場合（420点）

7-2 在宅患者訪問褥瘡管理指導料（750点）

別に厚生労働大臣が定める施設基準に適合しているものとして地方厚生局長等に届け出た保険医療機関において，重点的な褥瘡管理を行う必要が認められる患者（在宅での療養を行っているものに限る）に対して，当該患者の同意を得て，当該保険医療機関の保険医，管理栄養士または当該保険医療機関以外の管理栄養士および看護師または連携する他の保険医療機関等の看護師が共同して，褥瘡管理に関する計画的な指導管理を行った場合には，初回のカンファレンスから起算して6月以内に限り，当該患者1人につき3回に限り所定点数を算定する（当該保険医療機関以外の管理栄養士とは公益社団法人日本栄養士会もしくは都道府県栄養士会が設置し，運営する「栄養ケア・ステーション」または他の保険医療機関に限る）.

8 入院時食事療養費制度（❹）

入院時食事療養費の額は次のとおり施設の要件，提供されるサービスによって分けられるが，入院患者は入院中の食事代について，一定の負担額を支払えば，残りは入院時食事療養費として医療保険が負担する. 平成6年度診療報酬において食材費等の高騰をふまえた対応として，1食あたり30円が引き上げられた（標準負担額〈一般所得者の場合〉も30円増額した. 低所得者等は別途設定あり）.

8-1 入院時食事療養費

入院時食事療養（Ⅰ）（1食につき）

イ　ロ以外の食事療養を行う場合 670円

ロ　流動食のみを提供する場合 605円

●管理栄養士または栄養士が配置され，適時適温での食事提供がされている.

●食事箋，献立表，患者入退院簿および食料品消費日計表等の食事療養関係帳簿が準備されている.

●患者の病状等により，特別食を必要とする患者については，医師の発行する食事箋に基づき，適切な特別食

が提供されていること.

- 給食業務を委託することは問題ない.

  注1　イについては(略)食事療養を行う保険医療機関に入院している患者について,当該食事療養を行ったときに,1日につき3食を限度として算定する.

  注2　ロについては(略)食事療養を行う保険医療機関に入院している患者について,当該食事療養として流動食(市販されているものに限る)のみを経管栄養法により提供したときに,1日につき3食を限度として算定する.

  注3　別に厚生労働大臣が定める特別食を提供したときは,1食につき76円を,1日につき3食を限度として加算する.ただし,ロを算定する患者については算定しない.

入院時食事療養(Ⅱ)(1食につき)

- イ　ロ以外の食事療養を行う場合 536円
- ロ　流動食のみを提供する場合 490円

  注1　イについては,入院時食事療養(Ⅰ)を算定する保険医療機関以外の保険医療機関に入院している患者について,食事療養を行ったときに,1日につき3食を限度として算定する.

  注2　ロについては,入院時食事療養(Ⅰ)を算定する保険医療機関以外の保険医療機関に入院している患者について,食事療養として流動食(市販されているものに限る)のみを経管栄養法により提供したときに,1日につき3食を限度として算定する.

特別食加算(76円/1食)

- 入院時食事療養(Ⅰ)または入院時生活療養(Ⅰ)の届出を行った保険医療機関で算定できる.
- 医師の発行する食事箋に基づき作成されている特別食

の献立表に基づいて食事が提供されていること.

- 特別食とは,腎臓食,肝臓食,糖尿食,胃潰瘍食,貧血食,膵臓食,脂質異常症食,痛風食,フェニールケトン尿症食,楓糖尿症食,ホモシスチン尿症食,ガラクトース血症食および治療乳をいうが,胃潰瘍食については流動食を除く.

食堂加算(50円/1日)

- 入院時食事療養(Ⅰ)または入院時生活療養(Ⅰ)の届出を行っている保険医療機関であって,一定の要件を満たす食堂を備えている病棟または診療所に入院している患者について,食事の提供が行われたときに1日につき算定する.
- 算定に該当する食堂の床面積は病床1床あたり0.5平方メートル以上とする.

特別メニューの食事(17円を標準に施設が個々に設定可能)

　入院患者に提供される食事に関して多様なニーズがあることに対応して,患者から特別の料金の支払を受ける特別メニューの食事を別に用意し,提供した場合は,妥当な範囲内で患者負担を求めることができる.

- 特別メニューの食事の提供に際しては,患者への十分な情報提供を行い,患者の自由な選択と同意に基づいて行われる必要がある.
- 各病棟内等の見やすい場所に特別メニューの食事のメニューおよび料金を掲示したり,文書を交付し,わかりやすく説明したりする.
- 提供にあたってはその患者の診療を担う医師の確認を得る.
- 追加費用は基本メニュー以外のメニューを準備するためにかかる追加的な費用として,1食あたり17円を標準とする.

参考文献

・厚生労働省.診療報酬の算定方法の一部を改正する件.別表第一(医科点数表).令和4年厚生労働省告示第54号.https://www.mhlw.go.jp/content/12404000/000907834.pdf

・厚生労働省保険局医療課.令和4年度診療報酬改定の概要.https://www.mhlw.go.jp/content/12400000/000943459.pdf

・厚生労働省.令和6年度診療報酬改定説明資料等について.https://mhlw.go.jp/stf/seisakunitsuite/bunya/0000196352_00012.html

付録：授乳等の支援のポイント

授乳等の支援のポイント ☞p.132)

	母乳の場合	育児用ミルクを用いる場合
妊娠期	●母子にとって母乳は基本であり，母乳で育てたいと思っている人が無理せず自然に実現できるよう，妊娠中から支援を行う． ●妊婦やその家族に対して，具体的な授乳方法や母乳（育児）の利点等について，両親学級や妊婦健康診査等の機会を通じて情報提供を行う． ●母親の疾患や感染症，薬の使用，子どもの状態，母乳の分泌状況等の様々な理由から育児用ミルクを選択する母親に対しては，十分な情報提供の上，その決定を尊重するとともに，母親の心の状態に十分に配慮した支援を行う． ●妊婦及び授乳中の母親の食生活は，母子の健康状態や乳汁分泌に関連があるため，食事のバランスや禁煙等の生活全般に関する配慮事項を示した「妊産婦のための食生活指針」を踏まえた支援を行う．	
授乳の開始から授乳のリズムの確立まで	●特に出産後から退院までの間は母親と子どもが終日，一緒にいられるように支援する． ●子どもが欲しがるとき，母親が飲ませたいときには，いつでも授乳できるように支援する． ●母親と子どもの状態を把握するとともに，母親の気持ちや感情を受けとめ，あせらず授乳のリズムを確立できるよう支援する． ●子どもの発育は出生体重や出生週数，栄養方法，子どもの状態によって変わってくるため，乳幼児身体発育曲線を用い，これまでの発育経過を踏まえるとともに，授乳回数や授乳量，排尿排便の回数や機嫌等の子どもの状態に応じた支援を行う． ●できるだけ静かな環境で，適切な子どもの抱き方で，目と目を合わせて，優しく声をかける等授乳時の関わりについて支援を行う． ●父親や家族等による授乳への支援が，母親に過度の負担を与えることのないよう，父親や家族等への情報提供を行う． ●体重増加不良等への専門的支援，子育て世代包括支援センター等をはじめとする困った時に相談できる場所の紹介や仲間づくり，産後ケア事業等の母子保健事業等を活用し，きめ細かな支援を行うことも考えられる．	
	●出産後はできるだけ早く，母子がふれあって母乳を飲めるように支援する． ●子どもが欲しがるサインや，授乳時の抱き方，乳房の含ませ方等について伝え，適切に授乳できるよう支援する． ●母乳が足りているか等の不安がある場合は，子どもの体重や授乳状況等を把握するとともに，母親の不安を受け止めながら，自信をもって母乳を与えることができるよう支援する．	●授乳を通して，母子・親子のスキンシップが図られるよう，しっかり抱いて，優しく声かけを行う等暖かいふれあいを重視した支援を行う． ●子どもの欲しがるサインや，授乳時の抱き方，哺乳瓶の乳首の含ませ方等について伝え，適切に授乳できるよう支援する． ●育児用ミルクの使用方法や飲み残しの取扱等について，安全に使用できるよう支援する．
授乳の進行	●母親等と子どもの状態を把握しながらあせらず授乳のリズムを確立できるよう支援する． ●授乳のリズムの確立以降も，母親等がこれまで実践してきた授乳・育児が継続できるように支援する．	
	●母乳育児を継続するために，母乳不足感や体重増加不良などへの専門的支援，困った時に相談できる母子保健事業の紹介や仲間づくり等，社会全体で支援できるようにする．	●授乳量は，子どもによって異なるので，回数よりも1日に飲む量を中心に考えるようにする．そのため，育児用ミルクの授乳では，1日の目安量に達しなくても子どもが元気で，体重が増えているならば心配はない． ●授乳量や体重増加不良などへの専門的支援，困った時に相談できる母子保健事業の紹介や仲間づくり等，社会全体で支援できるようにする．
離乳への移行	●いつまで乳汁を継続することが適切かに関しては，母親等の考えを尊重して支援を進める． ●母親等が子どもの状態や自らの状態から，授乳を継続するのか，終了するのかを判断できるように情報提供を心がける．	

※混合栄養の場合は母乳の場合と育児用ミルクの場合の両方を参考にする．
（厚生労働省．授乳・離乳の支援ガイド．2019．p.21より）

索　引

（　）内の語は直前の語と同義である場合を示す.
[　]内の語は省略されている場合がある.

和文索引

あ

アウトカム	82
亜鉛	127
悪液質	140, 141
汗	104
アトウォーター係数	47
アドヒアランス	74
アナモレリン塩酸塩	142
アプガースコア	130
アミノ酸加糖電解質液	55
アミノ酸製剤	56
アリストテレス	2
アルギニン	47, 127
アルコール	95
アルブミン	23, 99
アンビバレンス	80

い

育児用ミルク	133
イコサペント酸エチル	93
維持輸液	157
一般食	63
医療関連機器圧迫創傷	122
医療保険	7, 159
医療面接	25
胃瘻	58
院内約束食事箋	64
インフォームド・コンセント	9, 84
インフュージョン・リアクション	141

う

ウエスト周囲長	37
ウエスト・ヒップ比	37

え

栄養アセスメント	17
栄養アセスメント加算	14
栄養委員会	65
栄養改善加算	14
栄養カウンセリング	74
栄養学	2
栄養管理	44
栄養管理体制加算	15
栄養管理プロセス	20, 73
栄養機能食品	89, 90, 91
栄養教育	48, 69
栄養ケアプラン	50, 97
栄養ケア報告書	52
栄養サポートチーム	7
栄養サポートチーム加算	161
栄養情報連携料	164
栄養食事指導料	7, 70, 159
栄養診断	51, 73
栄養スクリーニング	20
栄養摂取量	142
栄養素検査	30
栄養素等表示基準値	89
栄養評価	50, 51
栄養補給	45

栄養補給法	48, 100
栄養マネジメント強化加算	12
易消化食	43
エネルギーコントロール食	43, 64
エネルギー必要量	46
エネルギー量	99
嚥下	96
エンパワーメントアプローチ	74

お

嘔吐	96, 142
悪心	96, 142
オペラント強化法	72
オペラント条件づけ	77
オメガ-3系脂肪酸エチル	93
重湯	63

か

介護給付	11
介護サービス	11
介護保険制度	10
介護予防サービス	11
回復期リハビリテーション病棟入院料	161, 162
外来栄養食事指導料	7, 70, 160
科学的介護情報システム	12
かかわり行動	75
陰膳法	40
画像検査	27
家族の苦痛	153
家族歴	26
下腿周囲長	36
活動係数	46
過敏性腸症候群	113
カルシウム拮抗薬	94
がん	152
がん化学療法	39, 140
カンガルーケア	134
肝機能検査	29
間欠的投与法	59
緩下薬	118
がん種	147
感染性下痢症	114
完全皮下埋め込み式カテーテル	55
甘草	95
がん治療の有害事象共通用語規準	148
肝不全用アミノ酸製剤	56
管理栄養士・栄養士倫理綱領	4
緩和ケア	6, 152
緩和ケアチーム	155

き

既往歴	26
器質性下痢症	114
機能障害	6
機能性下痢症	114
機能性食品	89
機能性表示食品	89, 91
逆流	61
客観的評価	21
嗅覚異常	142
牛乳	93, 94, 132

く

グアーガム分解物	119
クアゼパム	93
クリニカルパス	8, 82
グルタミン	47
クレアチニン身長係数	23
グレープフルーツジュース	94
クワシオルコル型	17

け

ケアプラン	11
経管栄養法	58
経口移行加算	12
経口維持加算	13
経口栄養法	63
経口摂取	58
経口濃厚流動食	63
傾聴	69
経腸栄養	98
経腸栄養管理加算	164
経腸栄養剤	59
経腸栄養法	58
経鼻胃管	58
経皮内視鏡的胃瘻造設術	9, 58
外科療法	136
血液学的検査	28
血液凝固系検査	28
血液検査	23
血液生化学検査	29
血球検査	28
血小板数	29
血清総蛋白質	23
ケトン体	27
下痢	39, 61, 96, 142
下痢型過敏性腸症候群	114
肩甲骨下部皮下脂肪厚	35
健康食品	87
検体検査	27
現病歴	26

こ

抗HIV薬	94
高カロリー輸液キット製剤	56
抗がん薬	140
抗菌薬	94
口腔・栄養スクリーニング加算	14, 15
口腔乾燥	142
口腔粘膜炎	142
高脂血症	31
高たんぱく質	94
行動置換	77
行動変容ステージモデル	79, 80
口内炎	39

168

和文索引

合理情動行動療法 78
呼吸商 98
国民皆保険 159
国民健康保険 159
コデインリン酸塩 113
個別栄養食事管理加算 163
コラーゲン加水分解物 127
コレスチミド 113
混合栄養 132
献立 65

さ

細菌性食中毒 113
サイクルメニュー 66
在胎週数 129
在宅患者訪問栄養食事指導料 70, 161, 165
在宅患者訪問褥瘡管理指導料 165
在宅静脈栄養法 55
再入所時栄養連携加算 13
サルコペニア 5
参加型学習 69
残食調査法 40

し

シアトル心不全モデル 152
自覚症状 27
時間軸 82
子宮内胎児発育遅延 134
刺激-反応理論 76
刺激統制法 77
自己効力感 77
自己の解放 72
脂質異常症 31
脂質検査 31
脂質コントロール食 64
脂質必要量 47
脂質量 99
支持療法 140
システムレビュー 50
施設サービス 11, 12
持続投与法 59
疾患の予防 4
膝高法 34
脂肪乳剤 56
社会的解放 72
社会的認知（学習）理論 77
社会的不利 6
写真による食事記録 40
周期的投与法 59
周術期栄養管理実施加算 161
周術期の栄養療法 137
重症患者の栄養ケア 137
集団栄養食事指導料 70, 160
終末期の栄養ケア 152
主観的評価 21
主訴 26
出生体重 129
術前の栄養療法 136
授乳等の支援のポイント 167
腫瘍マーカー 30
消化態栄養剤 59
小球性低色素性貧血 28
症候性（全身疾患性）下痢症 114
常食 63, 67
脂溶性ビタミン 106
小児個別栄養食事管理加算 163
静脈栄養 98
静脈栄養法 54, 58
上腕筋囲 23, 36

上腕筋面積 36
上腕三頭筋皮下脂肪厚 35
上腕三頭筋部皮下脂肪厚 23
上腕周囲長 35
食上げ 64
食塩コントロール食 64
食札 41
食事記録法 40, 41
食事調査 40, 43
食事バランスガイド 40
褥瘡 122
食堂加算 7, 166
食品群別加重平均栄養成分表 65
食品群別食品構成 65, 68
食品交換表 42
食品構成および食品群加重平均栄養成分表 67
食品構成表 65
食品成分表 41
食物起因性下痢症 114
食物摂取頻度調査 40
食物繊維 94, 119, 120
食欲 96
食欲不振 141
腎機能検査 30
神経疾患 39, 152
人工栄養 132
人工栄養法導入 9
人工的水分・栄養補給法 155
人工濃厚流動食 59
心雑音 26
滲出液 126
新生児期の栄養ケア 129
新生児マススクリーニング検査 130
身体機能検査 23
身体計測 23, 33
身体診察 25, 26
診断的計画 51
身長 33
心不全 152
腎不全用アミノ酸製剤 56
診療報酬制度 159

す

推奨量 106
推定平均必要量 106
水分出納 115
水分必要量 48
水分補給 127
水分量 100
水溶性ビタミン 107, 127
ステレオタイプ 79
ストレス係数 46, 105
ストレスコーピング 72
スモールステップ法 78

せ

生活習慣病 3
生活のしやすさに関する質問票【浜松地域改訂版】 153
正期産児 130
正球性正色素性貧血 28
成功経験 72
生体電気インピーダンス法 38
静的栄養指標 98
静的指標 22
制吐薬 142
成分栄養剤 59
生命予後 152

生理機能検査（生体検査） 27
生理的黄疸 130
生理的体重減少 130
赤血球数 28
摂食嚥下機能回復体制加算 163
摂食障害入院医療管理加算 163
摂食状態 39
セルフエフィカシー 72
セルフモニタリング 72, 78
全人的な苦痛 153, 154
先天性代謝異常症 130
セント・ジョーンズ・ワート 94

そ

早期栄養介入管理加算 161
早期介入積極的栄養法 135
総コレステロール 23

た

退院時共同指導料 163
体温調節 104
体格指数 33, 34
大球性正色素性貧血 28
体験学習 69
胎児発育曲線 129
代謝水 48
体重 33
体重減少率 35
退所時栄養情報連携加算 13
胎便 130
耐容上限量 106
多クローン性高γグロブリン血症 30
タッチケア 134
単クローン性高γグロブリン血症 30
胆汁酸性下痢症 114
炭水化物必要量 47
タンデムマス法 131
たんぱく質検査 30
たんぱく質コントロール食 43, 64
たんぱく質必要量 46
たんぱく質量 99
たんぱく質・エネルギー栄養障害 17
短半減期蛋白 98

ち

チアミン 107
地域医療連携 86
地域包括ケア医療病棟入院料におけるリハビリテーション・栄養・口腔連携加算 164
地域密着型サービス 11, 15
小さく生まれた子ども 134
チーズ 95
窒素死 19
窒素出納 23, 46, 47, 99
中鎖脂肪酸 47
中心静脈栄養法 54
中心静脈栄養輸液製剤 55
中心静脈カテーテル 54
超音波検査 32
調整粉乳 132, 133
治療食 13
治療的計画 51

つ

通常時体重 35
通所サービス 14

て

低FODMAP食	119
定位放射線治療	146
低栄養	17
低出生体重児	133
適正製造規範	91
鉄	127
デブリードメント	139
デミスパンによる身長の推測	34
天然濃厚流動食	59

と

糖質検査	31
糖質量	99
疼痛	39
動的栄養指標	97
動的指標	22
糖尿病	31
糖尿病透析予防指導管理料	70, 164
特定疾病	10
特定保健用食品	88, 89, 91
特別食加算	7, 70, 166
特別治療食	63
特別メニューの食事	166
特別用途食品	87, 88
特別用途表示の許可等に関する委員会	88
閉ざされた質問	76
トランスサイレチン	23
トランスフェリン	23
ドレーン	99

な

ナイアシン	107
内分泌検査	31
内分泌疾患	31
ナトリウムコントロール食	43
軟菜食	63

に

二重エネルギーX吸収測定法	38
ニトログリセリン	95
日本食品標準成分表	41
日本人の新身体計測基準値	35
入院栄養管理体制加算	161
入院栄養食事指導料	70, 160
入院時支援加算	163
入院時食事療養費	7, 165
乳児身体発育値の基準曲線	131
乳糖不耐症	61
乳幼児期の栄養ケア	129
尿検査	23, 27
尿中クレアチニン	23
認知行動療法	78
認知症	152
認知療法	79

の

脳血管障害	39
能力障害	6
ノーマリゼーション	5

は

バイタルサイン	97
白血球数	28
白血球分画	28
白血病	28
発熱	104
パートナーシップアプローチ	80

バリアンス	86
ハリス・ベネディクトの式	46
バーンアウト	77
般化	75
半消化態栄養剤	59
パントテン酸	108
汎発性腹膜炎	58

ひ

ビオチン	108
非がん	152
非感染性疾患	3
非言語的コミュニケーション	74
ビスホスホネート	93
ビタミンA	106
ビタミンB$_1$	107
ビタミンB$_1$含有アミノ酸加糖電解質輸液	55
ビタミンB$_2$	107
ビタミンB$_6$	107
ビタミンB$_{12}$	108
ビタミンC	108
ビタミンD	106
ビタミンE	106
ビタミンK	95, 107
ビタミン・微量元素製剤	56
ビタミン・ミネラル必要量	47
ビタミン欠乏症	106, 108, 109
非たんぱく質熱量/窒素比	46
ヒップ周囲長	37
被用者保険	159
秤量法	40
病歴	25
開かれた質問	75
ビール	95
貧血	28
貧血食	43

ふ

不感蒸泄	48
副作用	140, 141, 146, 149
腹水	157
腹部膨満感	157
プラスチックフード	134
フラッシング	100
フルクトサミン	31
フレイル	5
プロバイオティクス	119

へ

平均赤血球恒数	28
平均赤血球ヘモグロビン濃度	28
平均赤血球容積	28
ヘマトクリット	28
ヘモグロビン	28
ヘモグロビン・エイワンシー	31
便秘	39, 61

ほ

放射線治療計画	146
放射線療法	39, 146
保健機能食品	87, 88
母子健康手帳	131
母子保健法	135
補充輸液	157
補助食品	120
母乳栄養	132
ホメオスタシス	4
ポリカルボフィルカルシウム	113

ポリファーマシー	113

ま

マイクロカウンセリング	75
マズローの欲求階層説	74
末梢血リンパ球数	23
末梢静脈栄養	54
末梢静脈栄養輸液製剤	55
末梢静脈カテーテル	54
末梢挿入式中心静脈カテーテル	55
マラスムス型	17
慢性下痢症	111
慢性腎臓病透析予防指導管理料	164
慢性便秘症	117

み

味覚異常	95, 142
味覚障害	157
ミネラル量	99

む

無承認無許可医薬品	87

め

メタボリックシンドローム	4
目安量	106
免疫栄養素	137
免疫関連有害事象	140

も

燃えつき状態	77
目標量	107
モデリング	72
モニタリング	97
問診	25
問題志向型システム	50
問題志向型診療録	50
問題リスト	50

や

約束食事箋	66
薬物動態学的相互作用	93
薬物療法	93

ゆ

有害事象	146, 147

よ

要介護認定	11
葉酸	108
葉酸欠乏	3
予防給付	11

ら

ラウンド	48
ラポアジェ	2

り

利益・不利益分析	72
リスボン宣言	79
理想体重	35
リハビリテーションマネジメント加算	14
リフィーディング症候群	98
流動食	64
緑茶	93
臨床栄養学	2, 3
臨床検査	27
臨床診査	25

数字索引／記号索引／欧文索引／ギリシャ文字索引

る

るいそう	122

れ

レジメン	142
レスポンデント条件づけ	76
レチノイド	106
レチノール活性当量	106
レチノール結合蛋白質	23
レボドパ	94

ろ

ロコモティブシンドローム	4
ロペラミド	113
論理療法	78

わ

ワルファリン	47, 95

数字索引

24時間思い出し法	40
90°ルール	123, 125

記号索引

% LBW	35

欧文索引

A

AC	35
ADL	19, 45
AFD児	130
AHN	155
AI	106
AMA	36
AMC	23, 36

B

BIA	38
Bmab＋FOLFOX療法	143
BMI	23
BT	58
BUN/Cr比	100

C

CBT	78
CC	36
closed question	76
continuous feeding	59
COPD	152
CVポート	55

CVAD

CVAD	55
CVC	54, 57
cyclic feeding	59

D

DESIGN-R®2020	123, 124
DG	107
DPC/PDPS	82
Dx	51
DXA	38

E

EAR	106
early aggressive nutrition	135
Eilers口腔アセスメントガイド	147, 149
EN	58
ERAS	137
Ex	51

G

GLIM基準	18, 97
GMP	91
Grantの式	34

H

Harris-Benedictの式	46
Hb	28
HbA1c	31
HFD児	130
HPN	55
Ht	28

I

IBS	113
IBW	35
Immunonutrients	137
IMRT	146
intermittent feeding	59
IUGR	134

J

JARD 2001	35, 37

L

L-カルノシン	127
LFD児	130
LIFE	12

M

MCHC	28
MCV	28
MDRPU	122
MNA®	36, 40
MNA®-SF	21, 22

N

NB	46, 99
NCDs	3

NCM

NCM	44
NCP	20, 44, 73
NPC/N	46
NRV	89
NST	7

O

open question	75

P

PCR検査	32
PDCAサイクル	86
PEG	9, 58, 97
PEM	17
pharmaconutrition	61
PHGG	119
PICC	55, 57
PN	54, 58
POMR	50, 73
POS	50
PPN	54
——による静脈炎	56
PTEG	59
PVC	54

Q

QOL	5, 19
——の分類	45

R

RAE	106
RBC	28
RDA	106
REBT	78
Rome IV	118
RTP	23, 98
Rx	51

S

self-efficacy	77
SFD児	130
SGA	21, 40, 134
SOAP	52
SSF	35

T

TPN	54
TSF	23, 35

U

UBW	35
UL	106

ギリシャ文字索引

β-ガラクトシダーゼ	113

中山書店の出版物に関する情報は，小社サポートページを
御覧ください．
https://www.nakayamashoten.jp/support.html

本書へのご意見をお聞かせください．
https://www.nakayamashoten.jp/questionnaire.html

Visual栄養学テキストシリーズ

臨床栄養学Ⅰ 総論 第2版

2016年 3月30日　初　版第1刷発行
2020年 3月30日　　　第2刷発行
2024年10月10日　第2版第1刷発行

監　修……津田謹輔・伏木　亨・本田佳子
編　集……本田佳子

発行者……平田　直
発行所……株式会社 中山書店
　　　　〒112-0006　東京都文京区小日向4-2-6
　　　　TEL 03-3813-1100（代表）
　　　　https://www.nakayamashoten.jp/

装　丁……株式会社プレゼンツ
印刷・製本……株式会社 真興社

ISBN 978-4-521-74294-6
Published by Nakayama Shoten Co., Ltd.　　　　Printed in Japan
落丁・乱丁の場合はお取り替えいたします．

・本書の複製権・上映権・譲渡権・公衆送信権（送信可能化権を含む）は株式
　会社中山書店が保有します．
・JCOPY〈出版者著作権管理機構 委託出版物〉
　本書の無断複製は著作権法上での例外を除き禁じられています．複製され
　る場合は，そのつど事前に，出版者著作権管理機構（TEL 03-5244-5088,
　FAX 03-5244-5089, e-mail：info@jcopy.or.jp）の許諾を得てください．

本書をスキャン・デジタルデータ化するなどの複製を無許諾で行う行為は，
著作権法上での限られた例外（「私的使用のための複製」など）を除き著作権
法違反となります．なお，大学・病院・企業などにおいて，内部的に業務上
使用する目的で上記の行為を行うことは，私的使用には該当せず違法です．
また私的使用のためであっても，代行業者等の第三者に依頼して使用する本
人以外の者が上記の行為を行うことは違法です．